SOTHIS PRESS

Sothis Press aims to completely reimagine the public domain book with an emphasis on universal access to captivatingly designed print editions. We believe that technology will enable every single book ever published to be perpetually accessible in beautiful print form. Sothis is beauty in ubiquity.

Printed and bound by CPI Group (UK) Ltd, Croydon, CR0 4YY

www.sothis.press
1 Waterhouse Square, London, EC1N 2ST

Ma Cure d'Eau

Ou Hygiène Et Médication
pour la Guérison des Maladies
Et la Conservation de la Santé

Sebastian Kneipp

SOTHIS PRESS

ISBN 978-1-0365-0082-5

This edition is published by
Sothis Press © 2023. The company
is registered in England and Wales.
The Company Number is 14900389.

SÉB. KNEIPP

MA CURE D'EAU

OU

HYGIÈNE ET MÉDICATION

POUR

LA GUÉRISON DES MALADIES

ET

LA CONSERVATION DE LA SANTÉ

(Avec de nombreuses figures dans le texte)

Seule traduction française autorisée par l'auteur.

CINQUANTE DEUXIÈME ÉDITION.

STRASBOURG
F.-X. LE ROUX & Cie
Libraires-Éditeurs
34, Rue des Hallebardes.

PARIS
Vr RETAUX & FILS
Editeurs
82, Rue Bonaparte

1895

PRÉAMBULE DU TRADUCTEUR.

Le présent livre de M. Kneipp est un traité d'hydrothérapie populaire, qui jouit d'une vogue extraordinaire dans tous les pays de langue allemande. Il a paru, pour la première fois, au commencement de l'hiver 1886 à 1887; depuis lors les éditions se suivent rapidement, à peu de semaines d'intervalle, et, à l'heure qu'il est (mai 1890), le chiffre des exemplaires vendus monte à près de 100,000. Quel autre ouvrage, surtout quel ouvrage de médecine a eu, dans l'espace de trois ans, tant d'éditions? Outre l'édition française, que nous présentons au public, on vient de traduire cet ouvrage également dans plusieurs autres langues.

Ce succès, du reste, s'explique aisément par le livre même, qui, dans un style simple et compris de toutes les intelligences, expose une nouvelle méthode, facile et admirable, de guérir les maladies et de conserver la santé. Outre l'exposé général et théorique, l'auteur enseigne pratiquement la manière de guérir chaque maladie en particulier. Tout ce qu'il consigne par écrit, il l'a essayé, expérimenté, pratiqué cent et mille fois, depuis trente ou quarante ans. Depuis des années un nombre immense de malades vont rétablir leur santé à

Wœrishofen, village bavarois, où M. Kneipp exerce les fonctions de curé : il est non seulement un médecin de l'âme, il guérit aussi les maladies du corps. Wœrishofen, situé entre Memmingen et Augsbourg, est devenu une célèbre station balnéaire, fréquentée par toutes les classes de la société : on y rencontre hommes et femmes, riches et pauvres, prêtres et laïcs, les gens de la campagne comme les savants des villes. Tous ceux qui vont se faire traiter par M. Kneipp, en reviennent émerveillés.

Naturellement les médecins ne restent pas étrangers à ce mouvement, à cette nouvelle évolution de la science médicale. Beaucoup d'entre eux se sont rendus à Wœrishofen, pour examiner par eux-mêmes cette méthode de traiter par l'eau froide et pour s'initier aux opérations de M. Kneipp. Et quel est le résultat de leurs études? Déjà il existe, en Allemagne et en Autriche, un certain nombre d'établissements organisés sur le modèle de celui de Wœrishofen et dirigés par des hommes de l'art, qui mettent en pratique ce qu'ils sont allés apprendre chez M. l'abbé Kneipp.

C'est ainsi que nous trouvons, pour n'en citer que quelques-uns, des établissements hydrothérapiques de ce genre à Biberach (Wurtemberg), sous la direction du Dr Stutzlé; à Rosenheim (Bavière), sous la direction du Dr Bernhuber; à Traunstein (Bavière), sous la direction du Dr Wolf; à Immenstadt (Bavière), à Ulm (Wurtemberg), à Berlin, à Munich, etc..., etc...

Le livre Ma cure d'eau ou Hygiène et médication pour la guérison des maladies et la conservation de la santé *a des qualités si éminentes, qu'il ne devrait faire défaut dans aucune bibliothèque, dans aucune famille : c'est un ami et un guide pour l'homme du peuple comme pour les médecins eux-mêmes.*

Il va sans dire que le traitement par l'eau froide ne préserve pas de la mort ; car il y a un proverbe qui dit : Il y a remède à tout, fors à la mort. *Néanmoins, il est constaté qu'un très grand nombre de malades, abandonnés par tous les médecins, ont été sauvés par M. Kneipp.*

Un médecin de renom s'exprime ainsi : « Je souhaite que tous les hommes civilisés fassent usage de cette nouvelle médication ; car je considère M l'abbé Kneipp comme un génie et un médecin né, un vrai bienfaiteur de l'humanité. »

J. B.

AVANT-PROPOS.

Comme prêtre je m'intéresse avant tout au salut des âmes : pour elles je vis et pour elles je veux mourir. Néanmoins, durant les quarante dernières années, les corps aussi, les corps sujets à la corruption, m'ont causé du travail, des sacrifices, des soucis. Mais cette occupation, je ne l'ai jamais recherchée; au contraire, la venue d'un malade m'a toujours été et m'est toujours (naturellement parlant) à charge. Tenté de me soustraire indistinctement à toutes les consultations, je ne cédais qu'à la pensée à Celui qui est descendu du ciel pour guérir les maladies de chacun de nous, et au souvenir des promesses faites aux cœurs miséricordieux et au moindre verre d'eau (Matth. V, 7; Marc IX, 40). Cette tentation m'obsédait d'autant plus que mes honoraires ne consistaient ni dans le gain matériel, ni dans la gloire, ni dans la reconnaissance; c'est plutôt une perte incalculable, parfois la calomnie et la persécution, souvent l'ingratitude, l'insulte et le mépris, qui constituaient ma seule récompense. Cela fut pour moi une preuve que je faisais bien, et je me résignai volontiers à mon sort. Toutefois, après ces mésaventures, l'on comprendra mon peu d'inclination à écrire, d'autant plus que l'âge me fait déjà sentir son poids et que mon corps et mon esprit inclinent vers le repos.

Les instances continuelles de mes amis, qui me représentaient que c'était mal agir, que de laisser un jour enterrer avec mon corps les fruits de mon expérience; puis aussi les lettres innombrables des personnes guéries, qui m'en priaient; enfin les supplications des malades pauvres et abandonnés — voilà ce qui, malgré moi, m'a décidé à saisir la plume d'une main déjà défaillante.

J'ai consacré de tout temps mon attention et mes soins aux classes indigentes, aux malades délaissés et oubliés de la campagne. C'est donc à eux de préférence que je dédie mon livre. Pour ce motif j'ai proportionné mon style à leur intelligence, en m'exprimant d'une façon simple et claire, en évitant toute phraséologie savante et en parlant le langage de la conversation, au lieu de présenter un squelette sans suc et sans vie. En raison de ma bonne intention et du but charitable que je poursuis, l'on me pardonnera sans doute certaines redites et l'un ou l'autre récit quelque peu diffus.

Loin de moi fut la pensée d'entrer en campagne contre quelque doctrine courante de la science ou d'attaquer, en quoi que ce soit, l'érudition et la réputation d'une personnalité quelconque.

Je sais fort bien qu'il ne sied qu'à un homme de l'art de faire une publication de ce genre; je suis pourtant convaincu que les hommes de la science verront avec intérêt un profane communiquer le résultat de sa longue expérience. C'est d'ailleurs avec reconnaissance que je serai toujours prêt à entendre raison, à accepter tout conseil loyal, à tenir compte des observations amicales; mais je ne ferai nul cas du blâme superficiel et de la critique aisée, inspirés de l'esprit de parti, dussé-je passer pour un savetier et un charlatan.

Mon vœu le plus cher a toujours été de rencontrer un homme compétent, un médecin, qui voulût, à ma place, se charger de ce fardeau, de ce travail, et je désire très sincèrement qu'enfin les gens de l'art veuillent, sur une plus vaste échelle, étudier sérieusement et mettre en pratique la méthode hydrothérapique. Que pour eux mon travail d'amateur ne soit qu'un humble auxiliaire, je le veux bien. Je puis, au reste, leur certifier que, malgré mes manières rudes et répugnantes, l'édifice le plus vaste n'eût pas suffi à loger tous les malades et tous les souffrants, qui m'arrivaient et qui se comptent par milliers et par dizaines de milliers. Je serais riche, très riche, si j'avais voulu accepter une partie seulement des honoraires qui m'étaient offerts pour ma peine. Nombre de patients venaient me dire : « Je vous donnerai 100 francs, 200 francs, si vous me rendez la santé. » Le malade cherche du secours là où il en trouve, et il paie volontiers celui qui le guérit, que cette guérison s'effectue par le moyen des drogues ou par le moyen de l'eau.

Des célébrités médicales ont courageusement et avec de grands succès appliqué l'hydrothérapie. Mais leurs connaissances et leurs conseils sont, le plus souvent, descendus avec eux dans la tombe. Puisse enfin à l'aurore succéder un jour serein et durable !

J'assume la responsabilité de chaque nom que je cite ou que je laisse deviner dans mon livre, et je n'hésiterai pas, si on le désire, à le livrer à la publicité. Certaines expressions peut-être trop dures, on voudra bien les mettre au compte de mon tempérament un peu rude et âpre. J'ai vieilli avec ce tempérament et il m'est difficile, à mon âge, de le renier et de m'en séparer.

Que la bénédiction de Dieu repose sur ce livre et l'accompagne dans sa pérégrination!

Si un jour les amis de l'hydrothérapie apprennent que j'ai fait voyage pour l'éternité, ils voudront bien être assez complaisants, pour me faire arriver, moyennant un bon *Pater*, un jet d'eau réfrigérant dans le purgatoire, où le médecin par excellence, au moyen du feu, guérit et épure la pauvre âme pour la vie éternelle.

Wœrishofen, le 1er octobre 1886.

Séb. Kneipp.

INTRODUCTION.

Vous ne trouverez jamais une ressemblance absolument parfaite entre deux feuilles du même arbre, bien moins encore dans la vie de deux hommes. Aussi bien, si chacun pouvait écrire son histoire, il y aurait autant de portraits différents que d'êtres humains. Les voies de notre vie à chacun sont complexes ; elles vont se coupant et se croisant dans tous les sens, comme les couloirs d'un inextricable labyrinthe. C'est cela en apparence ; mais nullement en réalité. Le flambeau de la foi éclaire cet obscur pêle-mêle d'un rayon lumineux et nous fait voir que ces chemins si enchevêtrés ont tous une sage destination, et qu'ils courent tous vers un but prévu et arrêté dès le principe par la sagesse du Créateur.

Quand, vers la fin de ma longue carrière, je regarde en arrière sur mes années déjà écoulées, je vois les sentiers si compliqués, qui traversent ma vie, serpenter parfois sur le bord de l'abîme, mais déboucher finalement, contre toute attente, sur la hauteur ensoleillée de la vocation sainte ; et j'ai tout lieu de bénir l'action sage et miséricordieuse de la Providence, d'autant plus que ces mêmes voies, qui, de l'avis des hommes, devaient fatalement me conduire à la mort, m'ont fait découvrir, pour moi et pour beaucoup d'autres, une nouvelle source de vie.

J'avais vingt et un ans passés lorsque, muni de mon livret, je quittai la maison paternelle. Ce livret me désignait comme ouvrier tisserand; mais, depuis mon enfance, un tout autre nom était gravé au fond de mon cœur. C'est avec une douleur indicible dans l'âme et avec le désir de réaliser mon cher idéal, que j'avais attendu, de bien longues années, l'heure de ce départ : je voulais devenir prêtre. Je partis donc, non comme on le désirait, pour faire jouer la navette; mais, errant d'un endroit à l'autre, je cherchais quelqu'un qui voulût bien m'aider à faire mes études. Le prélat Mathias Merklé, mort en 1881, alors vicaire à Grœnenbach, s'occupa de moi, me donna des leçons pendant deux ans, et me prépara avec tant de zèle, que déjà après ces deux années je fus reçu au collège. Le travail me parut difficile et sans espoir de succès. Après cinq ans de dures privations et de grands efforts, j'étais brisé de corps et d'âme. Un jour mon père vint me chercher en ville, et les oreilles me tintent encore des paroles que l'hôtelier, chez qui nous étions descendus, lui adressa : « Mon cher tisserand, dit-il, pour le coup, c'est la dernière fois que vous cherchez votre collégien ! » Un médecin militaire, très estimé alors, passait pour un grand philanthrope et un généreux ami des malades pauvres. Dans l'avant-dernière année de collège, il me fit quatre-vingt-dix visites et plus de cent pendant la dernière année; mais devant cette langueur toujours croissante tous les efforts de sa science et de son infatigable charité demeurèrent stériles. Moi-même depuis longtemps j'avais renoncé à tout espoir ; résigné et calme, j'attendais la fin.

Pour me distraire, je feuilletais volontiers les livres. Le hasard (j'emploie ce mot très usité, mais très vague et vide de sens, car il n'y a pas de hasard), le hasard donc me fit trouver une brochure sans apparence ; je l'ouvre : c'est un traité d'hydrothérapie (méthode de guérir par l'eau). Je parcours le livre dans tous les sens ; j'y vois des choses incroyables. Un trait de lumière me traverse l'esprit : Si tu y trouvais ton cas ? Je feuillette encore, et je trouve ; oui, c'est cela, c'est mon cas, c'est frappé au plus juste ! Quelle joie et quelle consolation ! De nouvelles espérances ravivèrent mon corps cassé et mon âme plus cassée encore.

Pour moi, ce petit livre fut d'abord le brin de paille auquel je me cramponnai, pour devenir bientôt la canne qui soutient le malade ; aujourd'hui c'est la planche de salut qu'une Providence pleine de miséricorde m'a envoyée à point, au moment de l'extrême détresse.

Cette brochure, qui traite de la vertu curative de l'eau fraîche, est sortie de la plume d'un médecin ; le traitement lui-même, dans la plupart de ses applications, ne laisse pas d'être rude et sévère. Je l'essayai pendant trois mois, puis six mois. Je n'en ressentis aucune sérieuse amélioration, mais non plus le moindre inconvénient. Ce fut encourageant. Vint l'hiver de 1849 ; je me trouvais de nouveau à Dillingen. Deux ou trois fois par semaine, je gagnais un endroit solitaire et me baignais quelques instants dans les eaux du Danube ; pressé pour y aller, je me pressais encore davantage au retour, pour rentrer au plus tôt dans une chambre chauffée. Ce traitement au froid, s'il ne me fit aucun tort, ne me fit guère de bien, je le croyais du moins. En 1850 j'entrai au Georgianum de Munich, et j'y fis la connaissance d'un étudiant pauvre, plus malade encore que moi; le médecin de l'établissement lui refusait le certificat de bonne santé, nécessaire pour avoir un titre à la mense épiscopale, sans lequel on n'est pas ordonné prêtre; car, disait le médecin, ses jours étaient comptés. Dès lors, j'avais un cher collègue; je l'initiai au secret de mon petit livre, et ce fut à qui de nous deux le mettrait le plus souvent en pratique. Bientôt mon ami obtint du médecin le certificat tant désiré; il vit encore à l'heure qu'il est. Moi-même je me sentais de jour en jour plus fort, je devins prêtre et voilà trente-six ans et au delà que je passe dans cette sainte carrière.[1] Mes amis, un peu flatteurs sans doute, me disent qu'à présent encore, où je compte soixante-huit ans, ils admirent la grande force de ma voix et la vigueur de mon corps. L'eau m'a toujours été une amie éprouvée; on ne saurait donc m'en vouloir si moi, à mon tour, je lui garde une amitié fidèle.

Qui a passé par le malheur, sait apprécier le malheur d'autrui.

Les malades ne sont pas tous également malheureux : ceux qui ont des ressources et les moyens de se procurer la santé, se résignent aisément à souffrir quelques jours. Dans les premières années j'ai renvoyé moi-même et fait renvoyer des centaines et des milliers de pareils malades. Bien autrement à plaindre est le malade pauvre et délaissé, condamné par les médecins et ne donnant plus aucune prise aux remèdes et aux médicaments. Un grand nombre de ces malades sont mes amis; car je n'ai jamais osé renvoyer ces pauvres délaissés. Je serais cruel, sans

[1] L'auteur écrivit ces lignes en 1886.

conscience, un ingrat, si je leur fermais la porte, si je leur refusais les secours qui m'ont guéri et sauvé moi-même.

Le grand nombre des patients et l'extrême variété de leurs maux me stimulèrent à enrichir mon expérience et à perfectionner ma méthode de guérir par l'eau.

Mon premier professeur fut le petit livre déjà cité, et je lui sais grand gré de ses premiers conseils. Mais ses procédés ne tardèrent pas à me paraître trop sévères, trop rudes pour la nature humaine C'est une cure de cheval, disait-on avec humeur; et aujourd'hui encore bien des gens, se moquant de ce qu'ils ignorent pleinement ou à peu près, se donnent le relief de crier à la duperie, au charlatanisme, dès qu'on leur parle de l'eau. Je veux bien l'avouer, dans son imperfection primitive la méthode de l'eau avait des pratiques, des applications plus propres aux muscles et aux os puissants d'un cheval qu'aux nerfs délicats, à la chaire tendre, qui habillent le squelette humain

Voici un trait de la vie du P de Ravignan, prédicateur célèbre, qui prêchait avec un zèle apostolique à Paris, à Londres et en beaucoup d'autres grandes villes. Son mal, une affection de gorge, empirait tous les jours à force de travail et devint bientôt un mal chronique; le larynx n'était plus qu'une plaie, la voix éteinte, l'organe épuisé. Deux années entières (1846-1848) se passèrent dans l'inaction et la souffrance. Le séjour répété aux eaux, la diversité des stations balnéaires, un changement d'air dans le Midi, tout fut inutile. Au mois de juin 1848 le Père vint se faire traiter par le docteur K. R... à sa maison de campagne située dans la vallée de B..

Un matin, après la messe, à l'heure de réunion des hôtes de la maison, le docteur vint leur annoncer d'un air inquiet que le P. de Ravignan était plus souffrant et ne viendrait pas au déjeuner. Sur ce il disparut,... se rendit auprès du malade : « Levez-vous et suivez-moi, » lui dit-il. — « Mais, où allez-vous me conduire? » — « Je vais vous jeter à l'eau! » — « A l'eau! avec cette fièvre, avec cette toux! » reprit le Père. « Eh bien! soit! je suis à vous et je vous dois obéissance. » — Il s'agissait d'une douche à forte percussion, moyen violent, mais efficace, dit le biographe. Le succès fut évident; dès le dîner le médecin vint ramener en triomphe son patient, qui, muet au matin, racontait au soir l'histoire de sa guérison.. ..

Moi aussi j'appelle cela une espèce de cure de cheval, et, malgré le succès, je n'en voudrais ni pour moi ni pour d'autres

A cette occasion je dois dire que je suis bien loin d'approuver tous les procédés usités dans nos établissements hydrothérapiques; très souvent je suis absolument contre. On va trop loin, et, pardonnez-moi l'expression, on est trop exclusif, trop systématique. On met tout au même taux et, à mon avis, on ne tient pas assez compte de la diversité des malades, du degré de leur faiblesse, de la profondeur du mal, de l'étendue et du progrès de ses ravages, etc... C'est précisément la variété des procédés, et l'art d'approprier le *même* traitement à chaque individu en particulier, qui fait le maître. Il me vint de divers établissements de santé des malades qui se répandaient en plaintes amères : « Je n'y tiens plus, on m'a littéralement abîmé! » Cela ne devrait pas être. Un jour un homme bien portant vint me dire qu'il avait gâté sa santé à force de lotions matinales. « Comment avez-vous fait ? » lui demandai-je. — « Durant un quart d'heure j'ai tenu la tête sous le jet glacial d'une fontaine. » Est-ce bien étonnant si on peut se gâter complètement de cette façon ? Nous rions d'une pareille folie ; mais combien de gens, chez qui on devrait supposer une application plus raisonnable de l'eau, ont agi tout aussi follement et même plus follement encore, inspirant ainsi à leurs patients une invincible horreur de l'eau. Je pourrais citer des exemples frappants à l'appui.

Mettez-vous en garde contre tout emploi de l'eau qui serait trop fort et trop fréquent ; cet élément, d'ailleurs si salutaire, deviendrait nuisible, la confiance du patient ferait place à la crainte et à la frayeur.

Durant trente ans j'ai cherché et tout expérimenté sur moi-même. Trois fois, je l'avoue franchement, je me vis obligé de changer de méthode, de détendre l'arc, d'être beaucoup moins sévère, de me modérer et de me modérer encore. Aujourd'hui et depuis quinze ans j'ai un principe bien arrêté, appuyé sur de nombreuses guérisons : *On opère le plus efficacement et le plus sûrement avec l'eau, quand on en fait l'emploi le plus simple, le plus facile et le plus inoffensif.*

Les formes sous lesquelles j'utilise l'eau comme moyen de guérison sont exposées dans la première partie de ce livre, partie qui traite des divers usages de l'eau, et dans la troisième partie qui traite des maladies en détail.

Dans la seconde partie (dont on veuille bien lire l'introduction) j'ai composé, surtout pour les gens de la campagne, une petite pharmacie, dont les éléments, comme le traitement par l'eau, doivent exercer dans l'organisme la triple fonction de résolvant, de dépuratif (en éliminant) et de réconfortant.

Chaque fois qu'un étranger vient me consulter, je commence par le questionner, pour n'agir ni trop vite ni à mon préjudice.

Ce livre enfin doit une réponse succincte aux questions suivantes :

I Qu'est-ce que la maladie et quelle est la source commune de toutes les maladies ?

Le corps humain est un organisme des plus admirables qui soient sortis de la main du Créateur. Chaque petit membre s'ajuste au grand membre, chaque partie est exactement calculée et rentre dans le tout harmonieux, dans une admirable unité. L'enchaînement et le travail des organes internes est plus merveilleux encore. Le médecin ou le naturaliste le plus incrédule, *même n'eût-il pas encore découvert une âme sous la lancette ou sous le scalpel*, ne saurait se défendre de la plus profonde et de la plus légitime admiration devant l'inimitable structure du corps humain. Tout l'intérieur et tout l'extérieur de l'homme redisent ce cantique : « Que tout mon être et tout ce qui est en moi chante les louanges du Seigneur ! » — Cette harmonie, cet ordre parfait qu'on appelle *la santé*, est sujet à toutes sortes de troubles et de dérangements, qu'on appelle *maladies*. Maladies internes, maladies externes, voilà le pain quotidien que la plupart des hommes sont obligés de goûter de gré ou de force.

Toutes ces maladies, quel que soit leur nom, ont leur principe, leur origine, leur racine, leur germe dans le sang, ou plutôt dans le désordre de la circulation du sang, ou encore dans l'altération du sang par suite de la présence d'éléments étrangers et nuisibles. Semblables à des canaux d'irrigation bien établis, les artères portent leur sève rouge et vivifiante à travers tout le corps, nourrissant, fécondant chaque partie, chaque organe en proportion de ses besoins. Dans le juste milieu réside l'ordre; la marche irrégulière trop lente ou trop rapide, dans le cours du sang et la présence d'éléments étrangers, voilà ce qui trouble la paix et la concorde, engendre la discorde, et substitue à la santé — la maladie.

2. De quelle manière s'effectue la guérison?

Le bon chasseur reconnaît la bête à ses traces dans la neige; il suit la piste, s'il veut chasser le cerf, le chamois ou le renard. Un médecin habile trouve bien vite le siège du mal, son origine, son étendue. Les symptômes lui indiquent la maladie, laquelle, à son tour, détermine les remèdes. C'est bien simple, dira-t-on! Oui et non. Voici quelqu'un qui a les oreilles gelées; je sais de suite que c'est le fait du froid; en voilà un autre assis près d'une meule en mouvement; si tout à coup quelques doigts écrasés lui arrachent des cris de douleur, je n'irai pas lui demander où il a mal au juste. La chose n'est plus aussi simple lorsqu'il est question même d'un vulgaire mal de tête, mais surtout de maux d'estomac, de nerfs, de cœur et autres, dont les causes peuvent être multiples et qui proviennent souvent des maladies des organes voisins. Un brin de paille arrêterait le pendule de la plus grande horloge. La moindre bagatelle peut jeter l'âme dans la plus poignante inquiétude. Trouver la bagatelle de suite, l'art est à ce prix. Cette recherche est quelquefois très compliquée et donne lieu à toutes sortes d'erreurs. On en trouvera des exemples dans la troisième partie de ce livre.

Un coup de pied, un coup de hache sur le tronc d'un chêne encore jeune, fait trembler le tronc, toutes les branches, et toutes les feuilles. Quelle erreur, si je me disais : La feuille tremble, donc elle a dû être touchée par quelque objet ! Non, c'est le tronc qui a tremblé et fait trembler ainsi chaque branche et chaque feuille, qui font partie du tronc. Les nerfs sont comme les branches du corps humain. « Il souffre des nerfs, ses nerfs sont attaqués. » Qu'est-ce que cela signifie ? Non, l'organisme tout entier a reçu un coup, a été affaibli ; c'est pourquoi les nerfs se mettent à trembler.

Coupez délicatement dans une toile d'araignée un fil allant du centre à la circonférence, toute la toile se ratatine, et, à la place de ces merveilleux rectangles et triangles tracés comme au compas, vous n'avez plus que des figures informes. Quelle folie, si je raisonnais ainsi : Voilà une toile bien entortillée ; l'araignée a dû s'oublier et commettre des fautes considérables au tissage de ce filet ! Tendez de nouveau le petit fil et tout sera dans un ordre admirable, comme auparavant. Chercher et retrouver cet unique petit fil, c'est l'art. Mais s'empêtrer dans le tissu, c'est le détruire entièrement. La morale de cet exemple est abandonnée à chacun ; moi je conclus en répondant directement à notre question : *Quelle simplicité, quelle facilité, et même quelle sécurité contre toute erreur dans l'œuvre de la guérison, pour qui sait chercher la source de toute maladie dans quelque perturbation du sang. L'œuvre de la guérison ne peut avoir que ce double but : ou bien rendre à la circulation du sang son mouvement normal et régulier, ou bien dégager le sang de tous les mauvais éléments qui l'altèrent et le corrompent.* En dehors de cela, et sauf le soin de rendre à l'organisme sa vigueur, il n'y a rien à faire.

3. Comment l'eau produit-elle la guérison?

L'eau enlève rapidement la tache d'encre de la main ; elle lave la blessure sanglante. Quand en été, après une journée d'un fatigant travail, vous vous lavez avec de l'eau fraîche la figure couverte de sueur et de poussière, vous vous sentez revivre ; cette lotion vous rafraîchit, vous réconforte, vous soulage. Une mère voit la tête de son enfant couverte de crasse et de croûtes durcies ; elle la nettoiera avec de l'eau chaude ou même avec de la lessive.

Résoudre, éliminer, réconforter, voilà trois propriétés de l'eau qui nous suffisent, et *nous posons ce principe :*

L'eau, spécialement notre méthode, *guérit toutes les maladies généralement guérissables ;* car toutes ses applications tendent à extirper les racines de la maladie, et sont à même :

1° *de résoudre les principes morbifiques du sang ;*
2° *d'éliminer ce qui a été résous ;*
3° *de rendre une circulation régulière au sang ainsi purifié ;*
4° *de fortifier enfin et de raviver l'organisme affaibli.*

4. D'où vient cette délicatesse de la génération actuelle, et cette étonnante prédisposition à toutes les maladies possibles,

dont quelques-unes jadis n'étaient pas même connues de nom ?

Bien des gens me dispenseraient de soulever cette

question. Cependant j'y attache une grande importance, et je n'hésite pas à dire que ces fâcheux inconvénients proviennent *du défaut d'endurcissement corporel*. La mollesse de nos contemporains va très loin. La délicatesse, la débilité, le sang appauvri, les nerfs affectés, les maladies de cœur et d'estomac, sont presque la règle, tandis que la vigueur et la santé sont devenues l'exception. On est très sensible à tout changement de temps ; on ne passe pas d'une saison à l'autre sans rhume de cerveau, sans catarrhe ; même le froid de la rue et la chaleur de la chambre ne se succèdent pas impunément, etc. . . . C'était encore tout autre chose il y a cinquante ou soixante ans ; où allons-nous donc, si, suivant les plaintes de tous les hommes réfléchis, la vigueur et la longévité baissent avec une rapidité effrayante, si la langueur commence déjà là où la force vitale est encore à se développer. Il est grandement temps d'aviser.

Afin de remédier tant soit peu à un pareil état de choses, nous ajouterons à nos applications hydrothérapiques *quelques moyens, peu nombreux, mais sans danger, propres à endurcir la peau, tout le corps et certaines parties du corps en particulier*. Ces moyens ont été adoptés par un grand nombre de personnes de toutes conditions ; on en riait d'abord, mais on a fini par se rendre à l'évidence du succès. *Vivant sequentes !*

Il y aurait des chapitres tout aussi importants à écrire sur la nourriture, le vêtement et l'aération. Nous en parlerons une autre fois. Je le sais bien, mes opinions personnelles seront vivement attaquées. Je les maintiens quand même, car elles sont le fruit d'une très longue expérience. Ce ne sont pas des champignons qui ont poussé dans le cerveau pendant la nuit, mais des fruits de choix, durs et acerbes au goût du préjugé, mais savoureux au goût du bon sens.

Ma grande règle dans *l'alimentation* est la suivante, je ne veux que l'indiquer : une nourriture commune, sèche, simple, fortifiante, peu épicée, et sans recherche; la boisson non frelatée, que le bon Dieu fait jaillir de toutes les sources; voilà ce qui, pris avec mesure, vaut le mieux pour le corps humain. (Je ne suis pas un puritain, et j'accorde volontiers un verre de bière ou de vin, mais je suis loin de leur donner l'importance qu'on se plaît à y attacher généralement, au point de vue médical; par exemple, après une maladie, ces boissons peuvent jouer un rôle parfois; mais, dans l'état de bonne santé, je donne une haute préférence aux fruits.)

« Les habits les meilleurs sont ceux que nous tissons, que nous faisons nous-mêmes. » Ce principe de nos ancêtres est aussi le mien. Je vois surtout un grand inconvénient dans cette inégale distribution des vêtements sur le corps humain, particulièrement en hiver. Sur la tête un bonnet de fourrure, le cou serré d'une forte cravate et en outre enveloppé dans un long cache-nez de laine; les épaules couvertes trois ou quatre fois; le pardessus ou même le col de fourrure quand on sort; seuls les pieds, ces pauvres délaissés, ont toujours, en hiver comme en été, les chaussettes ou les bas, les souliers ou les bottes. Quel est le résultat de cette partialité insensée? Cette épaisse enveloppe qui recouvre le haut du corps est comme une pompe, faisant monter l'eau, le sang et la chaleur, tandis que les parties inférieures restent pauvres de chaleur et de sang; c'est ce qui explique bien des maux de tête, les congestions, la dilatation des veines de la tête, et mille autres maux. En outre, je suis contre les habits de laine en contact immédiat avec le corps; j'aime bien mieux la toile sèche et solide de lin ou de chanvre, comme second épiderme ; elle n'amollit pas la peau, mais lui procure de bonnes frictions. Le tissu épais, velu et graisseux de la laine, en contact avec la peau nue, absorbe les humeurs, la chaleur, et à ce titre il est pour beaucoup dans la terrible anémie de notre pauvre et misérable génération. Le nouveau système de laine n'arrêtera pas le mal. Ceux qui sont jeunes le verront et survivront au système.

Je viens à *l'aération*. Le poisson qui vit dans l'eau de source, surtout la truite des hautes vallées, a notre préférence; le poisson de rivière a moins notre estime; le poisson des marais au goût répugnant est facilement abandonné. Il y a aussi l'atmosphère des marais. L'aspirer, c'est infecter le poumon. L'air aspiré pour la troisième fois est un poison, suivant un médecin distingué. Si on le comprenait bien, et surtout si l'on s'appliquait à mettre dans la chambre d'habitation et en particulier dans les chambres à coucher un air aussi pur, aussi frais et aussi oxygéné que possible, on s'épargnerait bien des maladies. L'air est corrompu principalement par la respiration. Nous savons très bien qu'un ou deux grains d'encens jetés sur le feu suffisent pour embaumer toute une chambre; nous savons aussi qu'il ne faut que quinze à vingt bouffées d'un cigare où d'une pipe pour remplir un grand espace de l'odeur du tabac Une bagatelle, un rien suffit parfois pour corrompre l'air pur d'une manière ou de l'autre, agréable ou désagréable. Est-ce que la respiration ne ressemble pas à une pareille fumée?

Combien de fois aspirons et respirons-nous l'air en une minute, en une heure, le jour, la nuit! — Combien l'air pur doit-il s'altérer, quoique nous ne le voyions pas ! Et si je n'aère pas, c'est-à-dire, si je ne renouvelle pas cette atmosphère chargée d'acide carbonique (gaz nuisible), quels miasmes malfaisants vont pénétrer dans mes poumons ! Les suites ne peuvent être que funestes.

Comme la respiration et l'évaporation, une trop grande chaleur, surtout dans les chambres, exerce une action préjudiciable sur l'air pur et sain, le corrompt, et le rend nuisible à la vie, en lui enlevant son élément vital, l'oxygène. De 12 à 14 degrés Réaumur suffisent, 15 degrés ne doivent jamais être dépassés.

Il faut donc avoir soin de bien aérer tous les appartements habités le jour ou la nuit ; il faut le faire tous les jours, sans y manquer jamais, dans une mesure qui ne moleste personne, et profite à la santé de tous. Avant tout il est nécessaire d'aérer les lits.

J'ai dit maintenant tout ce qui m'a semblé devoir être dit dans cette introduction. C'est assez pour donner une idée de l'étranger qui vient frapper à votre porte. A vous de l'introduire en ami, ou de le renvoyer sans l'avoir entendu. Mais quel que soit l'accueil qu'on me fera, je resterai content.

PREMIÈRE PARTIE.

APPLICATIONS DE L'EAU.

Aquæ omnes... laudent nomen Domini!
«Que toutes les eaux bénissent le nom du Seigneur!»
(Ps. CXLVIII, 4.)

NOTIONS GÉNÉRALES.

Les différentes applications d'eau, que je pratique et que j'explique dans cette première partie, sont les suivantes :

L'eau s'emploie : 1° en compresses, 2° en bains, 3° en vapeurs, 4° en affusions, 5° en lotions, 6° en emmaillottements, 7° en boisson.

Les subdivisions de chacune de ces applications se trouvent indiquées en tête des chapitres. Les dénominations et les procédés moins connus seront expliqués en temps et lieu.

En raison de leur nature, les maladies prennent naissance dans les perturbations du sang, causées soit par une circulation irrégulière et défectueuse, soit par la présence d'éléments étrangers et morbifiques. Basée sur ce principe, notre méthode a le triple but de *résoudre* les substances morbides, de les *éliminer* du corps humain et de *fortifier* l'organisme.

La *résolution* se fait en général par tous les bains de vapeur et par le bain chaud entier aux herbes ; tous les emmaillottements, en partie les affusions et les compresses, servent à *éliminer*; enfin tous les bains froids, toutes les affusions, en partie les lotions, et puis tous les moyens d'endurcir le corps, ont le but de *fortifier* l'organisme.

Je ne veux pas entrer ici dans les détails, afin de ne pas occasionner des malentendus.

Toute maladie ayant sa source dans les perturbations du sang, dont il a été question plus haut, la nécessité s'impose, pour tout cas de maladie, d'employer l'eau dans toutes ses trois fonctions, c'est-à-dire dans les différentes applications qui servent à résoudre, à éliminer, à fortifier dans une mesure plus ou moins grande. En outre, ce n'est pas la partie malade seule, soit la tête, le pied ou la main, qui doit être traitée, mais le corps tout entier, qui, dans un cas pareil, est nourri d'un sang malade; sans doute les meilleurs soins seront réservés à la partie souffrante. On aurait bien tort d'agir autrement dans ces deux points si importants. Bien des exemples dans la troisième partie viendront justifier mon assertion.

Pour qui emploie l'eau suivant ma pensée et mon désir, l'application ne sera jamais le but; c'est-à-dire, il ne la pratiquera pas par caprice, il ne s'abandonnera pas à la manie, à la rage de multiplier à tort et à travers bains de vapeur, affusions, maillots, rien que pour son seul et unique plaisir. Un homme intelligent n'y verra qu'un moyen d'arriver au but. Il sera heureux d'y arriver par l'application d'eau la plus légère possible ; car il ne cherchera qu'à briser les chaînes de la maladie et à seconder les efforts de la nature, afin de rendre à celle-ci la liberté et l'indépendance nécessaires à son travail régulier. Ce but atteint, la main secourable se retire volontiers.

Cette observation est importante, mais sa mise en pratique est plus importante encore. Rien n'est plus propre à jeter le discrédit sur l'eau employée comme remède, que son usage indiscret et immodéré, déraisonnable, dur et sévère. Il y en a qui prétendent connaître à fond l'hydrothérapie, mais qui, par leurs interminables enveloppements et leurs terribles bains de vapeur, effarouchent tout homme malade; eh bien! ce sont ceux-là, ceux-là seuls, qui font le plus grand mal, et un mal presque irréparable. Je n'appelle pas cela utiliser l'eau dans un but médical; c'est, au contraire, faire honte à l'eau.

Si l'on connaît bien l'action de l'eau et la grande diversité de ses applications, on est en possession d'un remède qui ne sera jamais surpassé par nul autre. Aucun remède n'a des effets plus variés que l'eau. Dans la création, elle commence par être un atome invisible d'air et de vapeur, puis elle se convertit en gouttes et finit par devenir l'océan, qui couvre la plus grande partie du globe. C'est là un signe indicateur pour tout hydropathe, que chaque application de l'eau, à l'état de liquide ou de vapeur, est susceptible d'une énorme variété de forme et d'intensité, et que par conséquent, dans chaque cas particulier, ce n'est pas au patient de s'accommoder aux maillots, aux bains de vapeur, etc....., mais à l'application de l'eau de se conformer aux besoins du patient.

C'est au choix des applications qu'on reconnaît le maître. Celui-ci, sans que cela paraisse, cherchera à connaître exactement l'état de son malade. Un premier coup d'œil lui découvrira les affections secondaires ou accessoires, qui surgissent, comme des champignons vénéneux, du siège de la maladie.

Elles lui feront connaître bien vite, en règle générale, le foyer et la nature du mal principal. On demande, on examine quels progrès a déjà faits la maladie, quels ravages elle a déjà exercés. Puis on regarde le malade lui-même, pour savoir s'il est vieux ou jeune, faible ou fort, maigre ou replet, anémique, nerveux, etc..... Tous ces détails et d'autres encore vous donnent l'image exacte de son état pathologique, et alors seulement on songe aux remèdes, qu'on appliquera suivant le principe : *Plus vous procédez avec douceur et ménagement, plus les résultats seront heureux.*

Plaçons ici encore quelques observations concernant toutes les applications d'eau en général.

Aucun traitement par l'eau ne saurait être nuisible, pourvu qu'on suive les règles prescrites.

La plupart de ces traitements s'effectuent moyennant l'eau froide, puisée à la fontaine, à la source ou à la rivière. Dans tous les cas où l'on ne prescrit pas formellement l'eau chaude, c'est toujours de l'eau froide qu'il s'agit. En cela je me tiens au principe expérimental : *Plus l'eau est froide, mieux elle vaut.* En hiver, je mélange même de la neige avec l'eau destinée aux affusions des personnes bien portantes. Ne me reprochez pas de la rudesse, songez plutôt à la durée si minime de mes applications d'eau froide. Quiconque a osé faire seulement un essai, celui-là aura jeu gagné, et il déposera tous ses préjugés. Néanmoins je ne suis pas inexorable.

Aux personnes qui débutent dans l'hydrothérapie, à celles qui sont faibles par suite du jeune ou du grand âge, aux vieillards, aux malades qui ont horreur du froid, qui ne possèdent que peu de chaleur propre, qui sont anémiques ou nerveux — à toutes ces personnes je permets volontiers, surtout en hiver, un local chauffé (14-15° R.), pour recevoir les bains et les affusions, ainsi que l'emploi d'eau tiède au début du traitement. Ce n'est pas avec le vinaigre, mais avec le miel qu'on prend les mouches.

Dans chaque application d'eau chaude sont indiqués spécialement le degré de chaleur voulu suivant les divisions du thermomètre de Réaumur (désigné par R.), la durée du traitement, etc.....

Quant au traitement par l'eau froide (expliqué et décrit plus au long dans la 3e partie), voici en peu de mots quelques indications relativement à la conduite à tenir avant, pendant et après l'application.

Il ne faut jamais, quand on éprouve du froid, un frisson quelconque, employer un traitement à l'eau froide, quand cela n'est pas spécialement et expressément permis dans le cas donné ; et quand on l'emploie, il faut le faire le plus vite possible (mais sans peur et sans précipitation), ne point perdre de temps en déposant ses habits, en les reprenant, en les nouant, en les boutonnant, etc..... Cette dernière besogne pourra être faite, quand le corps tout entier sera convenablement couvert. Le bain froid entier, pour citer un exemple, ne doit pas durer au delà de 4-5 minutes, y compris le temps qu'il faut pour se déshabiller, se baigner et se rhabiller. Il est bon d'avoir en cela quelque pratique. Quand dans un traitement il est dit «1 minute», cela exprime la plus courte durée; quand il est dit «2-3 minutes», le froid doit agir avec plus de force, mais pas durer au delà de cet espace de temps.[1]

[1] Aux personnes de la campagne, qui ne sont pas en possession d'une montre, je conseille toujours de compter deux *Pater* pour une minute.

Après une application froide, quelle qu'elle soit, il ne faut jamais essuyer le corps, excepté la tête et les mains (ces dernières pour ne pas mouiller les habits). On recouvre immédiatement le corps mouillé de la chemise sèche et des autres effets d'habillement en toute hâte, pour le soustraire complètement à l'air extérieur. Cette manière de faire paraît singulière à beaucoup de personnes, puisqu'elles s'imaginent que de cette façon on reste mouillé toute la journée. Qu'elles fassent donc un essai, avant de porter leur jugement. Elles sentiront bientôt pourquoi l'on fait bien de ne pas s'essuyer. Essuyer c'est frotter, ce qui ne peut pas se faire d'une manière égale sur tous les points et, par conséquent, engendre une chaleur inégale sur la surface cutanée, circonstance très importante, moins chez les personnes bien portantes que chez les personnes malades et faibles. Ne pas s'essuyer, c'est amener rapidement une chaleur naturelle très régulière et uniforme. C'est comme si on projetait de l'eau dans le feu : la chaleur propre du corps utilise l'eau, qui adhère à la surfuce extérieure, pour en former promptement une chaleur plus grande, plus intense. Encore une fois, faites-en l'expérience.

Par contre, nous ordonnons strictement que, au sortir de chaque application d'eau, après s'être habillé, l'on se donne du mouvement (en se promenant ou en travaillant), jusqu'à ce que toutes les parties du corps soient complètement séchées et revenues à la chaleur normale. Le mouvement sera d'abord plus actif, puis, quand la chaleur revient, plus lent. Chacun sentira lui-même quand la chaleur normale est revenue et quand le mouvement pourra cesser. Les personnes qui s'échauffent vite et transpirent facilement devront, au début, marcher lentement et plutôt prolonger la promenade, mais ne jamais s'asseoir, pas même dans une chambre chaude, quand elles sont échauffées ou couvertes de moiteur. Un catarrhe en serait la suite inévitable.

Une règle générale, qui peut compter pour tout le monde, c'est que la plus petite durée du mouvement, à la suite d'une application d'eau, doit être d'un quart d'heure au moins; peu importe comment on le passe (en lisant, en travaillant, etc...).

Quand nous prescrivons des fomentations qui exigent le lit, comme les compresses et les maillots, nous l'indiquons en temps et lieu; de même aussi ce qui est propre à chaque opération. Si quelqu'un s'endort durant l'application, il faut le laisser dormir et se reposer tranquillement, lors même que le temps prescrit serait écoulé. La nature elle-même lui sera son horloge à réveil.

S'agit-il de linges, c'est toujours une toile grossière et solide que je prescris. Si les gens simples et pauvres n'ont que du coutil usé, qu'un vieux sac fait de toile de chanvre, ils n'y perdent rien. Pour les ablutions du corps, qui reviennent souvent, l'on peut se servir très bien d'un morceau de grosse toile de chanvre ou de lin.

Pour les raisons indiquées dans l'introduction, je n'approuve pas la méthode moderne de couvrir la peau de laine ou de flanelle. L'étoffe de laine, par contre, me sert à envelopper, par exemple, les maillots froids. Elle développe promptement une chaleur abondante, et sous ce rapport rien ne l'emporte sur elle. Pour le même motif je recommande, dans ces sortes d'applications, le lit de plumes comme couverture.

Les frictions, qui consistent à frotter, à brosser ou à exercer une autre action violente sur la peau, ne trouvent point de place dans ma méthode. Leur premier but, celui de réchauffer, est atteint chez moi, d'une manière plus égale et plus uniforme, par le fait de ne pas s'essuyer, tandis que le second but, celui d'ouvrir les pores et de stimuler la peau, est rempli par la chemise de grosse toile, et cela avec l'avantage que celle-ci n'agit pas durant quelques minutes, comme la brosse, mais jour et nuit, sans efforts et sans perte de temps. Quand de fois à autres je parle d'ablution énergique, j'entends simplement une ablution rapide de toute la partie malade, qui est à traiter. L'essentiel n'est pas d'être frotté, mais d'être lavé.

Encore un point. Le traitement appliqué le soir, avant le coucher, ne convient pas à la plupart des hommes, puisqu'il les excite et qu'il chasse le sommeil prêt à s'approcher; chez d'autres, au contraire, une douce application dans la soirée procure un sommeil tranquille. Je ne recommande donc pas en général ces applications, mais je conseille à chacun d'agir en cela suivant ses goûts et suivant son expérience, puisqu'il a, lui seul, à en supporter les suites.

Quant aux connaissances requises pour chaque application en particulier, je renvoie à toute la première partie de ce livre, et quant à l'usage de l'application pour les malades, je renvoie à toute la troisième partie. C'est là aussi qu'on trouvera quelles applications constituent un traitement complet et indépendant, et lesquelles ne forment qu'un traitement partiel, auquel il faut ajouter d'autres applications, puis également quelles applications (bains de vapeur) exigent de la circonspection.

Je termine cette partie générale en exprimant le vœu que les applications d'eau réconfortent beaucoup de personnes bien portantes et guérissent beaucoup de malades.

Je vais maintenant énumérer les moyens d'endurcir le corps, et traiter ensuite, en détail, la question des applications d'eau que ma méthode met en usage.

MOYENS DE S'ENDURCIR.

Comme moyens d'endurcir le corps nommons : 1° la promenade nu-pieds; 2° la promenade dans l'herbe humide; 3° la promenade sur les dalles mouillées; 4° la promenade dans la neige nouvellement tombée; 5° la promenade dans l'eau froide; 6° le bain froid des bras et des jambes, et 7° l'affusion des genoux (avec ou sans l'affusion supérieure).

1° Aller nu-pieds, voilà le moyen d'endurcissement le plus naturel et le plus simple.

Cela peut se faire de diverses manières, suivant l'âge et la condition des personnes.

Les tout petits enfants, abandonnés encore aux soins d'autrui, engagés dans les maillots, retenus dans la chambre ou portés sur les bras de leurs bonnes, ne doivent, autant que possible, jamais avoir de chaussure. Puissé-je à tous les parents, surtout aux mères trop soucieuses, inculquer ce précepte comme règle fixe et invariable! Les parents, imbus de préjugés contre l'hydrothérapie, devraient au moins avoir pitié de leurs mignons et leur procurer une chaussure telle que l'air frais puisse facilement pénétrer jusqu'à la peau.

Les enfants qui peuvent marcher, ceux-là savent

déjà se tirer d'affaire. Sans égards pour personne, ils jettent les souliers et les bas, qui gênent leurs pieds, surtout au printemps, et il se sentent heureux de pouvoir faire cela dans leurs ébats. Parfois ils blessent l'un ou l'autre orteil, ce qui ne les empêche pas de marcher de nouveau pieds nus. Les enfants suivent en cela l'instinct de la nature, sentiment que nous autres, à notre âge, nous éprouverions aussi, si l'éducation et l'étiquette, qui nous enlèvent le naturel, en voulant tout jeter dans un même moule, ne nous avaient pas ravi, sous plus d'un rapport, le sens commun.

Les enfants des pauvres sont rarement privés de leur bonheur, bonheur que ne partagent pas au même degré les enfants des riches et des gens de condition; et, certes, le sentiment est le même chez les uns comme chez les autres. J'ai observé un jour les fils d'un employé supérieur : sitôt qu'ils se crurent hors de la portée des yeux d'Argus de leur rigide papa, voilà que leurs fines pantoufles et leurs bas bigarrés sautèrent par-dessus une haie, et les garçons de sauter nu-pieds et de s'ébattre dans un pré d'une luxuriante verdure. Leur maman, une femme de bon sens, ne vit pas cela de mauvais œil; mais le père remarquait-il ses princes dans cette tenue inconvenante, il ne manquait jamais de leur faire une longue morcuriale et un sermon plus long encore sur l'éducation et le sentiment d'honneur, en rapport avec le rang et la dignité. Les chéris en avaient chaque fois le cœur tellement touché, que, le jour suivant, ils se hâtaient de folâtrer plus joyeusement encore dans la même herbe. Encore une fois, laissez donc aux enfants, que cette éducation vicieuse du monde n'a pas encore atteints, leur plaisir et leur bonheur!

Les parents plus intelligents, qui voudraient bien permettre tout cela à leurs enfants, mais qui, demeurant en ville, n'ont pas à leur disposition un jardin ou une pelouse, pourront leur accorder, de temps à autre, une promenade pieds nus dans une chambre, dans un corridor, etc... Les pieds, non moins que les mains et le visage, sont heureux de respirer quelquefois librement, de se délecter à l'air frais, de se mouvoir dans leur élément.

Les adultes des classes indigentes, surtout à la campagne, n'ont pas besoin d'encouragement à cet égard : ils vont souvent nu-pieds et ne portent point envie au riche citadin de ses chaussures mieux conformées, vernies ou chamarrées, mais qui sont un tourment perpétuel des pieds. Bien sots les gens de la campagne qui imitent les façons de ceux de la ville, et qui se gênent de faire comme leurs semblables! Ils sont punis par leur vanité elle-même. Les vieilles modes sont les meilleures : tenez aux bonnes traditions du passé. Au temps de ma jeunesse tout le monde, à la campagne, allait nu-pieds : petits et grands, père et mère, frère et sœur. Le chemin de l'école et de l'église était long; les parents nous donnaient un morceau de pain et quelques pommes pour le voyage, de même aussi des bas et des souliers pour chausser les pieds. Mais cette chaussure pendillait aux bras ou aux épaules, jusqu'au moment où l'on entrait à l'école ou à l'église, non seulement en été, mais aussi dans la saison plus rigoureuse. Quand au commencement du printemps la neige, dans les montagnes de mon pays, faisait mine de se retirer, nos pieds nus avaient hâte d'imprimer leurs traces dans la terre imbibée d'eau, et nous nous sentions contents, joyeux et heureux.

Les personnes adultes des villes, surtout les personnes de haute volée, ne peuvent pas faire ces exercices-là, c'est clair. Quand, dans leurs préjugés, elles sont arrivées au point qu'elles craignent de gagner un rhumatisme, un catarrhe, un mal de gorge ou autre chose de ce genre, sitôt qu'en déposant ou en reprenant les habits elles viennent à toucher un peu de leurs pieds le plancher nu du salon, au lieu de se tenir sur un tapis chaud et moelleux, alors je les laisse complètement tranquilles. Si néanmoins l'un ou l'autre voulait faire quelque chose pour s'endurcir, qu'est-ce qui l'empêchera, le soir avant de se coucher, ou le matin après le lever, de faire une promenade de ce genre pendant 10, 15 ou 30 minutes? Pour que la transition subite ne soit pas trop sensible, l'on pourrait, les premières fois, mettre les bas; plus tard on irait pieds nus, et plus tard encore on tremperait, avant la promenade en chambre, les pieds nus jusqu'au-dessus de la cheville dans l'eau froide pendant quelques instants.

Avec de la bonne volonté et le désir sincère de conserver sa santé, tout le monde, même les gens de qualité, même les hommes les plus occupés dans leurs fonctions, chacun trouvera assez de temps pour se rendre ce service.

Un prêtre de ma connaissance allait chaque année, pendant plusieurs jours, voir un bon ami, propriétaire d'un grand jardin. La promenade du matin se faisait régulièrement dans ce jardin, dont l'herbe humectée par la rosée délectait les pieds nus et le corps, tandis que l'esprit était occupé à la récitation du bréviaire. Bien souvent ce prêtre louait, en ma présence, les excellents effets de la promenade à pieds nus.

Je connais toute une série de personnes d'un rang élevé, qui ne dédaignèrent pas un conseil d'ami et essayèrent, dans leurs promenades matinales à travers la forêt ou dans un pré isolé, durant la belle saison, à marcher pieds nus pour s'endurcir.

L'un de ces hommes, dont le nombre est relativement encore restreint, m'avoua un jour, qu'il avait passé rarement une semaine de l'année sans être molesté *par l'un ou l'autre petit rhume*, mais que cette promenade si simple l'avait pour toujours débarrassé de cette sensibilité.

J'ajoute ici un mot tout spécial pour les mères de famille. Je serai court, puisque j'ai dessein de publier un petit traité pratique sur la manière de soigner et de conserver la santé.[1] Les mères sont en première ligne — leur concours est indispensable — appelées à élever une génération plus vigoureuse et à détruire ces habitudes de mollesse, l'affaiblissement, l'anémie, la nervosité, toutes ces infirmités qui abrègent la vie et font tant de mal à la société humaine. Ce but pourrait être atteint par l'endur-cissement, par un sage endurcissement de l'enfa depuis l'âge le plus tendre. L'air, la nourriture, vêtement, ce sont des choses tout aussi nécessa à l'enfant qu'au vieillard, et elles constituent terrain sur lequel l'endurcissement doit opérer. P l'air aspiré par l'enfant est pur, plus le sang est b Pour habituer vite la chétive créature à l'air fra les mères feraient bien, après le bain chaud de chaq jour, de lui donner une ablution froide ou de

[1] Ce traité vient de paraître sous le titre : « *Vivez ainsi* *avis et conseils pratiques pour vivre en bonne santé et guéri les maladies.*»

plonger, pendant 2-3 secondes, dans l'eau fraîche ou attiédie par le soleil. L'eau chaude rend mou, tandis que la lotion froide réconforte, endurcit et favorise le développement régulier de l'organisme. La sensibilité pleureuse du commencement disparaîtra à la troisième ou quatrième opération. Cet endurcissement garantit les petits enfants des refroidissements si fréquents et de leurs suites, en même temps qu'il épargne aux mères tous ces soins minutieux pour les emmitoufler dans la laine et d'autres étoffes lourdes, qui empêchent l'accès de l'air et qui font horreur à tout homme sensé. C'est en ce point qu'on se rend coupable des plus grandes fautes contre les petites santés. Les tendres corps sont serrés dans ces fourreaux de laine comme dans un étau : ils gémissent sous cette charge de toutes les enveloppes, fourrures, cache-nez; la petite tête est tellement enfoncée, qu'elle n'entend et ne voit plus rien; le cou, qu'on devrait chercher à endurcir avant tout le reste, est tellement entouré, qu'il se trouve com-lètement soustrait à l'air extérieur. Quand déjà le jou repose sur les bras de la bonne, pour aller se omener, la maman ne cesse de tout ajuster, de it fermer hermétiquement, pour que rien, absolu-nt rien ne manque. Dans ces conditions, où la is légère trace d'un endurcissement rationnel fait tièrement défaut, vous étonnerez-vous que tous s ans la diphthérie, le croup, l'esquinancie, etc..., ssent de si nombreuses victimes parmi ces êtres hétifs, que le moindre souffle du vent rend malades; ie, dans tant de familles, il y ait des membres débiles u scrofuleux; que les mères se lamentent journellement sur l'état maladif, étique ou spasmodique de leurs enfants, surtout de leurs filles? Que de défectuosités ou maladies modernes qu'on ignorait jadis! Et puis, qui pourrait compter les infirmités morales, ces fausses fleurs et fruits pourris d'un corps, qui, dès avant son développement régulier et sa croissance complète, est déjà atteint d'une maladie de langueur. *Mens sana in corpore sano*, un esprit sain ne demeure que dans un corps sain. Une condition essentielle du déploîment d'une santé durable, c'est l'endurcissement aussi hâtive que possible. Ah! puissent toutes les mères comprendre leur mission et leur responsabilité en ce point, et ne manquer aucune occasion de puiser les bons conseils aux bonnes sources!

2° Marcher dans l'herbe mouillée, voilà une variété très efficace de la promenade à pieds nus, peu importe que l'herbe soit mouillée par la rosée, la pluie ou l'arrosement. Dans la 3me partie vous rencontrerez bien souvent cet exercice propre à endurcir le corps, qui n'empêche aucune autre application et que je ne puis assez recommander à tout le monde, aux vieux et aux jeunes, aux malades et aux personnes en bonne santé.

Le succès sera d'autant plus profitable que l'herbe sera plus mouillée, l'exercice plus prolongé et plus souvent réitéré. En règle générale cet exercice dure un jusqu'à trois quarts d'heure.

La marche terminée, on n'essuie pas les pieds, on en enlève seulement tout ce qui y adhère indûment, comme les brins d'herbe ou le sable, et on les munit *in statu quo*, c'est-à-dire mouillés, d'une chaussure sèche. La promenade dans l'herbe à pieds nus est suivie maintenant d'une promenade à pieds chaussés sur un chemin sec, couvert de sable ou de pierres : au commencement on marche un peu vite, peu à peu on ralentit le pas et on reprend son allure ordinaire. Cette marche cessera sitôt que les pieds seront desséchés et réchauffés; en tout cas, elle ne durera pas plus d'une quart d'heure.

J'attire l'attention sur le mot « chaussure sèche », et je demande instamment que jamais, après cet exercice, on ne se serve de bas humides. Les suites se feraient bientôt sentir dans la tête et la gorge; cela s'appellerait démolir, au lieu d'édifier. Il n'est pas inutile de rappeler aux jeunes étourdis qu'il est prudent de ne pas jeter les bas et les souliers dans l'herbe mouillée, mais de les tenir prêts dans un endroit sec, afin qu'ils puissent, plus tard, réchauffer les pieds froids et mouillés. Cet exercice, comme du reste toute promenade à pieds nus, peut être entrepris lors même que les pieds sont froids.

3° La promenade sur les dalles mouillées produit un effet à peu près semblable à celui de la promenade dans l'herbe mouillée. Toute maison et maisonnette a quelque part, soit au rez-de-chaussée ou dans un étage, soit à la buanderie ou au fournil, un endroit dallé ou pavé ; cela suffit pour notre promenade nu-pieds sur les pierres mouillées. Dans un long corridor dallé l'on va et vient d'un pas rapide ; mais si l'on n'a que quatre ou cinq dalles à sa disposition, l'on fera du mouvement sur place, à la manière du garçon de ferme qui, en certaines contrées, foule la vendange ou de l'apprenti-boulanger qui des pieds pétrit la pâte. L'essentiel est que les pierres soient mouillées et qu'on ne se tienne pas tranquille dessus : il faut accélérer le pas. Pour mouiller les dalles, l'on se sert d'un arrosoir ou d'une cruche et l'on répand une traînée d'eau assez notable, qu'on élargira ensuite en la foulant. Si les pierres séchaient trop vite, on les arroserait une seconde ou même une troisième fois. L'eau la plus froide est la meilleure.

Dans les cas où cet exercice est employé comme moyen thérapeutique, sa durée ne doit pas dépasser 3-15 minutes, se réglant d'après l'état plus ou moins faible ou anémique du malade : en général 3-5 minutes devront suffire. Comme moyen d'endurcissement pour les personnes bien portantes, il peut durer une demi-heure et au delà, sans inconvénient. Je recommande cet exercice à tous ceux qui veulent s'endurcir sérieusement. Puisse la nature la plus faible et la plus sensible ne pas se laisser rebuter!

Quiconque est sujet aux pieds froids, aux maux de gorge, aux catarrhes, à l'affluence du sang se portant vers la tête et au mal de tête qui en provient, n'a qu'à se promener souvent sur les dalles arrosées; il fera bien de mêler un peu de vinaigre à l'eau d'arrosage.

Quant à l'habillement et au mouvement, il faut suivre les mêmes règles que pour la promenade dans l'herbe mouillée. L'une et l'autre de ces promenades peuvent être entreprises lors même que les pieds sont froids.

4° La promenade dans la neige nouvellement tombée a plus d'effet que les deux exercices précédents. Nous observons formellement qu'il s'agit de la neige fraîchement ou récemment tombée, de la neige qui se pelotonne ou qui s'attache aux pieds comme de la poussière, nullement de la neige compacte, durcie, congelée, qui produit un froid trop sensible et ne vaut rien. En outre, il ne faut jamais se livrer à cet exercice quand il fait un vent glacial, mais plutôt quand la neige fond au soleil printanier.

L'exercice dure une demi-heure, une heure, ou même une heure et demie. Je connais beaucoup d'hommes qui en ont obtenu les meilleurs résultats : ils avaient à faire des efforts, dans les premiers moments, pour se surmonter ; plus tard ils ne sentaient plus aucune trace de malaise ou de froid extraordinaire. Mais, remarquez-le bien, il ne faut jamais se tenir tranquille, il faut absolument marcher.

Il arrive parfois que des orteils trop délicats, non habitués à l'air extérieur, ne supportent pas le froid de la neige, qui leur donne la fièvre, par suite de laquelle ils deviennent secs et chauds, brûlent et se gonflent. Ne vous effrayez pas, cela n'a aucune importance, et la guérison s'établit vite, si vous trempez souvent dans l'eau de neige les pieds à l'état sec ou que vous les frottiez légèrement avec de la neige.

Le tour de neige peut, en automne, être remplacé par une promenade dans l'herbe couverte de frimas. Dans ce cas, la sensation du froid est plus forte, puisque, à cette époque, le corps est encore un peu habitué à la chaleur de l'été. En hiver, au lieu de faire un tour de neige, l'on peut se promener sur des dalles arrosées d'eau de neige. Pour l'habillement et le mouvement, lisez les règles qui concernent les exercices précédents.

Ce sont des sottises, des folies, — on l'entend dire souvent, — que ces exercices d'endurcissement, dont on peut gagner des refroidissements, des rhumatismes, des maux de gorge, des catarrhes, etc...!! — Mais si vous faisiez un essai ! Surmontez-vous un peu, et vous vous convaincrez bientôt que ces préjugés n'ont pas de raison d'être et que le terrible tour de neige a de grands avantages, sans avoir aucun inconvénient.[1]

J'ai connu dans le temps une femme de haut employé. Cette mère, d'un caractère énergique, faisait grand cas de l'endurcissement de ses enfants : elle ne leur donnait jamais de mets friands et ne tolérait aucune plainte sur le mauvais temps, sur le froid, la chaleur, etc... Quand la première neige tombait, elle leur promettait une beurrée ou une autre friandise de ce genre, dans le cas qu'ils voulussent faire une partie de neige à pieds nus. Ils le firent de longues années, obtinrent une santé florissante et furent, leur vie durant, reconnaissants de cette éducation rien moins que molle. Cette mère a rempli parfaitement sa mission.

C'est là le tour de neige pour les personnes bien portantes. Voici maintenant deux cas qui montrent avec quel succès on peut y recourir aussi dans les infirmités.

Une personne souffrait pendant l'hiver, durant de longues années déjà, d'engelures qui crevaient, suppuraient, causaient de vives douleurs. Sur mon conseil elle se mit, quand la première neige tomba, à faire un tour de neige et le répéta souvent : elle demeura parfaitement quitte des gênantes engelures.

Récemment une fille de dix-sept ans vint me trouver et se plaignit de douleurs violentes dans les dents. Si vous vouliez aller, lui dis-je, nu-pieds dans la neige fraîchement tombée, seulement pendant

[1] Je connais beaucoup de médecins qui approuvent de tout point cet exercice, pourvu qu'il soit fait avec un peu de prudence. Quant aux autres, qui sont disposés à me reprocher de la rudesse, je leur rappelle l'emploi bien plus rude encore de la glace.

cinq minutes, votre mal de dents passerait bientôt. Elle écouta, alla au jardin, revint contente au bout de dix minutes en s'écriant que tout son mal de dents avait complètement disparu.

Remarquez toutefois que jamais la promenade dans la neige ne peut se faire, si le corps tout entier n'est pas chaud. Quiconque sent du froid, celui-là est obligé de rétablir d'abord, par le travail ou le mouvement, la chaleur de son corps au degré ordinaire. Les personnes qui transpirent aux pieds, qui ont des plaies ouvertes aux pieds, qui souffrent d'engelures crevées ou suppurantes, ne doivent naturellement jamais se promener dans la neige, jusqu'à ce que la guérison soit effectuée (cf. pédiluve et bain de vapeur des pieds).

5. PROMENADE DANS L'EAU. Quoi de plus simple

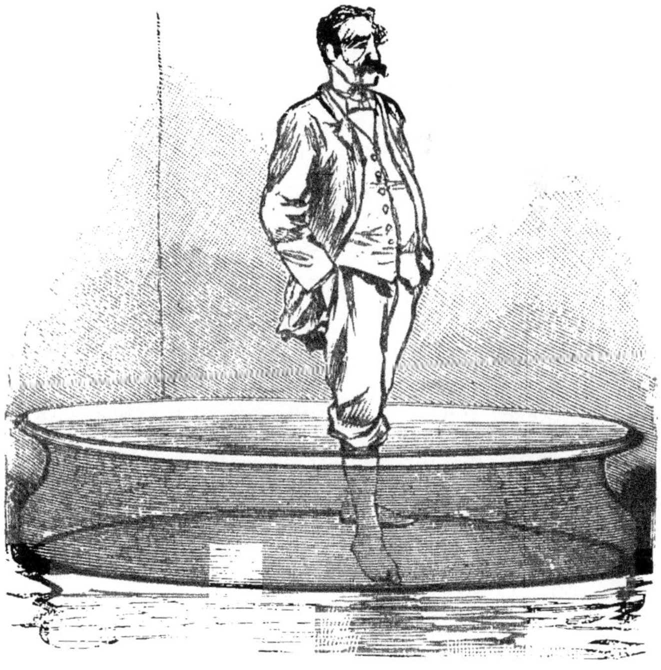

que de marcher dans l'eau à la hauteur des mollets? Et pourtant cet exercice *a*) est un moyen d'endurcissement, qui agit sur tout le corps, fortifie toute la nature; *b*) agit favorablement sur les reins et sur la sécrétion de l'urine, et prévient ainsi bien des infirmités qui ont leur origine dans les reins, la vessie et le bas-ventre; *c*) étend son heureuse influence sur la poitrine, facilite la respiration et éconduit les gaz de l'estomac; *d*) guérit spécialement les maux de tête, les étourdissements, etc...

On peut faire usage de ce moyen d'endurcissement en se tenant dans une cuve ou une baignoire, dans laquelle on a versé de l'eau jusqu'au niveau de la cheville, et en se donnant du mouvement. On obtient plus d'effet en remplissant d'eau jusqu'à la hauteur des mollets ou même jusqu'au-dessus des genoux.

Quant à la durée, on commence par une minute, pour aller plus tard jusqu'à cinq et six minutes. Plus l'eau est froide, mieux cela vaut. Après cette application il faut se donner du mouvement jusqu'à entier dessèchement, en hiver dans la chambre chaude, à l'air libre en été. En hiver on peut mettre de la neige dans l'eau. Les personnes débiles peuvent, dans les commencements, se servir d'eau chaude, plus tard d'eau tiède et finir par l'eau toute froide.

6. Un excellent moyen d'endurcir les extrémités, jambes et bras, est le suivant: L'on se tient debout dans l'eau jusqu'aux genoux ou jusqu'au-dessus des genoux, pendant une minute, pas davantage. Quand les pieds sont de nouveau chaussés, l'on découvre les bras jusqu'aux épaules, pour les plonger aussi dans l'eau pendant une minute. Il vaut mieux faire les deux applications en même temps, ce qui est facile pour qui possède une bai-

gnoire un peu grande. L'opération peut également être effectuée de telle manière que les pieds se tiennent dans un vase particulier, pendant que les bras et les mains s'enfoncent dans un cuveau placé sur un escabeau.

C'est à la suite de certaines maladies que j'emploie volontiers ce remède, pour activer la circulation du sang dans les extrémités.

Plonger les bras seuls dans l'eau, c'est très bon pour ceux qui sont sujets aux engelures et aux mains froides.

Cette opération exige que le corps possède le degré ordinaire de chaleur, qu'il n'éprouve aucun frisson. Mais si les pieds ne sont froids que jusqu'à la cheville (non jusque par-dessus les mollets) ou si les bras ne sont froids que jusqu'au coude, ce n'est pas une raison d'omettre l'opération.

7. Comme dernier moyen de s'endurcir nous citons L'AFFUSION DES GENOUX. Voyez son mode d'application à l'article des affusions. C'est l'amie intime des pieds, dans les veines desquels elle attire un sang plus abondant.[1] Ici je n'ai qu'à faire remarquer que, si l'affusion des genoux est employée comme moyen d'endurcissement pour les personnes bien portantes, j'en augmente l'intensité, ce qui s'obtient en laissant couler l'eau d'une plus grande hauteur ou en la mélangeant, dans la saison d'hiver, avec de la neige et de la glace.

L'opération ne peut avoir lieu que si le corps est chaud, s'il ne frissonne pas. Les pieds froids jusqu'à

[1] Un monsieur avait perdu les ongles de ses pieds; ils étaient remplacés par une chaire molle. Les affusions suffirent pour stimuler tellement le sang, qu'il accorda de nouveau aux ongles ce qui leur revenait de droit: ils poussèrent et devinrent durs comme auparavant.

la cheville ne l'empêchent pas. L'affusion des genoux seule, c'est-à-dire non accompagnée d'aucune autre application, ne doit pas être pratiquée trop longtemps (pas au delà de trois à quatre jours). Quiconque y a recours plus longtemps, celui-là l'emploie alternativement avec l'affusion supérieure ou avec l'immersion des bras (voir ci-dessus n° 5), l'une le matin, l'autre après-midi.

Les moyens d'endurcissement cités suffisent. Ils peuvent être employés en toute saison, été et hiver. Dans la saison froide il faut abréger un peu l'application proprement dite, pour prolonger davantage la promenade qui suit. On fait bien de ne pas inaugurer les exercices d'endurcissement pendant la saison rigoureuse, surtout quand il s'agit de personnes anémiques, qui ont peu de chaleur interne et qui, par le régime de la laine, se sont rendus trop délicates et sensibles. Ce n'est pas à dire que j'y voie un danger; ce que je crains, c'est qu'on fasse perdre à quelqu'un l'envie de pratiquer une chose excessivement bonne.

Les personnes maladives et les personnes bien portantes peuvent, sans rien risquer, user de toutes les applications, à condition toutefois de suivre exactement les règles tracées. Les suites fâcheuses, s'il y en a, ne sont jamais à attribuer à l'application elle-même, mais à une imprudence plus ou moins considérable. C'est avec de grands succès que j'ai appliqué les exercices n°s 1, 2, 3 et 6 sur des phtisiques, dont le mal avait déjà fait des progrès sensibles.

Les gens auxquels s'adresse mon livre en première ligne, n'ont pas besoin d'être encouragés à s'endurcir. Leurs occupations journalières occasionnent par elles-mêmes, tous les jours ou même plusieurs fois par jour, l'un ou l'autre des exercices d'endurcissement que j'ai cités, outre un grand nombre d'autres dont nous ne parlons pas. Qu'ils persévèrent tranquillement et n'envient pas le sort de ceux qui en apparence sont plus heureux. Ce sont des illusions très souvent, la plupart du temps.

Quant à ceux de mes lecteurs qui n'ont jamais entendu parler de ces choses-là, je les invite à en faire un essai, avant de les condamner. Si l'essai réussit en ma faveur, je me sentirai heureux, non pas à cause de moi, mais à cause de l'importance de l'objet. Il s'élève, dans la vie, bien des tempêtes contre la santé des hommes. Heureux celui dont la santé a poussé de profondes racines et s'est affermie au moyen de l'endurcissement!

APPLICATIONS D'EAU.

Les moyens hydrothérapiques que je mets en usage sont les compresses, les bains simples, les bains de vapeur, les affusions, les lotions, les maillots et l'eau prise en boisson.

A. COMPRESSES.

Tout le monde sait en quoi consiste la fomentation connue sous le nom de compresse. C'est une application réfrigérante locale, un linge imbibé d'eau froide et appliqué sur une partie du corps. Nous distinguons plusieurs variétés de compresses.

1. La compresse supérieure.

Un grand morceau de grosse toile (celle dont on fait les paillasses est la meilleure) est plié en 3, 4, 6, 8, 10 dans le sens de la longueur, de manière qu'il reste assez long et assez large pour couvrir le devant du corps, depuis le cou jusqu'au bas de l'abdomen. A droite et à gauche il ne doit pas être comme coupé, il doit pendre des deux côtés. Ce linge ainsi préparé, on le trempe dans l'eau froide (en hiver on peut se servir d'eau chaude), puis on le tord fortement et on l'applique au malade couché sur le lit. Alors on met dessus une couverture de laine ou un linge plié en deux ou en trois, pour bien envelopper l'épithème humide, pour empêcher tout accès de l'air; enfin l'on recouvre le tout d'un bon lit de plumes ou plumon. Autour du cou j'applique en outre, règle générale, un linge ou un morceau d'étoffe de laine, pour que l'air ne puisse absolument pas pénétrer. Il faut avoir soin de bien couvrir, puisqu'un refroidissement pourrait se produire sans cela.

La compresse est maintenue trois quarts d'heure ou une heure. S'agit-il de continuer l'application, qui dans ce cas doit agir comme réfrigérant, il faut renouveler le topique devenu chaud, c'est-à-dire tremper de nouveau le linge dans l'eau.

Sitôt que le temps prescrit est écoulé, on se débarrasse de tout, l'on s'habille et l'on se donne du mouvement, ou bien l'on reste encore un certain temps au lit.

La compresse supérieure sert spécialement à expulser les gaz retenus dans l'estomac et dans l'abdomen.

Cette opération, de même que les suivantes, exige que le corps soit chaud.

2. La compresse inférieure.

A la compresse supérieure correspond la compresse inférieure, qui, dans le cas où les deux applications ont lieu successivement, se pratique d'abord.

Remarquez que la compresse inférieure aussi doit être prise au lit : à cet effet, on étend un linge sur le drap de lit, pour qu'il ne se mouille pas, puis sur le linge une couverture de laine, dans le sens de la largeur.

Ensuite on met sur la couverture de laine, dans le sens de la longueur, la toile crue, trempée, tordue et pliée 3-4 fois, de manière qu'elle aille depuis la dernière vertèbre du cou jusqu'au bas de la colonne épinière. Alors on se couche dessus, on prend la couverture des deux côtés pour s'en envelopper soigneusement, enfin on se couvre bien chaudement du lit de plumes. La compresse inférieure aussi est maintenue pendant trois quarts d'heure; si la durée doit être prolongée, on retrempera le topique, qui, de même que la compresse supérieure, ne doit servir que de réfrigératif. La conduite à tenir après l'application est la même que celle qui est prescrite après la compresse supérieure.

La compresse inférieure est un bon remède fortifiant la colonne et la moelle épinière, soulageant les douleurs dans le dos et rendant d'excellents services dans les atteintes apoplectiques, coups de sang. J'ai connu beaucoup de cas de coups de sang, dans lesquels deux compresses inférieures, employées le même jour, ont enlevé tout le mal.

Dans les engorgements du sang et dans la chaleur fébrile, la compresse inférieure agit de même très favorablement.

Chaque cas de maladie en particulier dira quand et comment il faut en faire usage.

3. La compresse inférieure et la compresse supérieure simultanées.

De même que les deux compresses précitées, inférieure et supérieure, s'appliquent successivement, elles s'emploient aussi simultanément.

On prépare la compresse inférieure, comme cela est marqué au n° 2, puis la compresse supérieure, qu'on dépose à côté du lit. Ensuite on se déshabille, on s'étend sur la compresse inférieure, on applique la compresse supérieure et on se couvre comme il est dit plus haut. Y a-t-il une personne de service, elle veillera à ce que tout soit bien couvert, pour que l'air frais n'ait aucun accès. Dans ces deux applications simultanées, il importe que la couverture étendue, dans le sens de la largeur, sous le topique inférieur, soit assez grande pour entourer et envelopper, à peu près en forme de bande, les deux topiques humides.

La durée de l'application est de trois quarts d'heure au moins, d'une heure au plus.

Les deux compresses simultanées rendent d'excellents services dans les ardeurs intenses, puis dans les flatuosités, les congestions, l'hypocondrie, etc...

Il y en a qui se moquent peut-être de cette opération; mais cela ne doit pas vous rebuter. Faites-la, quelque pénible qu'elle soit; car elle vaut de l'or.

4. La compresse de l'abdomen.

Un patient est couché sur son lit. On trempe un linge, plié en 4 ou en 6, dans l'eau froide et on le tord (pour qu'il ne dégoutte pas); puis on l'applique sur le bas-ventre (en remontant jusqu'à la région gastrique) et on recouvre soigneusement de la couverture de laine et du lit de plumes. La durée de l'application est de trois quarts d'heure à deux heures. Quand on va jusqu'à deux heures, il faut retremper la compresse après la première heure.

Cette compresse rend de bons services dans les douleurs gastriques, dans les crampes, et quand il s'agit de détourner le sang de la poitrine et du cœur.

Bien souvent, pour mouiller la compresse, on emploie du vinaigre en place de l'eau, ainsi que des décoctions de fleurs de fenaison, de prêle, de paille d'avoine, etc. . . (Voir 3e partie).

Pour ménager le vinaigre, je trempe un linge plié en deux dans un liquide moitié eau, moitié vinaigre, et je l'applique, puis je mets par-dessus un autre linge mouillé dans l'eau pure et plié en 3 ou en 4.

L'on m'a demandé très souvent quelles règles j'observais dans mes compresses de glace, dans les saignées, etc. . . . Je vais les tracer ici en peu de mots.

Si, en signe de réconciliation, vous froncez les sourcils et offrez le poing à votre ennemi, vous aurez moins de succès que si, de bonne humeur et avec le regard bienveillant, vous lui présentez une main amicale. Ce tableau me semble bien placé là où il s'agit d'une application d'eau ou de glace. De tout temps j'ai compté les applications de glace, notamment sur les parties nobles (tête, yeux, oreilles, etc. . .), parmi les remèdes les plus rudes et les plus violents qu'on puisse employer. Elles n'aident pas la nature à reprendre son travail ; on la force à faire une fonction, et cela ne restera pas impuni. La glace enfermée dans un linge ou dans une vessie est et restera toujours étrangère à mon laboratoire.

Figurez-vous ce contraste : à l'intérieur du corps un feu ardent, à l'extérieur un monceau de glace, entre les deux le membre souffrant et délicat, travaillé par l'un et par l'autre. C'est toujours avec anxiété que j'attendais le résultat de ce travail, et la plupart des fois l'évènement a justifié mon anxiété.

Je connais un homme qui, pendant toute une année, de jour et de nuit, sans aucune interruption, avait à supporter des compresses de glace sur un pied. Certes, ce serait un miracle si ce glaçon n'avait pas emporté toute fièvre et en même temps la chaleur nécessaire à la nature. Mais nulle trace de la guérison du pied.

Cependant, répliquera-t-on, dans beaucoup de cas c'était bon à quelque chose. Il est possible que le mal n'ait pu résister aux moyens violents. Mais quelles en furent les suites? Un nombre incalculable de personnes me sont arrivées avec une perte partielle de la vue, avec une surdité plus ou moins prononcée, surtout avec un rhumatisme au cuir chevelu ou avec une grande sensibilité à la tête, etc... D'où cela venait-il? « Oui, me répondait-on, c'est la funeste vessie avec la glace qui a fait tout le mal; j'en souffre déjà depuis tant et tant d'années ». C'est la vérité, et la plupart de ces malheureux en souffriront jusqu'à la fin de leur vie.

Encore une fois, je condamne toute compresse de glace, et je prétends, au contraire, que l'eau, appliquée suivant les prescriptions, est à même d'arrêter et d'éteindre le feu le plus ardent, dans quelque membre du corps qu'il sévisse. L'incendie, qui ne peut plus être éteint par l'eau, ne sera pas éteint par la glace. On le comprend aisément.

Je dis que l'eau, appliquée suivant les règles, vous procurera du secours; mais par là je n'entends pas que, par exemple, dans une inflammation intérieure ou extérieure de la tête, il faille multiplier à l'excès les maillots humides, les compresses, etc... là où d'autres mettent de la glace. Cent glaçons et cent compresses n'arrêteront pas l'afflux du sang à la partie enflammée; ils augmenteront, au contraire, l'intensité de la chaleur. Il faut chercher à détourner le sang, à le distribuer, en d'autres termes, il faut, outre les applications sur la partie malade, en faire aussi sur le corps tout entier. Cet ennemi à l'extérieur ou à l'intérieur de la tête, par exemple, je l'attaquerais tout d'abord aux pieds du patient et peu à peu je le poursuivrais par tout le corps.

D'ailleurs, à moi aussi la glace rend d'excellents services, mais indirectement : elle rafraîchit l'eau en été, quand celle-ci va devenir tiède.

Quelle est ma manière de voir sur les saignées, sur les sangsues, sur toute méthode de soustraire du sang?

Il y a cinquante, quarante, trente ans, on rencontrait rarement une femme qui ne se fît saigner deux, trois ou quatre fois chaque année; les jours de demi-fête et, cela va de soi, les signes astronomiques de bon augure étaient marqués en rouge ou en bleu dans l'almanach, dès le jour de l'an. Les médecins de la campagne et autres, les baigneurs et les barbiers, regardaient eux-mêmes leur travail comme une boucherie. Les établissements, les couvents aussi avaient une époque fixe pour la saignée, ainsi que pour la diète absolue. Avant l'opération sanglante on se souhaitait bonne chance et après coup on se félicitait mutuellement. Cela ne dut pas toujours être une bagatelle : un ecclésiastique de ces temps-là assurait qu'il s'était, trente-deux ans durant, fait saigner quatre fois par an et que chaque saignée lui avait coûté 8 onces de sang, ce qui fait $8 \times 4 \times 32 = 1024$ onces de sang. A côté de la saignée on avait les sangsues, les ventouses, etc... Tout était bien organisé pour tout le monde, jeunes et vieux, grands et petits, hommes et femmes!

Comme les temps changent! Cette manière de faire passait longtemps pour le *unum necessarium*, pour le seul moyen, unique et nécessaire, de rester en bon état de santé ! Qu'en pense-t-on aujourd'hui ? On se moque de cette fausse opinion, de cette superstition, de cette science naturelle des anciens, qui s'imaginaient qu'un homme quelconque peut avoir trop de sang. Un médecin littérateur d'un pays étranger, qui suit une école nouvelle, me disait, il y a deux ans environ, qu'il n'avait jamais vu des sangsues. Beaucoup de médecins attribuent l'anémie de notre époque aux pratiques du passé, aux abus de la saignée. Ils n'ont sans doute pas tort, mais certainement de là ne provient pas tout le mal.

Au fait maintenant ! Voici ma conviction : Dans l'organisme humain tout concorde merveilleusement, la partie avec la partie et chaque partie avec le tout, si bien qu'on est obligé de voir dans la constitution du corps de l'homme une œuvre d'art unique, dont l'idée n'a pu exister que dans une intelligence infinie et dont la réalisation n'a été possible qu'à la puissance créatrice de Dieu. Le même ordre, la même mesure, la même harmonie se trouvent entre l'absorption et la consommation des substances nécessaires à l'entretien et à la conservation du corps, si toutefois l'homme libre et raisonnable use sagement des dons de Dieu, ne renverse point l'ordre par l'abus des bienfaits d'en-haut, ne porte pas le désaccord dans l'harmonie. S'il en est ainsi, je ne comprends pas comment la formation du sang, la plus importante de toutes les fonctions de l'organisme, devrait s'effectuer sans ordre, sans nombre et sans mesure, c'est-à-dire d'une manière déréglée et démesurée.

Chaque enfant — je me représente ainsi la chose — reçoit de sa mère, au moment de sa naissance, une certaine quantité de substances propres à la formation du sang; peu importe la dénomination qu'on donne à ces substances, sans lesquelles toute sanguification est impossible. Si ces substances font défaut, la sanguification s'arrête, la vie commence à languir et la mort finit par se présenter. Or, toute déperdition de sang, qui arrive soit par une chute ou une blessure, soit par une saignée, des sangsues ou des ventouses, fait disparaître une partie plus ou moins grande de ces substances vitales, condition essentielle de la sanguification. Toute soustraction de sang abrège donc la vie, puisque c'est dans le sang que réside la vie.

L'on réplique : Rien ne marche plus vite que la formation du sang; perdre du sang, gagner du sang, c'est presque tout un.

La formation du sang s'opère vite, très vite, je l'admets volontiers. Mais ne perdez pas de vue cet argument tiré de l'expérience, qui intéresse certainement mes lecteurs de la campagne. Comment font les paysans qui veulent engraisser rapidement un animal? Ils lui enlèvent par la saignée une grande portion de sang. En peu de temps un sang nouveau et abondant se sera formé, tandis que l'animal prospère et gagne extraordinairement en graisse. Au bout de 3-4 semaines on opère une nouvelle saignée, puis on nourrit et abreuve de nouveau d'une manière copieuse et substantielle. Le succès est splendide, et l'animal, même s'il est vieux, aura à l'abattoir un sang aussi abondant et beau que s'il était tout jeune. Mais examinez ce sang de près, et vous trouverez que ce sang artificiel est aqueux, fade, sans force vitale. L'animal n'a pas de vigueur et est incapable de rien supporter, de rien travailler, et s'il n'est pas abattu à bref délai, il succombera à l'hydropisie.

En est-il autrement chez l'homme? Quiconque a atteint la soixantaine et possède un peu d'expérience, sait très bien combien la saignée excessive des parents a de l'influence sur les capacités, les talents et la durée de la vie de leurs enfants. Cet homme cité plus haut, qui perdait tant et tant d'onces de sang, mourut d'hydropisie à l'âge le plus beau. Et si une femme — je cite des faits — qui a subi 300, ou même 400 saignées, devint faible et malade, la génération suivante ne dut-elle pas avoir une santé débile, des dispositions aux crampes et d'autres infirmités?

J'accorde naturellement qu'il peut y avoir des cas — mais qui seront toujours des exceptions — où, à défaut d'autres moyens à effet immédiat, la saignée écarte un danger momentané. En dehors de cela, je demande à tout homme raisonnable : Vaut-il mieux se laisser couper et enlever, morceau par morceau, le fil de la vie, plutôt que de distribuer le sang par une application rationnelle de l'eau, si bien que les plus pléthoriques n'aient jamais trop de sang? Nous indiquons souvent, en temps et lieu, comment et par quelles applications cette distribution du sang doit être effectuée.

Ordinairement on entend dire que, dans les dangers imminents d'apoplexie, la saignée est la seule planche de salut. Eh bien! je me souviens que, à la suite d'un coup d'apoplexie, un premier médecin opéra vite une saignée, tandis qu'un second médecin déclara nettement que cette saignée amènerait sûrement la mort, ce qui arriva effectivement. Ce n'est point la richesse ou l'abondance du sang, comme les gens s'imaginent, mais bien l'anémie qui, en règle générale, provoque un coup d'apoplexie. Mourir d'un coup d'apoplexie signifie habituellement mourir faute de sang. Quand le sang s'épuise, la vie s'éteint; quand l'huile de la lampe est consumée, la mèche cesse de brûler.

Lisez dans la troisième partie quels bons services peut rendre l'eau dans les cas d'apoplexie. Ici je dirai seulement que justement mon prédécesseur dans ma paroisse fut frappé trois fois d'un coup d'apoplexie, et qu'à la troisième fois le médecin le déclara perdu, sans espoir de guérison. Or, c'est l'eau qui le sauva alors et le conserva encore plusieurs années à sa paroisse.

B. BAINS.

Dans cette partie de mon travail je traiterai des bains de pieds, des demi-bains, des bains de siège, des bains généraux et des bains partiels.

I. BAINS DE PIEDS.

Je distingue ici les bains de pieds à eau froide et les bains de pieds à eau chaude.

1. Bains de pieds froids.

Le bain de pieds froid consiste à immerger, pendant une à trois minutes, les pieds dans l'eau froide jusqu'aux mollets ou jusque par-dessus les mollets.

Dans les maladies, le bain de pieds froid sert principalement à détourner le sang de la tête et de la poitrine; mais on ne l'emploie, la plupart du temps, qu'alternativement avec d'autres applications, parfois dans les cas où le malade, pour une raison ou pour une autre, n'est pas en état de supporter les bains généraux ou les demi-bains.

Chez les personnes bien portantes, le bain de pieds froid a un effet double : il repose et réconforte les membres. Il est à conseiller aux gens de la campagne, particulièrement en été, quand, après une journée laborieuse, le sommeil ne se présente pas. Il délivre de la lassitude et procure un doux et paisible repos

2. Bains de pieds chauds.

Le bain de pieds chaud s'emploie de différentes manières.

a) Avec l'eau chauffée à 25—26° R. on mélange une poignée de sel et une quantité double de cendres de bois, on agite convenablement et on immerge les pieds pendant 12-15 minutes.

Quelquefois — il faut que ce soit formellement ordonné — j'administre cette sorte de bain, à une température de 30° R., mais en le faisant suivre chaque fois d'un bain de pieds froid durant une demi-minute seulement.

Le pédiluve rend d'excellents services dans tous les cas où, par suite d'un état faible et maladif, d'un manque de chaleur propre, etc. . ., les moyens rigoureux et froids ne peuvent pas facilement être employés, puisqu'il se produit peu ou pas de réaction, c'est-à-dire quand l'eau froide développe trop peu de calorique à cause du défaut de sang.

Les pédiluves chauds conviennent aux personnes faibles, anémiques, nerveuses, très jeunes ou très âgées, principalement aux femmes, et ils sont bien efficaces dans les troubles de la circulation du sang, dans les congestions, dans les maux de tête et de gorge, dans les crampes, etc. . .

Ils font affluer le sang aux pieds et ont un effet sédatif.

Je ne les conseille pas aux personnes qui transpirent beaucoup aux pieds.

Nos campagnards connaissent très bien l'usage des pédiluves chauds, dont l'efficacité est beaucoup utilisée.

b) Un *pédiluve médicamenteux* est celui auquel on mêle des fleurs de fenaison. On verse de l'eau bouillante sur un petit tablier plein (3—5 poignées) de fleurs de fenaison (semences, fleurs, feuillettes, qui tombent du foin); on recouvre le vase et on laisse refroidir jusqu'à la température agréable de 25-26° R.

Il importe peu que les fleurs de fenaison restent dans le liquide ou qu'on les retire, pour faire usage de l'infusion seule. Les gens ordinaires laissent tout ensemble, ce qui est plus simple et ne fait point perdre de temps.

Ces bains de pieds ont une action résolutive, éliminatrice et confortante; on les emploie avantageusement pour les pieds malades, spécialement pour la transpiration aux pieds, les plaies ouvertes, les contusions de tout genre (causées par une percussion, un heurt, une chute etc. . . ., que le sang ait coulé ou qu'il soit resté dans l'épaisseur de la peau), les tumeurs, la goutte aux pieds, la cartilaginification aux orteils, la pourriture entre les orteils, les abcès aux ongles, les lésions produites par des souliers trop petits, etc. . . En somme on peut dire: Ces pédiluves sont avantageux pour tous les pieds dont les humeurs sont malsaines et prêtes à se corrompre, plutôt que saines et fraîches.

Un monsieur souffrait horriblement de la goutte aux pieds ; les douleurs le faisaient crier. Un de ces pédiluves avec un emmaillottement des pieds, le linge ayant été trempé dans l'infusion, le délivra de ces affreuses douleurs dans l'espace d'une heure.

c) Vient maintenant le pédiluve à *paille d'avoine.* On fait bouillir, dans une chaudière, de la paille d'avoine pendant une demi-heure et on utilise la décoction pour un bain de pieds à une température de 25-26° R., dans lequel on reste 20-30 minutes.

D'après mon expérience rien ne surpasse ces pédiluves, quand il s'agit de résoudre toutes sortes d'indurations aux pieds. C'est ainsi qu'ils rendent service contre les cartilaginifications, les tubérosités, etc. . ., suites de la goutte, de l'arthrite, de la podagre ; contre les cors aux pieds, les ongles incarnés et putrides, les ampoules causées par une marche forcée. On peut traiter par ce pédiluve même les pieds qui ont des ulcères purulents, et les orteils blessés par une sueur trop âcre.

Un homme coupa un cor à son pied. L'orteil s'enflamma ; la plaie fit songer à un empoisonnement du sang. Trois pédiluves à paille d'avoine par jour et autant de maillots, trempés dans la décoction et enveloppant le pied jusqu'au-dessus de la cheville, guérirent le pied dans l'espace de quatre jours.

Un malade était en danger de perdre tous les orteils d'un de ses pieds, qui s'en allaient en putréfaction. Des tumeurs d'un teint livide firent craindre un empoisonnement du sang. Les pédiluves et les maillots ramenèrent la santé en peu de temps.

Dans bien des cas je prescris pour les pédiluves en question, comme je le fais pour les bains généraux à eau chaude, la triple alternative. Voir plus loin le passage qui s'y rapporte. Ici comme là on finit toujours par l'application froide.

d) Citons encore en passant une sorte de bain de pieds qui est de nature moins liquide que solide. Si vous avez l'occasion de prendre ce bain, ne la négligez pas. Souvent, très souvent je l'ai employé avec beaucoup de succès. Mettez dans un baquet de la drague (orge avec laquelle on a fait de la bière) encore chaude. Les pieds s'y plongent facilement et s'y trouvent très bien. Ce bain peut durer 15-30 minutes, et son efficacité est remarquable dans les cas de rhumatisme, de goutte ou d'autres infirmités de ce genre.

Voici encore une remarque qui concerne tous les bains de pieds : les personnes qui ont des varices ne doivent faire remonter leur pédiluve que jusqu'à l'origine des mollets, jamais plus haut, et ne pas augmenter la température au delà de 25° R.

Je ne prends et ne prescris jamais des bains de pieds à eau simplement chauffée, sans aucune addition médicamenteuse.

II. DEMI-BAINS.

En général, je comprends sous cette dénomination les bains localisés qui immergent le corps tout au plus jusqu'au milieu du ventre, jusqu'à l'épigastre, mais qui la plupart des fois restent à une hauteur moindre. Il me fallait un moyen terme entre le bain général et le bain de pieds, et ce moyen terme, je le désigne sous le nom de demi-bain.

Le mode opératoire est triple :

1° *Se tenir debout dans l'eau* remontant au-dessus des mollets ou au-dessus des genoux ;

2° *S'agenouiller dans l'eau*, de manière que les jambes soient entièrement immergées ;

3° *S'asseoir dans l'eau.* Ce troisième mode seul mérite proprement le nom de demi-bain : le niveau de l'eau s'élève jusqu'au milieu du corps, jusqu'à la région ombilicale.

Les trois modes d'application, qui ont toujours lieu dans l'eau froide, comptent parmi les meilleurs moyens de s'endurcir. Ils conviennent par conséquent aux personnes en bon état de santé qui veulent devenir plus fortes encore, aux personnes faibles qui désirent se fortifier, aux convalescents qui cherchent à acquérir une santé parfaite et des forces. Il faut que, dans les cas de maladie, leur emploi soit spécialement et formellement prescrit; autrement on ne doit pas les essayer, puisque, dans certaines conditions, le résultat en est nuisible.

Dans chaque mode opératoire, pour les personnes bien portantes comme pour les malades, le demi-bain est toujours un traitement partiel, c'est-à-dire il n'a lieu qu'avec d'autres applications, et sa durée ne doit pas dépasser 1/2-3 minutes.

Les deux premiers modes (se tenir debout dans l'eau et s'agenouiller dans l'eau) m'ont toujours rendu, au commencement d'un traitement par l'eau, beaucoup de services sur les personnes qui, pour une raison ou pour une autre, avaient complètement perdu leurs forces. Je n'entre pas dans les détails, je remarque seulement qu'il y a beaucoup de personnes qui, au début, ne supportent pas la pression de l'eau dans un bain général. Ne passez pas ce point avec un dédaigneux sourire. Volontiers je vous citerais, non pas plusieurs, mais des centaines d'exemples vivants et frappants des personnes les plus diverses d'âge et de condition. Ce sont justement ces personnes-là qui (à cause de leur débilité) m'ont donné l'idée de ces deux modes d'application; leur état exigeait ce traitement discret, modéré et plein d'égards, pendant de longues semaines, jusqu'à ce qu'elles fussent en état de supporter davantage.

On associe ordinairement à ces deux premiers modes d'application une autre opération, un moyen de s'endurcir, qui consiste à plonger les bras jusqu'aux épaules dans l'eau (cf. moyens de s'endurcir). Cela constitue un traitement entier (consistant en deux applications partielles) qui fortifie la nature et que j'emploie contre les pieds froids.

Le troisième mode d'opération, le demi-bain proprement dit, mérite toute notre attention; je le recommande chaudement à toutes les personnes bien portantes. Les faiblesses et les infirmités qui ont leur siège dans le bas-ventre — il y en a une multitude, et leur cause remonte toujours au manque d'endurcissement et aux habitudes de mollesse — sont éteintes dans leur germe ou, quand elles existent déjà, elles disparaissent par cette application. Ces demi-bains ont une action confortante sur le bas-ventre, conservent et augmentent les forces. Des milliers de personnes portent une, deux ou trois ceintures et autre chose encore. Est-ce que ces ceintures guérissent le mal? Au contraire, elles l'aggravent souvent, elles amollissent et débilitent ce pauvre corps. Essayez donc, lentement, mais résolûment, notre demi-bain! Les plaintes au sujet d'hémorroïdes, de coliques gazeuses, d'hypocondrie, d'hystérie, etc......, diminueraient bientôt; car ce sont des maux qui, dans l'abdomen malade et affaibli, exercent une action funeste sur l'esprit et l'imagination.

Quant aux personnes bien portantes, je leur conseille de se laver le haut du corps à l'heure du lever, puis, dans l'après-midi ou au soir, de prendre notre demi-bain. N'ont-elles pas le temps de se laver le matin, eh bien ! alors, qu'elles fassent cette lotion (de la poitrine et du dos) au milieu du demi-bain même.

Quelques exemples vont éclaircir l'usage à faire de nos trois applications dans les cas de maladie.

Un jeune homme était tellement affaibli par le typhus, qu'il fut incapable de faire n'importe quel travail. Durant une certaine période, il s'agenouilla tous les deux ou trois jours dans l'eau froide, chaque fois pendant 1 minute d'abord, plus tard pendant 2-3 minutes. Il se rétablit peu à peu et devint fort comme auparavant.

Quelqu'un souffrait de violentes congestions provenant, comme c'est fréquemment le cas, du basventre. Il se lava énergiquement, le premier jour, le haut du corps, puis, le deuxième jour, il s'agenouilla dans l'eau ; il poursuivit cette opération alternative pendant un certain temps et il fut délivré de son infirmité.

Les maux d'estomac, provenant de flatulence ou de gaz retenus, disparaissent par le même moyen.

Un effet tout spécifique de notre demi-bain, c'est l'expulsion des gaz, qui, après les maladies, comptent parmi les inconvénients qui molestent le plus.

III. BAINS DE SIÈGE.

Les bains de siège sont à eau froide ou à eau chaude.

I. Bains de siège à eau froide.

Les bains de siège sont administrés dans des appareils spéciaux (cf. fig. 1) ou, à leur défaut, dans des cuveaux en bois, en fer-blanc ou en zinc, larges, mais peu élevés (cf. fig. 2), dans lesquels on met une quantité d'eau suffisante, pour que le niveau monte au quart ou au cinquième de la hauteur. Mis à nu, on se place dans la baignoire, comme sur une chaise, de manière à immerger le corps jusqu'à la région des reins, ainsi que la partie supérieure des jambes. Le reste des jambes et les pieds restent en dehors de l'eau (cf. fig. 3). Avec quelque pratique il n'est pas nécessaire de se déshabiller complètement. La durée du bain est d'une demi-minute à trois minutes.

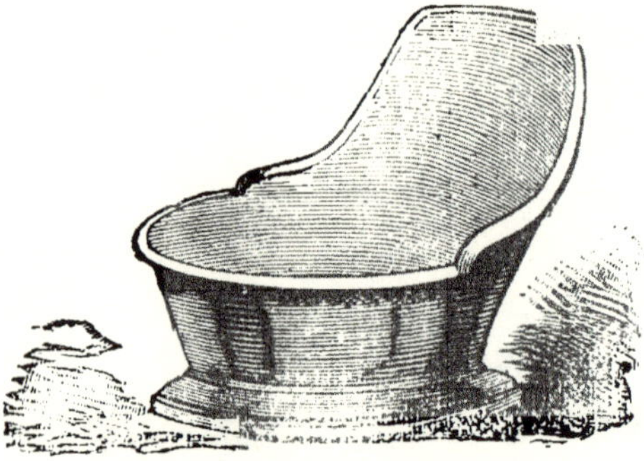

Fig. 1.

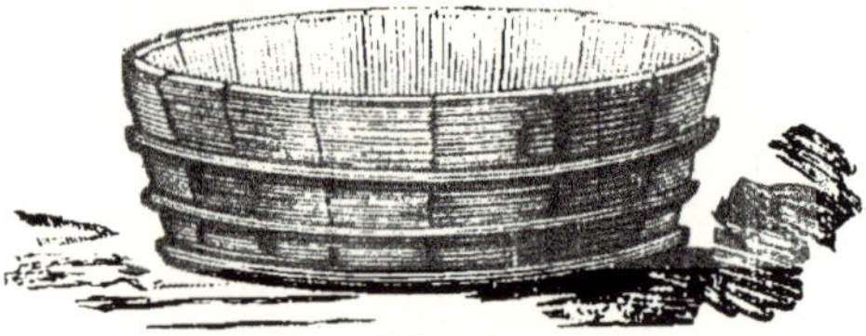

Fig. 2.

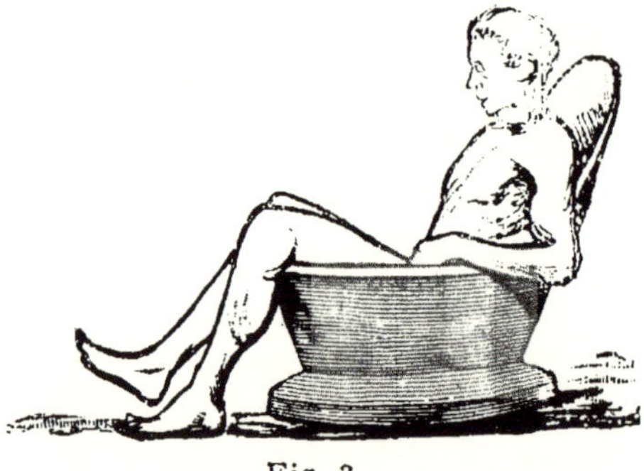

Fig. 3.

Ces bains de siège froids comptent, avec les demi-bains, parmi les applications hydrothérapiques les plus importantes et les plus efficaces, spécialement pour le bas-ventre. Ils ont une grande vertu pour l'expulsion des gaz, aident à la digestion mauvaise, procurent des selles, règlent la circulation du sang et fortifient l'organisme ; par conséquent on ne peut pas assez les recommander dans la chlorose, les hémorroïdes, les affections les plus délicates des organes abdominaux. Personne n'a lieu de craindre cette application froide et humide, qui ne dure qu'une ou deux minutes : bien ordonnée, elle ne peut jamais faire de mal.

Pour prévenir les refroidissements, pour s'aguerrir au froid et pour résister aux changements de température souvent si nuisibles, on fait bien de prendre fréquemment un bain de siège, en se levant pendant la nuit. On se réveille à une heure quelconque, on se lève, on s'assied dans le bain et, sans s'essuyer, on se remet au lit. Faire cette opération deux ou même trois fois dans une seule et même nuit, ce n'est pas commettre une imprudence.

Je connais un homme, chez qui la baignoire, placée à côté du lit, n'est jamais vide ; il en use chaque nuit, été et hiver, et ne dort jamais dans une chambre chauffée. Je ne conseille pas à chacun d'en faire autant ; mais j'aime voir cet homme, qui, malgré son âge déjà avancé, reste fidèle à sa pratique et s'en trouve bien.

Si le sommeil doux et paisible vous fuit déjà dès le début de la nuit, si vous vous réveillez dans la nuit sans pouvoir vous rendormir, si, en général, vous avez des insomnies, ne manquez pas d'avoir recours au bain de siège froid. Une séance d'une ou de deux minutes calme les nerfs surexcités et procure un repos agréable.

Longtemps un malade ne pouvait dormir qu'une ou deux heures, il se tournait et se retournait dans son lit, s'arrêtait à toutes sortes de pensées et finissait par se trouver dans une surexcitation impossible. Les bains de siège lui amenèrent l'hôte ardemment désiré : le repos.

Si le matin vous avez la tête lourde et embarrassée, ou si au lever vous êtes plus fatigué qu'au coucher, alors n'hésitez plus : prenez un bain de siège.

Encore une fois, je recommande très chaudement le bain de siège froid à toutes les personnes bien portantes.

2. Bains de siège à eau chaude.

Pour les bains de siège chauds je ne me sers jamais de l'eau pure : j'y mêle toujours soit de la prêle, soit de la paille d'avoine, soit des fleurs de fenaison.

La préparation de ces trois bains se fait de la même manière : on répand de l'eau en ébullition sur la plante et on laisse le mélange mitonner un certain temps. Puis on écarte le vase du feu, on laisse refroidir jusqu'à 24-26°, rarement 30° R.; enfin on verse le tout, herbe et décoction, dans une baignoire et on s'assied dedans durant 1/4 d'heure. Comme ce serait dommage de jeter ensuite la décoction, je l'utilise pour deux autres bains, dont l'un se prend 3-4 heures plus tard que le premier, et le troisième une heure après le second, mais ces deux derniers dans la décoction refroidie, chacun pendant 1-2 minutes.

Je permets ces bains de siège aux herbes tout au plus 2-3 fois par semaine, le plus souvent alternativement avec des bains froids ou dans les cas où il s'agit de la guérison d'une affection invétérée, comme les tumeurs hémorroïdales, les fistules à l'anus, les maladies du cæcum, etc. .

Une hernie n'empêche pas d'utiliser ces sortes de bains.

a) Le bain de siège à prêle rend spécialement de précieux services dans un état convulsif et rhumatismal des reins et de la vessie, dans l'infirmité de la gravelle et de la pierre, dans les embarras des voies urinaires.

b) Le bain de siège à paille d'avoine est un excellent bain dans toutes les affections de la goutte.

c) Le bain de siège aux fleurs de fenaison a une action plus générale, et, à défaut de prêle et de paille d'avoine, on l'emploie, sans doute avec moins de profit, dans toutes les affections de l'abdomen citées plus haut. Il m'a toujours rendu de bons services comme agent résolutif des engorgements du bas-ventre, dans le traitement des tumeurs extérieures, des exanthèmes (herpès *zona*), des constipations, des hémorroïdes, des affections convulsives et de la colique venteuse.

IV. BAINS GÉNÉRAUX.

Les bains généraux, appelés aussi bains entiers, bains complets ou totaux, se divisent également en bains froids et en bains chauds, et rendent service aux malades et aux personnes en bon état de santé.

1. Le bain froid général,

se prend de deux manières : ou bien on immerge tout le corps dans l'eau froide, ou bien, pour éviter la pression de l'eau sur les poumons (ce qui du reste n'offre jamais de danger), on se plonge dans l'eau jusqu'aux aisselles, de manière que la pointe des poumons reste libre; et avec la main ou une serviette de grosse toile on se lave lestement le haut du corps.

La durée du bain froid général est d'une demi-minute au minimum, de 3 minutes au maximum.

C'est là ma manière de voir, sur laquelle je reviendrai plusieurs fois encore. Ici je vous fais seulement observer que, il y a vingt ans, j'étais d'un avis différent, je prescrivais des bains de plus longue durée et j'étais dans la persuasion que les établissements d'hydrothérapie ne pouvaient s'écarter beaucoup de la meilleure méthode.

Une longue expérience et la pratique journalière sur moi et sur d'autres ont modifié mes idées, et m'ont appris d'une manière irrévocable que, dans les bains à eau froide, le vrai et juste principe est le suivant: *Plus la durée du bain froid est courte, plus son action est bonne.* Celui qui reste 1 minute dans le bain général froid agit plus sagement que celui qui y reste 5 minutes.

Je condamne absolument tout bain de ce genre, s'il dure plus de 3 minutes, que ce soit des malades ou des personnes bien portantes qui en usent.

Cette persuasion, que des faits innombrables ont produite et confirmée, explique pourquoi je ne suis point partisan de la méthode dure et rigoureuse employée dans certains établissements hydrothérapiques et de la manière imprudente de se baigner pendant la belle saison.

A propos de ces bains, je rappelle qu'il y a des gens qui en prennent un ou même deux par jour, chacun d'une demi-heure. Je ne veux pas parler des bons nageurs, qui s'agitent beaucoup et qui, au sortir de l'eau, se nourrissent bien. Une nature robuste supplée promptement ce que le bain lui a soustrait. Mais les personnes qui ne savent se remuer dans l'eau et qui, pendant une demi-heure, se traînent lourdement, comme une tortue, dans la rivière, ces personnes non seulement n'en retirent aucun profit (l'ablution de la peau leur aurait coûté moins cher); mais un pareil bain, surtout s'il est répété souvent, leur nuit beaucoup, parce qu'il énerve et fatigue. Au lieu de faire du bien à l'organisme, il exerce sur lui une action spoliatrice; au lieu de le fortifier et de le nourrir, il le ronge et l'amaigrit.

a) *Le bain froid général des personnes bien portantes.*

Souvent on m'a prié de ne pas oublier que l'application de l'eau froide n'est en somme qu'une soustraction de calorique, et que la soustraction de calorique est préjudiciable aux anémiques et augmente beaucoup la susceptibilité des nerfs.

Tout cela est vrai, quand il s'agit d'applications rudes, comme celles dont il est question plus haut; mais mes applications, c'est-à-dire dans le cas particulier les bains généraux froids, conviennent en toute saison, été et hiver, à toutes les personnes en bon état de santé, et je prétends que ce sont précisément ces bains qui contribuent largement au maintien d'une santé parfaite; ils purifient et stimulent la peau, rafraîchissent, animent et fortifient l'organisme tout entier. En hiver, il ne faut guère prendre plus de deux bains par semaine; un seul suffit pour huit ou même pour quinze jours.

Touchons encore, en passant, à deux points.

Pour la conservation de la santé, il est très important de s'endurcir aux influences variées de l'air, aux changements de température. Malheur à qui le moindre souffle de vent dérange le poumon, la gorge, la tête, et qui est réduit à consulter, à tout moment, la flèche de la girouette ! L'arbre situé en plein air est indifférent à tout, à l'ouragan, au calme, à la chaleur, au froid ; il affronte le vent et la pluie, il est endurci. Usez de notre bain, et vous serez semblable à cet arbre vigoureux.

Il y a beaucoup de gens à qui il est difficile d'enlever la crainte, la répugnance de l'eau froide ; ils ont l'idée fixe de la soustraction du calorique. Le froid affaiblit, affaiblit nécessairement, disent-ils, si, à l'application du froid ne succède pas immédiatement une sensation de chaleur. Oui, très bien, je l'accorde. Je prétends, au contraire, qu'abstraction faite des nombreux exercices de mouvement, que nos principes exigent pour chaque application du froid, nos bains à eau froide n'enlèvent pas de chaleur à la nature, mais la lui conservent avec soin. Au lieu de raisonner, posons une simple question : Si un homme affaibli et amolli par le séjour habituel dans la chambre, et n'osant sortir en hiver que dans les cas urgents, parvient à s'endurcir par les bains et les lotions au point de pouvoir, sans crainte, se promener en plein air et n'être plus guère sensible aux intempéries de la mauvaise saison, ne doit-il pas avoir acquis plus de chaleur naturelle ? Ou bien, ne serait-ce qu'un faux semblant, une illusion ?

Un exemple entre beaucoup d'autres ! Un monsieur haut placé, d'une soixantaine d'années, avait une horreur extrême de l'eau. Quand il se préparait à une promenade ou excursion, il rassemblait avec le plus grand soin tous ses effets d'habillement de laine : tous les refroidissements possibles et impossibles auraient pu être la suite d'un oubli impardonnable. Il avait le cou si peu tolérant, qu'il ne pouvait plus suffisamment l'envelopper et le garantir.

Voilà qu'un beau jour le «rustre» intervint : avec un plaisir malin il ordonna nos bains froids généraux. Le monsieur se soumit. Et les suites ? Elles furent extraordinairement favorables. Au bout de quelques jours eut lieu le premier dépouillement ; la première chemise de laine et de flanelle fut bientôt suivie de la seconde, et les cache-nez prirent le même chemin. La journée, où il ne pouvait prendre son bain général, lui semblait du temps mal employé, tant il s'était endurci, aguerri aux intempéries. Ce qui plus est, il prenait ses bains non pas seulement dans la chambre chauffée ; il les prenait, au mois d'octobre encore, journellement à la rivière, dont l'eau froide lui souriait plus que celle de sa baignoire domestique.

Voici les questions principales auxquelles nous avons à répondre :

Dans quel état, dans quelles dispositions doit être le corps sain, pour user avec profit des bains froids généraux ?

Combien de temps peut-il séjourner dans l'eau ?

Dans quelle saison est-il le plus facile de commencer l'emploi des moyens de s'endurcir ?

Pour être dans les dispositions voulues pour un bain froid général, il faut que le corps tout entier soit parfaitement chaud. Si donc vous êtes bien réchauffé, soit auprès du poêle, soit par le travail ou la marche, vous vous trouvez dans l'état prescrit. Quand, au contraire, vous éprouvez quelque frisson ou que vous ayez les pieds froids, ne prenez jamais un bain froid général, avant de vous être convenablement réchauffé par un exercice. Si par contre vous transpirez ou que vous soyez même tout en nage, ne craignez rien, mais prenez tranquillement votre bain froid général (pourvu toutefois que vous soyez bien portant).[1]

Il y a beaucoup de gens, même des gens de réflexion et de sang-froid, qui ne craignent rien tant que l'immersion froide, quand le corps est en sueur. Et pourtant rien n'est moins dangereux. Oui, j'ose soutenir la proposition bien étudiée et basée sur une longue expérience : plus la sueur est abondante, mieux cela vaut, et plus le bain sera efficace.

Nombre de personnes, qui avaient cru que cette «cure de cheval» produirait nécessairement un coup d'apoplexie, ont déposé, après un seul essai, toute crainte et tout préjugé.[2]

Qui donc, en rentrant tout en nage, quand le liquide salin lui coule du visage et que les doigts paraissent se coller ensemble, qui donc hésite ou craint de se laver les mains et la figure, même la poitrine et les pieds? Chacun fait cela, car il s'en trouve bien. Est-ce que l'effet — c'est une conclusion nécessaire — ne doit pas être le même sur le corps tout entier? Ce qui fait tant de bien aux parties, sera-t-il préjudiciable au tout?

J'aime à croire que l'horreur du bain froid, chez les personnes en sueur, provient de ce que plus d'un, qui en pleine transpiration s'exposait subitement au froid, à l'air frais ou au courant d'air, s'est gâté la santé pour toute sa vie. C'est bien vrai.

Je vais encore plus loin : bien des hommes en sueur ont cherché dans l'eau froide le germe de

[1] Si on est mouillé par la pluie, il ne faut pas songer à une application d'eau; on s'en trouverait mal. J'ajoute, à cette occasion, qu'au sortir du bain il ne faut jamais mettre des habits mouillés; ils doivent toujours être bien secs.

[2] Voir ce qui est dit dans la 3e partie sur la *transpiration*.

graves maladies. Mais qu'est-ce qui en est la cause? La transpiration ou le bain froid? Ni l'un ni l'autre. Comme en toutes choses ici-bas, de même aussi dans notre question en particulier, c'est le *comment* qui est important, c'est-à-dire il importe de savoir comment, de quelle manière les hommes en sueur emploient l'eau froide. Avec un simple couteau de table ou de poche, un fou furieux peut faire un mal énorme. Une application déraisonnable peut changer une chose très bonne en une chose très mauvaise. Ce qui est étrange, c'est qu'alors on condamne la chose elle-même et non point les abus préjudiciables.

Ce qui importe donc, c'est le comment, le mode opératoire. Si, en ce point, on fait à sa tête, on en supportera aussi les conséquences, dont seul on est responsable.

Nous voici à la solution de la deuxième question : Combien de temps un homme en bonne santé peut-il rester dans le bain froid général?

Un monsieur, à qui j'avais prescrit deux bains froids entiers par semaine, revint après quinze jours, se plaignant amèrement de ce que son état avait empiré considérablement, que toute sa personne était comme une statue de glace. Il avait l'air souffrant, et je ne compris pas que l'eau dût, cette fois, m'avoir trahi. Je lui demandai s'il avait fait l'application exactement d'après mes prescriptions ; il répondit : «J'ai tout fait très scrupuleusement, j'ai même fait davantage ; car, au lieu d'une minute, je suis resté cinq minutes dans l'eau, mais alors je n'ai plus pu me réchauffer.» Notre homme se corrigea, il opéra exactement, et bientôt il avait recouvré sa chaleur naturelle et sa fraîcheur d'autrefois.

Ce cas est l'image de tous les cas où l'eau doit avoir causé un préjudice. Ce n'est pas l'eau, ce n'est pas l'agent hydrothérapique qui sorte de son rôle; les coupables sont les hommes imprudents et inexacts, qui, la faute commise, n'ont rien de plus pressé que d'accuser l'eau innocente.

Pour prendre le bain froid entier, il faut jeter rapidement les habits et s'étendre, pendant une minute, dans la baignoire. Si vous êtes en transpiration, asseyez-vous dans la baignoire, c'est-à-dire ne vous plongez dans l'eau que jusqu'à l'épigastre et lavez-vous avec diligence et vigueur le haut du corps; puis faites une immersion momentanée jusqu'au cou, sortez de l'eau sans retard et, sans vous essuyer, habillez-vous en toute hâte. L'ouvrier des champs et le manœuvre peuvent se remettre immédiatement au travail; les autres se donneront du mouvement durant un quart d'heure au moins, jusqu'à ce que le corps soit complètement desséché et réchauffé. Il est indifférent de le faire à la maison ou à l'air libre; moi personnellement je préfère, même en automne et en hiver, la promenade ou l'exercice en plein air.

Ce que vous faites, ami lecteur, faites le raisonnablement et ne dépassez jamais la juste mesure! N'oubliez pas que le nombre des bains froids complets ne doit point facilement aller au-delà du chiffre 3 par semaine.

Quand faut-il débuter dans l'emploi des bains froids généraux?

On ne peut jamais commencer assez tôt l'important travail d'endurcir le corps ou, ce qui revient au même, de le garantir contre les infirmités, de le rendre susceptible de résistance. Mettez-vous à l'œuvre dès aujourd'hui; mais commencez par les moyens faciles. Si vous débutiez par les exercices pénibles, vous risqueriez de perdre courage. Vous pourrez prendre vos bains froids entiers, si vous êtes vigoureux, après quelques applications préparatoires (cf. moyens de s'endurcir) ; mais si vous êtes faible, il faudra plus de temps pour vous mettre dans les conditions voulues.

C'est un chapitre très important. Avant tout, ne cherchez pas à forcer les choses, en voulant entreprendre, sans transition, tout d'un coup, les exercices les plus rigoureux. Ce serait une absurdité.

Un médecin conseilla un jour à une personne atteinte de fièvre typhoïde de se mettre, pendant un quart d'heure, dans l'eau froide. Le malade le fit et en eut un tel frisson que, dans la suite, il ne voulut jamais rien savoir d'un pareil bain de santé et qu'il ne put assez le maudire. Après l'opération, l'homme de l'art déclara qu'on ne pouvait plus faire d'applications d'eau au malade et qu'au reste le malade était perdu. On m'apporta alors cette sentence de mort. Au lieu de désespérer de la guérison, je donnai le conseil d'essayer encore une fois l'eau, mais de n'y rester que 10 secondes (non un quart d'heure). On obéit, et le résultat fut visible : au bout de quelques jours le malade se remit.

Quand je vois de pareils errements, je suis toujours tenté de croire qu'on fait, à dessein, des applications d'eau d'une manière si crue, si déraisonnable, si violente, pour effrayer et rebuter le public, au lieu de lui inspirer la confiance pour l'élément humide. Je suis un original, je le sais bien ; c'est pour cela qu'on ne m'en voudra pas pour ces idées baroques.

Les personnes, qui veulent s'y mettre sérieusement, feront bien au début, après l'emploi des moyens de s'endurcir, d'essayer encore les ablutions totales et, si les lotions à l'heure du coucher ne les excitent pas ou ne leur causent pas d'insomnie, de les pratiquer matin et soir, au moment du lever et du coucher. De cette manière on ne perd absolument pas de temps. Si vous ne pouvez, le matin, vous mettre de suite au travail ou en mouvement, recouchez-vous pendant un quart d'heure, jusqu'à entière dessiccation et complète calorification.

Cette opération, faite 2-4 fois par semaine ou même chaque jour, constitue la meilleure préparation à notre bain froid entier. Essayez donc une fois ! Au premier malaise succédera bientôt un bien-être général, et ce qui vous inspirait de l'horreur, sera pour vous désormais un besoin.

Un monsieur de ma connaissance s'immergeait, pendant dix-huit ans, chaque nuit dans son bain froid entier. Cette prescription ne venait pas de moi, mais il ne voulut absolument pas laisser cette habitude et, les dix-huit ans durant, il ne fut pas malade un seul instant.

D'autres qui, dans la même nuit, visitaient 2-3 fois leur baignoire, je dus les retenir, le leur défendre. S'ils avaient trouvé cette pratique dure ou intolérable, telle qu'on aime à la dépeindre, certes, ils l'auraient laissée d'eux-mêmes.

Quiconque veut sérieusement, sincèrement s'endurcir, se fortifier, conserver sa santé, celui-là ne perdra pas de vue le bain froid entier[1], il ne se contentera pas du bon propos.

Les populations, races et familles vigoureuses étaient, de tout temps, des amies fidèles de l'eau

[1] Voir quelques effets en détail dans la 3e partie, à l'article de la *transpiration*.

froide, particulièrement de notre bain. Plus notre siècle devient efféminé, plus il est temps de faire un retour aux idées et aux principes sains et rationnels des ancêtres.

Il y a encore maintes familles, surtout des familles nobles, des hommes distingués qui regardent notre hydrothérapie comme une tradition de leurs pères, comme une règle d'hygiène, comme un moyen important de conservation, dont leurs descendants doivent rester en possession.

Pourquoi donc rougirions-nous de notre cause?

b) *Le bain froid général des malades.*

Nous indiquerons exactement dans les cas de maladies en particulier quand et combien de fois le bain froid entier devra être employé. Nous ne ferons ici que quelques observations générales.

Une nature saine, un organisme vigoureux est en état d'éliminer de soi-même les éléments morbides, tandis qu'il faut soutenir le corps malade et affaibli par la maladie, l'aider à faire de nouveau ce travail. A ce point de vue le bain froid entier est d'un secours bien efficace, un puissant moyen de confortation.

L'usage principal du bain froid général a lieu dans les maladies inflammatoires, c'est-à-dire dans les maladies qui sont précédées et accompagnées de fièvre violente. Les fièvres de 39-40° et au delà sont le plus à craindre : elles enlèvent la force, brûlent et détruisent misérablement l'organisme du corps humain. Le malade, qui en réchappe, devient très souvent la victime du dépérissement. La méthode expectante, qui consiste à observer le développement du terrible incendie, me paraît dangereuse, pleine de fatales conséquences. Que peut faire dans ces cas la recette d'*une cuillerée par heure*, le quinquina si cher, le fébrifuge si bon marché, la mixture vénéneuse de digitale, qui est si préjudiciable à l'estomac? Les médicaments sont et resteront dans ces brasiers de bien faibles antipyrétiques. Quel effet enfin attendez-vous de ces moyens d'enivrement, qu'on donne ou qu'on injecte au malade et qui, en effet, le rendent tellement ivre, qu'il ne sait et ne sent plus rien? Abstraction faite du point de vue moral et religieux, il fait pitié de voir un malade ivre et assoupi, défiguré et les yeux égarés. Dans la fièvre, il ne s'agit que d'éteindre le feu. Or, c'est avec l'eau qu'on éteind le feu et les incendies ; quand donc le corps humain est, pour ainsi dire, tout entier en feu, la meilleure pompe à incendie sera le bain froid général. Quand l'accès apparaît de nouveau, c'est-à-dire toutes les fois que la chaleur et l'anxiété augmentent, le bain froid, administré peut-être au début de la fièvre chaque demi-heure, sera bientôt maître du feu, si toutefois on y a recours à temps. (Cf. inflammations, scarlatine, typhus, etc.)

J'entendais dire jadis que dans de vastes hospices des pauvres, qui n'étaient pas en état de payer le prix si élevé de la quinine, on employait fréquemment la baignoire ; dans les derniers temps, quelques journaux m'apportèrent la joyeuse nouvelle que dans les hopitaux militaires d'Autriche on a recommencé à traiter par l'eau certaines maladies, comme le typhus. Pourquoi le typhus seul? Pourquoi pas également, selon les conclusions de la logique, toutes les maladies qui se manifestent par des accès de fièvre? Qui dit A, doit dire B.

Plaçons ici une observation, qui concerne peut-être davantage les lotions. Tous les malades ne sont pas en état d'utiliser les bains froids généraux; plus d'un est peut-être tellement débilité qu'il ne peut se lever ou se retourner, et qu'on ne peut guère le sortir du lit. Est-ce que ces malades doivent être privés des applications d'eau froide? Nullement. Nos procédés d'application sont si variés et chaque application a tant de degrés, que chacun, l'homme le mieux portant comme celui qui est gravement atteint, peut trouver ce qui convient à son état. Il ne s'agit que de bien choisir l'application.

Un malade, qui, en raison de sa grande faiblesse, n'est pas susceptible d'un bain froid entier, peut recevoir, en compensation, des lotions entières ou partielles, et celles-ci seront pratiquées sans difficulté au lit même, sur le malade le plus débilité. Comme les bains froids, elles seront réitérées aussi souvent que le degré de la chaleur l'exigera.

Gardez-vous, surtout chez les personnes gravement malades et attachées au lit, de commettre la faute doublement coupable d'une application trop rude; cela aggraverait chaque fois le mal.

Je pourrais nommer quelqu'un qui, alité pendant onze ans, avait été traité par le médecin durant tout ce temps; on avait essayé aussi de l'hydrothérapie; rien n'y fit. Quand cette personne fut rétablie par moi dans l'espace de six semaines, le médecin déclara que cette guérison lui paraissait prodigieuse. Il vint me voir et voulut savoir comment cela s'était passé, d'autant plus qu'il n'avait plus trouvé de vitalité active dans ce corps malade, et que tout son traitement par l'eau était resté sans résultat. J'expliquai à ce médecin le procédé bien simple que j'avais suivi et les moyens hydrothérapiques plus simples encore que j'avais employés. Nous reconnûmes tous deux que ce n'est pas avec une pompe à feu qu'on éteint un copeau fumant : ses applications avaient été trop rudes, les miennes douces, lentes, appropriées à la tolérance du pauvre corps malade.

Bien souvent j'ai été peiné de lire et d'entendre que, dans beaucoup de maisons et d'établissements, il y a des gens qui ne quittent pas le lit pendant dix à vingt ans ou davantage encore. Ce sont des créatures dignes de pitié. Au reste, c'est là une chose que je ne comprends pas et que je n'ai jamais comprise. Sans doute il y a des cas de maladie incurable, et l'Écriture sainte aussi parle d'un homme atteint d'une maladie de trente-huit ans; mais ces cas exceptionnels sont excessivement rares. J'ai la ferme conviction que beaucoup de ces personnes alitées pourraient recouvrer la santé au moyen des applications d'eau pratiquées simplement, mais avec patience et exactitude.

2. Le bain chaud général.

Ce bain est employé avec avantage pour les personnes bien portantes et pour les malades. Le mode d'emploi est double :

A. — On se met dans une baignoire, dans laquelle l'eau chaude monte assez haut pour immerger le corps tout entier, dont aucune partie ne doit rester en dehors (fig. 4, a). On y passe 25-30 minutes, puis on se rend en toute hâte dans une autre baignoire (b), qui renferme de l'eau froide, et l'on s'y plonge jusqu'à la tête exclusivement; à défaut de cette seconde baignoire, on se lave rapidement le corps en entier avec l'eau froide. Dans une minute il faut terminer le bain froid, la lotion froide. Ensuite, sans s'essuyer, on remet les habits à la hâte et on se donne du mouvement à l'air ou dans la chambre, pendant une demi-heure au moins, jusqu'à entière dessiccation et complète calorification. Les gens de la campagne peuvent, sans perdre de temps, retourner au travail. Le liquide du bain doit avoir une température de 26-28°; pour les personnes âgées, 28-30° R. Je conseille d'acheter un thermomètre, pour la mesurer avec soin. Il ne suffit pas de le plonger simplement dans l'eau et de l'en retirer aussitôt; il faut l'y lais-

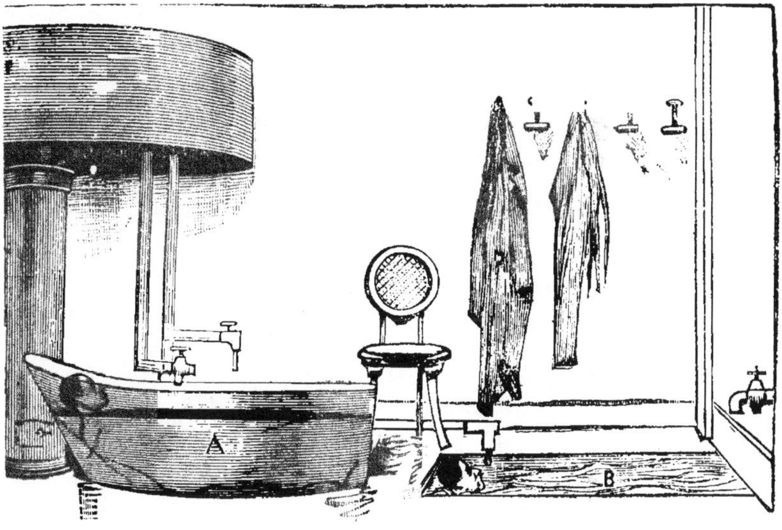

Fig. 4.

ser un certain temps, afin que la colonne mercurielle monte lentement et régulièrement et qu'on puisse mesurer exactement. La personne qui prépare le bain doit le faire sérieusement et avoir conscience de sa responsabilité. L'insouciance et la routine seraient bien mal placées dans cette œuvre si importante de la charité chrétienne.

B. — La baignoire est remplie comme ci-dessus, mais le liquide a une température de 30-35° R. Il ne faut jamais aller au delà de 35° (je dirai expressément dans quel cas spécial il faut monter à ce chiffre), ni descendre au-dessous de 28°; en moyenne je conseille et j'emploie moi-même 31-33° R.

Dans cette opération hydrothérapique on descend non pas seulement une fois dans l'eau, mais 3 fois dans l'eau chaude et 3 fois dans l'eau froide. C'est là le bain chaud entier avec la triple alternative. Tout ce bain dure au juste 33 minutes, qu'on répartit de la manière suivante (on suspend quelque part la montre et l'on compte bien) :

10 minutes dans l'eau chaude,
1 minute dans l'eau froide,
10 minutes dans l'eau chaude,
1 minute dans l'eau froide,
10 minutes dans l'eau chaude et
1 minute dans l'eau froide.

Il faut toujours terminer par l'eau froide. Les personnes saines et fortes s'asseyent dans la baignoire à eau froide et plongent lentement jusqu'à la tête. Les personnes sensibles s'asseyent et se lavent la poitrine et le dos[1] aussi vite que possible, sans plonger. Si l'on a trop peur de la baignoire froide, la lotion entière vous rendra le même service. On ne mouille jamais la tête; si, par hasard, elle se mouille une fois, on l'essuiera; à la dernière sortie du bain froid on essuiera les mains seules (jamais le reste du corps), pour qu'elles ne mouillent pas les habits.

Pour le reste, surtout pour l'exercice à faire après le bain, on se tiendra à ce qui est dit au premier mode d'emploi du bain chaud général.

Je dois ajouter ici quelques observations.

[1] C'est-à-dire on rejette assez d'eau par-dessus les épaules, pour qu'elle coule le long du dos et l'arrose.

Je ne prescris jamais des bains chauds exclusivement, c'est-à-dire sans faire succéder des bains froids ou des lotions froides. La chaleur élevée, surtout si elle agit un certain temps, ne fortifie pas, elle affaiblit et amollit tout l'organisme ; elle n'endurcit pas, elle rend au contraire la peau plus sensible au froid ; elle ne garantit pas, elle porte préjudice. L'eau chaude dilatant les pores, l'air froid y pénètre, et les suites se montrent déjà après quelques heures. Tous ces inconvénients disparaissent complètement, quand on fait suivre les bains chauds de bains froids ou de lotions froides. Je ne connais, du reste, aucune application d'eau chaude qui ne soit suivie d'une application d'eau froide. L'eau fraîche fortifie en atténuant la chaleur élevée, rafraîchit en absorbant le calorique superflu, garantit en fermant les pores et en affermissant la peau.

Voici de nouveau le préjugé du froid subit succédant à la chaleur. Or, c'est justement en considération des bains froids, qui suivent, que les bains chauds peuvent et doivent être administrés à une température supérieure à celle qui est normale et que je recommanderais dans d'autres circonstances. Le corps est rempli ou, pour ainsi dire, armé de tant de calorique, qu'il peut très bien soutenir le choc de l'eau froide. D'ailleurs, si quelqu'un, au premier essai, a trop peur de la baignoire froide, il n'a qu'à employer la lotion froide. Il prendra courage. Tout dépend de l'épreuve. S'il a fait un premier essai, il ne manquera plus de faire succéder au bain chaud un bain froid, rien qu'en raison du bien-être qui en résulte. Beaucoup de personnes, qui d'abord avaient tremblé de peur, se sont acclimatées bientôt à l'impression du bain alternatif et ont fini par avoir une prédilection pour lui et son action extraordinaire, si bien que je dus leur tracer des limites sévères, afin que l'excès du bien ne leur tournât pas en mal.

Le picotement, le chatouillement de la peau, qu'on éprouve, surtout aux pieds, en retournant du bain froid au bain chaud, ne doit effrayer personne; cela donnera plus tard la sensation d'une agréable friction.

Dans les deux variétés du bain chaud général, il n'y a pas de préparatifs particuliers à faire, pour rétablir p. ex. la température régulière du corps.

Comme pour tous les bains chauds en général, de même aussi pour celui-ci je n'emploie jamais (ou très rarement, chez les sujets bien portants) l'eau pure; j'y mêle toujours une décoction de plantes médicinales.

a) *Le bain chaud entier pour les personnes bien portantes.*

Si je prescris des bains chauds entiers aux personnes bien portantes, mais faibles, je le fais uniquement parce que ces personnes débiles ne peuvent se résoudre à entrer dans un bain froid et pour les rendre peu à peu, au moyen du bain chaud suivi d'une lotion froide, susceptibles du bain froid.

Voici en ce point mes principes et ma pratique : Aux natures saines et vigoureuses, dont le teint frais et incarnat jaillit, pour ainsi dire, d'une bonne chaleur vitale, je n'administre presque jamais des bains chauds : elles n'en sentent pas le besoin, elles recherchent plutôt, comme le poisson, l'eau fraîche.

Je les recommande comme utiles aux personnes jeunes, faibles, anémiques, nerveuses, surtout à celles qui montrent une prédisposition aux crampes, aux rhumatismes et à d'autres infirmités du même genre. Je songe en première ligne aux mères de famille, qui sont exténuées si tôt par toutes les souffrances possibles. Tous les mois un bain chaud à 28° R., durant 25-30 minutes et suivi d'une lotion froide, leur suffirait.

Dans les prédispositions au rhumatisme articulaire, à la goutte et la podagre, on fait bien de prendre deux de ces bains par mois, au lieu d'un seul.

Dans la saison chaude, les personnes jeunes doivent essayer les bains froids entiers.

Aux personnes âgées et faibles je recommande, en vue de la propreté, du rafraîchissement et de la confortation, de prendre au moins tous les mois un bain chaud entier à 28-30° R. durant 25 minutes et suivi d'une énergique ablution froide ; cela activera chaque fois les fonctions de la peau (exhalation, transpiration) et ravivra la circulation du sang.

b) *Le bain chaud entier pour les malades.*

Dans quelles maladies faut-il recourir au bain chaud entier? On le verra dans la troisième partie. Les deux variétés de ce bain sont en usage et, avec de la prudence et de l'exactitude, on n'a absolument rien à craindre.

Ce bain a un double but : employé d'après le premier mode, il augmente la chaleur du corps par un apport direct du calorique extérieur, tandis que, d'après le second procédé, il aide à résoudre et à éliminer les éléments que le corps malade n'a plus la force d'expulser lui-même.

Je distingue les bains chauds entiers en bains aux fleurs de fenaison, en bains à paille d'avoine, en bains aux feuilles de pin et en bains mixtes

La préparation et l'action des deux premiers de ces bains sont déjà indiquées dans le chapitre qui traite du bain de siège chaud. Pour raison de clarté, je vais revenir sur quelques points.

a) Le bain aux fleurs de fenaison. — On introduit un sachet rempli de fleurs de fenaison dans un chaudron d'eau chaude et l'on fait cuire pendant au moins un quart d'heure. La décoction est versée alors dans la baignoire renfermant déjà une quantité d'eau chaude pour le bain, puis on achève de la remplir d'eau chaude ou froide, de façon à lui donner la température voulue. Ce bain, le plus facile et le plus fréquent, est aussi le plus inoffensif, le bain propre à donner du calorique au corps. Les personnes bien portantes peuvent également s'en servir. Chez moi maint ami de l'eau, exhalant le parfum des fleurs de fenaison, se promène dans les rues du village. Le liquide brunâtre ouvre et dilate les pores et résoud les engorgements.

b) Le bain a paille d'avoine. — On fait cuire à l'eau dans une chaudière une forte poignée de paille d'avoine pendant une demi-heure, et l'on se sert de la décoction comme ci-dessus.

Ce bain agit plus fortement que le bain aux fleurs de fenaison et rend d'excellents services dans les affections des reins et de la vessie, dans les cas de gravelle, de calcul et de goutte.

c) Le bain aux feuilles de pin. — On prend de petites branches ou des feuilles de pin, aussi fraîches et aussi résineuses que possible, de même des pommes de pin, coupées en morceaux, et l'on fait cuire le mélange dans l'eau pendant une demi-heure. On utilise ensuite la décoction comme ci-dessus. Ce bain également a une action favorable sur les maladies des reins et de la vessie, quoique plus faible que le bain à paille d'avoine. Son effet principal est de stimuler les fonctions de la peau et de fortifier les vaisseaux intérieurs. Ce bain odorant et réconfortant aux feuilles de pin est donc, à proprement parler, le bain des vieilles gens, dont il est question plus haut.

d) Bains mixtes. — J'appelle de ce nom les bains dans lesquels je mets une décoction de plusieurs des plantes médicinales citées tout à l'heure, et que je prescris quand la quantité nécessaire d'une de ces plantes fait défaut. Le plus souvent je mêle ainsi les décoctions de fleurs de fenaison et de paille d'avoine, et je réunis les deux plantes déjà avant de faire cuire. De cette manière le bain à paille d'avoine devient plus odoriférant.

Sans doute les bains sont une bonne chose, dira-t-on; mais cela occasionne trop de frais et d'embarras.

Cette objection pourrait être faite à juste titre par celui de mes lecteurs que j'enverrais prendre les eaux dans une somptueuse station balnéaire, ou par celui à qui je prescrirais d'acheter ces petits flacons noirs, soigneusement bouchonnés, coûteux, remplis d'essence de feuilles de pin, et de verser la moitié ou le tiers d'un flacon dans chaque bain. Je m'en garde bien, et voilà pourquoi personne n'a la moindre raison de se plaindre, de s'excuser ou de faire des objections. Le plus indigent est à même de préparer tous ces bains, sans difficulté, et, dans tous les cas, il est en possession du meilleur extrait, d'un extrait plus pur que celui des droguistes.

C'est précisément pour les gens pauvres que j'ai essayé longtemps de trouver cette sorte de bains, afin qu'eux aussi ne soient pas privés de l'avantage du bain, qui a tant d'influence sur la santé.

Un voyage n'est pas nécessaire dans ce but; tout au plus il faudra se rendre au fenil ou au pailler ou encore dans la forêt voisine. Un de ces bains ne coûtera donc que quelques pas ou une bonne parole: tout paysan donnera au pauvre des fleurs de fenaison ou une poignée de paille d'avoine, et le sapin ne lui refuse pas ses pommes et son vert branchage. Quant au baquet, chacun en possède un, ou bien, s'il le faut, le voisin le prêtera volontiers.

Voilà pour la question des frais. Pour ce qui concerne la peine ou les embarras, je ne poserai que cette question : Y aura-t-il moins d'embarras pour vous et pour les vôtres, si pendant des semaines vous êtes cloué sur le lit de douleurs, ou si votre corps, négligé, affaibli, jamais rafraîchi et jamais relevé, languit et dépérit? Il ne peut être question de peine et de travail. Ce serait certainement de la paresse et de la mollesse, si on trouvait trop dur de se conformer à mes prescriptions si faciles; vraiment, on ne mériterait pas l'avantage d'un pareil bain.

3. Les bains minéraux.

Disons aussi un mot des bains minéraux, sur lesquels j'ai été consulté bien souvent. Voici, sauf meilleur avis, ma manière de voir.

D'après tous les principes de mon traitement par l'eau, je ne puis pas être pour les bains minéraux, puisque je n'approuve pas ce qui est forcé, ce qui est violent, peu importe qu'on agisse du dehors sur l'intérieur ou directement sur l'intérieur même. Mon sentiment est et sera toujours : La médication la plus douce est la meilleure, qu'il s'agisse d'applications hydrothérapiques ou de remèdes, et si l'on arrive au but par un premier moyen, il ne faut pas en employer un second. Nous devons tendre à la nature, à l'organisme malade ou affaibli, une main secourable, mais avec calme et douceur. Nous devons, pour ainsi dire, mener et tenir le corps infirme d'une main légère, l'aider et l'assister parfois, mais pas trop le presser, le tirailler et le bousculer. Il ne faut pas vouloir, par tel ou tel moyen, absolument obtenir quelque chose, mais il faut seulement aider le corps à faire son travail, et immédiatement suspendre ce concours dès que le corps pourra tout seul se tirer d'affaire.

Tout le monde aura remarqué, pour citer un exemple de ma méthode, qu'on ne trouve pas chez moi les brosses à racines et à fils métalliques, les draps à frictions et d'autres objets connus ailleurs. Je les ai employés jadis dans certains cas, mais l'expérience m'a appris que l'eau toute seule, sans ces manipulations plus ou moins violentes (à la suite desquelles le pauvre corps, outre son travail ordinaire, a encore à remettre en ordre les muscles massés et brossés, ainsi que la peau labourée), produit les meilleurs effets, pourvu qu'on l'applique exactement. Chez moi, la friction est pratiquée, jour et nuit, par la chemise de grosse toile, que je recommande chaudement à cette occasion.

Le nom de bain minéral indique par soi-même une action énergique. Toutes les eaux minérales, quel que soit leur nom, quelle que soit leur origine, renferment plus ou moins de sels, et ceux-ci sont plus ou moins forts et irritants. Ces sels, employés à l'extérieur pour agir sur l'intérieur, ressemblent — pardonnez-moi l'expression — au balai et au sable grossier, qu'on emploierait pour nettoyer les objets d'or et d'argent. Or, ces métaux sont fins et délicats; mais les organes intérieurs de l'homme sont-ils moins sensibles? L'haleine ternit les métaux; en les nettoyant avec un objet rude et grossier, on les endommage. Le balai et le sable enlèvent parfaitement la poussière et les taches, mais jusques à quand ces objets précieux soutiendront-ils ce traitement? Je n'ai pas besoin d'appliquer cet exemple et d'expliquer au long et au large sur quel métal mou, noble et sensible, les eaux minérales opèrent le travail de nettoyage.

Et que nous apprend l'expérience?

Dans les villes de bains, ce n'est pas en plein jour, mais pendant la nuit, ni en chantant ou au son des cloches, qu'on porte les morts (et le nombre en est grand) au champ du repos. Il meurt, chaque année, beaucoup d'hommes dans les différents bains. Un tel, dit-on, a pris les eaux pour la première fois cette année, et il s'en trouva très bien. L'ancien mal l'a repris plus tard, et il est retourné aux bains; mais, dit sa famille, il s'en trouva moins bien cette fois. La maladie revint plus intense, et il voulut absolument y retourner une troisième fois. Il rentra chez lui visiblement fortifié, parut parfaitement guéri. Mais il rentra, pour mourir chez lui. D'autres ne rentrent plus même chez eux, la mort leur épargne les frais de voyage. J'ai entendu raconter une foule de ces histoires.

Si quelqu'un visite les stations balnéaires en raison de la distraction, de la société, et en vue de l'usage externe, il n'a pas à craindre ces accidents; il n'aura qu'à compter avec sa bourse, qui sera traitée sans pitié et nettoyée à fond.

Des gens ordinaires, même des paysans, qui voudraient imiter le monde du progrès et les personnes de haute volée, ne fréquentent pas, à la vérité, une ville de bains — pour la bonne raison que les fonds leur manquent — mais ils se mettent à des pratiques l'une plus sotte que l'autre.

Un jour je reçus la visite d'un paysan, qui me dit : Voilà que j'ai trouvé le meilleur moyen de purger le corps, une sorte d'eau hygiénique, dont j'use souvent. — Qu'est-ce que c'est? lui demandai-je. — Après quelque hésitation, il avoua qu'il faisait dissoudre dans l'eau une cuillerée de sel et qu'il buvait à jeun cette eau salée : Cela purge très bien, ajouta-t-il, et je l'aime mieux que la meilleure eau minérale. — J'engageai ce paysan à se tenir sur ses gardes; mais il ne se laissa pas détourner de son invention. Il continua de boire un certain temps; puis, il eut l'estomac paresseux et une mauvaise digestion; il devint anémique et mourut, épuisé, débilité, purgé à l'excès, dans les meilleures années de la vie.

Restez donc toujours modestes et raisonnables, et n'enviez jamais le sort du grand monde. Ce serait peu chrétien, une pure folie.

Il ne faut pas non plus en vouloir à ceux qui, à cause d'une maladie de langueur ou d'une prédisposition à la phtisie, visitent un sanatorium ou vont quelque part en villégiature, passent une saison à Méran ou à Cannes, voyagent en Italie ou même en Afrique. Je me figure toujours que la meilleure place pour le poisson, c'est l'eau; la meilleure demeure pour l'oiseau, c'est l'air libre et frais; le meilleur climat pour moi, c'est le lieu ou la contrée qui m'a vu naître. Si la température devient trop rude, alors je songe à m'endurcir. Dans les maladies, l'eau du pays rend d'aussi bons services que celle de l'étranger. Si c'est la volonté de Dieu que je meure, eh bien ! soit, il faut mourir une fois, et dans la terre natale, dit-on, on repose mieux.

Quels sont donc les résultats bien et dûment constatés qu'ont produits les stations balnéaires et les cures d'air?

Je me contente de ces deux questions : Combien de personnes, qui s'y sont réfugiées dans leur maladie, en sont revenues bien guéries? Combien de personnes y sont restées pour toujours et y sont enterrées?

Ainsi donc, restez au pays, vivez modestement et lavez-vous chaque jour !

V. BAINS PARTIELS.

Je comprends sous le nom de bains partiels les bains localisés, restreints à telle ou telle partie du corps, certains petits bains que je réunis sous ce titre.

I. Le bain des bras et des mains.

La dénomination dit suffisamment ce dont il s'agit, et, en temps et lieu, quand il sera question des maladies en particulier, nous indiquerons dans quels cas il faut en faire usage, combien de temps ils doivent durer (2-3 minutes ou un quart d'heure), combien de fois ils sont à réitérer, quelle décoction d'herbes est la meilleure, etc... Ces bains aussi sont ou froids ou chauds.

Il suffit de l'observation suivante pour le mode d'emploi :

Quelqu'un, p. ex., a un doigt malade. J'agis alors non seulement sur le doigt, mais aussi sur la main, sur le bras, sur tout le corps. Le doigt malade n'est qu'un mauvais fruit de la mauvaise branche, de la mauvaise tige, du mauvais tronc. Si le tronc est en ordre, fournit-il assez de bonne sève, alors le fruit doit devenir bon aussi.

L'amélioration des branches et des tiges, c'est-à-dire de la main et du bras, s'opère, en dehors des emmaillottements, par le bain des bras et des mains.

2. Le bain de la tête.

Le bain de la tête est un des plus importants bains partiels. On le prend, chaud ou froid, de la manière suivante[1] :

On pose une cuvette sur une chaise et on plonge le haut de la tête, proprement le cuir chevelu, dans l'eau froide pendant 1 minute, puis dans l'eau chaude pendant 5-7 minutes. Là où l'eau ne baigne pas les cheveux de l'occiput, on les mouille en les arrosant du creux de la main (Voir fig. 5).

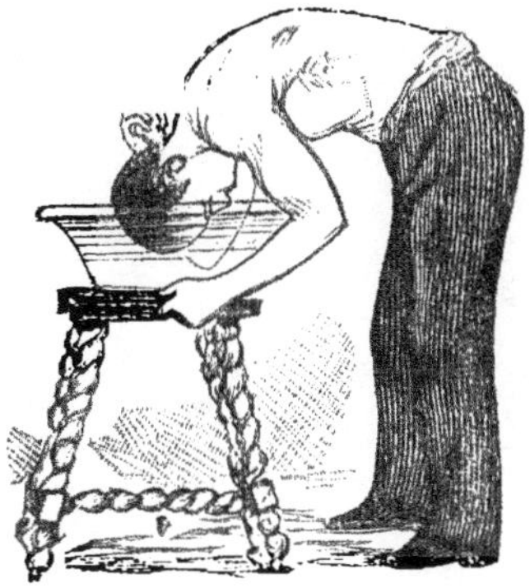

Fig. 5.

Après le bain il faut soigneusement essuyer les cheveux. C'est là le seul cas où il faille essuyer la tête, et je conseille de le faire très exactement, puisque toute négligence pourrait avoir des suites fâcheuses, tel qu'un rhumatisme à la tête ou un autre mal de tête. Après cela il faut rester dans la chambre ou mettre au moins un bonnet recouvrant

[1] A différentes reprises j'ai dit que la tête ne doit jamais être mouillée. La raison principale en est que la plupart des personnes ne se soucient guère d'essuyer la tête exactement, et qu'ainsi elles peuvent facilement s'attirer des inconvénients. Au reste, la tête est une des parties les plus tolérantes du corps, chez les hommes plus encore que chez les femmes, parce qu'elle est exposée à toutes les intempéries.

toute la partie mouillée, jusqu'à ce que les cheveux et le cuir chevelu soient complètement séchés.

Les jeunes gens, surtout à la campagne, emploient, pour s'administrer un bain de tête, un procédé plus expéditif : ils plongent plusieurs fois, coup sur coup, la tête dans l'auge du puits, comme font les canards dans l'étang ; ou bien, en puisant de l'eau, ils tiennent simplement la tête sous le tuyau de la fontaine. Ça leur fait du bien. Soit ! mais qu'ils n'oublient jamais de s'essuyer la tête et qu'ils n'abusent pas des bonnes choses (en s'arrosant trop souvent ou trop longtemps).

Le bain froid de la tête est avantageux pour ceux qui portent les cheveux courts. Quand, au contraire, les cheveux[1] sont longs, l'eau arrive difficilement jusqu'à la peau — ce qui pourtant est le but du bain — et le dessèchement marche plus lentement. Je conseille de préférence le bain chaud de la tête à ces personnes, parce qu'il dure plus longtemps.

Je prescris parfois les bains de tête — courts et froids — contre les maux de tête, d'ordinaire aux personnes dont le cuir chevelu est le rendez-vous de tous les abcès et ulcères, d'éruptions dartreuses et sèches, une mine de croûtes, de pellicules, de poussière, et d'autres choses encore. Ces personnes reçoivent des bains de tête de longue durée, terminant par une affusion froide ou une ablution froide.

[1] Les cheveux courts sont un grand avantage pour la santé, par exemple, chez les personnes prédisposées au mal de tête et au point de vue de la propreté du cuir chevelu. Les cheveux longs sont un don du Créateur, une belle parure; mais ils doivent être entretenus avec soin, et il ne faut ménager ni peigne ni brosse. Chaque mère de famille en connaît les désavantages.

J'attire l'attention sur ces bains de tête. Si dans la petite maison rustique et dans la chambre commune, plus petite encore, on n'ouvre jamais, pendant tout l'hiver, les petits soupiraux, appelés fenêtres, on finit par y avoir un air épais, qui se laisse littéralement couper au couteau et qui, par son odeur nauséabonde, repousse tout visiteur, qui cherche à y pénétrer. Et si dans une chambre on ne balaie ou ne lave jamais le plancher, quel aspect aura finalement le parquet?

En est-il autrement du pauvre cuir chevelu, quand les longs cheveux ou les grosses tresses et la coiffure double ou triple ne laissent, pendant la moitié de l'année, jamais pénétrer un souffle d'air ou un rayon de soleil jusqu'à la peau de la tête? Si l'eau ou la lessive n'y vient pas opérer une cure radicale, comment cela finira-t-il? Il s'y formera une croûte, une bourbe, une pourriture, et plus d'une mère sait ce qui peut en surgir.

Il n'est malheureusement que trop vrai que l'hygiène de la tête est souvent négligée. On se lave chaque matin la figure, et puis on s'imagine que tout est fait. Bien loin de là. Je recommande l'hygiène de la tête dans l'intérêt de la propreté de tout le monde, de la santé des enfants et des adultes. Les mères tout d'abord ne doivent pas l'oublier.

3. Bain ophtalmique.

Le bain des yeux ou bain ophtalmique est chaud ou froid. Dans les deux cas, on l'administre aux yeux de la manière suivante : On immerge la figure dans l'eau froide, en ouvrant les yeux et en les baignant, pour ainsi dire, pendant une demi-minute. Puis on se relève, on attend une demi-minute ou une minute et on plonge de nouveau le front et les yeux. On peut répéter quatre à cinq fois. — Le bain ophtalmique chaud (24-26° R.) se termine toujours par le froid, soit que la dernière immersion des yeux se fasse dans l'eau froide, soit qu'à la fin on se lave les yeux à l'eau fraîche. — Le liquide du bain ne doit pas être de l'eau pure chauffée, mais une décoction d'herbes médicinales. Une demi-cuillerée de fenouil moulu ou une infusion d'eufraise m'ont toujours rendu de bons services.

a) Le bain ophtalmique froid agit avec avantage sur les yeux sains, mais faibles. Il fortifie et rafraîchit tout l'appareil visuel dans ses parties externes et internes.

b) Le bain ophtalmique chaud (tiède) sert d'émollient pour les tumeurs aux parties extérieures de l'œil; il s'emploie aussi à résoudre et à éliminer les humeurs malsaines, épaisses, sanieuses de l'œil intérieur.

C. BAINS DE VAPEUR.

Comme toutes nos applications d'eau, les bains de vapeur agissent de la manière la plus douce et, par conséquent, tout à fait inoffensive. Ils exigent néanmoins une grande circonspection. Ce qui, appliqué exactement et suivant les prescriptions, rend la santé au malade, peut, avec de la négligence et de l'insouciance, rendre malade une personne bien portante. Un homme qui, p. ex., s'expose à l'air libre et frais immédiatement après un bain de vapeur, avant de s'être rafraîchi préalablement, peut devenir malade, mortellement malade. Mais le bain de vapeur n'y est pour rien. Cette première observation a pour but de faire procéder avec sagesse, nullement de faire peur. Je répète qu'en procédant correctement on n'a jamais à craindre le moindre danger.

Les bains de vapeur sont-ils nécessaires, en somme, à la guérison? Quand une femme fait sa lessive, il lui faut de l'eau chaude et de l'eau froide. L'eau chaude doit dissoudre ce qui est à enlever, et l'eau froide doit emporter ce qui a été dissous. Un phénomène analogue se produit dans l'œuvre de la guérison. Dans les maladies, bien des choses, comme les engorgements, les mauvaises humeurs, doivent être résolues et éliminées; c'est le fait du calorique. Puis le corps doit se fortifier et s'endurcir, c'est l'effet du froid.

Tout corps doit, par conséquent, avoir une certaine quantité de calorique, un certain degré de chaleur, pour que son travail se fasse régulièrement. Or, le corps bien portant possède par lui-même assez de chaleur naturelle, sans qu'on vienne à son aide. Mais le corps maladif sent bien vite le défaut de chaleur intérieure, et celle-ci doit être suppléée. Pour beaucoup de malades, les maillots et les compresses suffisent; chez d'autres on fait mieux d'employer les bains de vapeur, qui approvisionnent de chaleur artificielle l'économie défectueuse.

Comment faut-il procéder dans l'emploi des bains de vapeur?

Cette question n'est pas facile à résoudre. Je me contente de communiquer le résultat de mes expériences, et je me hâte d'avouer que dans l'espace de trois ans j'ai modifié 3 fois mon procédé. Au commencement je suivais la pratique générale, qui préfère les bains de vapeur entiers, et cela pendant treize ans. Comme les effets ne répondaient pas à mon attente, j'ai modifié et modifié encore, pour m'arrêter définitivement au mode actuel, que je reconnais être le plus doux, exempt de toute rudesse, de toute dureté; c'est le mode que j'emploie depuis nombre d'années avec le meilleur succès.

Il faut toutefois, à cet endroit, remonter plus haut. Il y a trente ans, on employait passablement, dans l'Allemagne du sud, les bains russes. Mais comme beaucoup de familles n'étaient pas en état d'user de ces bains hygiéniques, privilège réservé alors aux grandes villes, on inventa, en remplacement, l'étuve bien connue, destinée à rendre des services sudorifères du même genre.

Moi-même, je me fis construire une de ces étuves, sorte de caisse avec une porte fermant bien et avec une ouverture à la partie supérieure, par où l'on passait la tête. Je faisais arriver du dehors la vapeur d'eau auprès du patient, debout ou assis dans la sudatoire et observant, dans une muette résignation, le thermomètre placé devant ses yeux. Un linge sec enveloppait le cou pour empêcher la fuite de la vapeur, et des compresses d'eau couvraient la tête, pour la maintenir à l'état de fraîcheur, pendant que le corps tout entier, après 10-15 minutes, ruisselait de sueur. Au bain de vapeur succédait une affusion entière (un arrosoir plein d'eau) ou un bain entier. Fallait-il une transpiration plus forte, j'ordonnais deux séjours, chacun de 15 minutes, dans la sudatoire et les faisais suivre d'une rapide ablution (pendant une demi-minute).

La manière de préparer ces bains de vapeur entiers me semblait admirable; mais je ne comprenais pas pourquoi les résultats étaient moins admirables. En hiver surtout il y avait de grandes difficultés. Au bout de peu de minutes, les vapeurs brûlantes, qui entouraient le corps partout également et l'attaquaient de toutes parts, mettaient le patient dans une sueur abondante et le rendaient très sensible à l'air frais ou froid. Moi-même du moins, j'eus toujours la plus grande peine, après le bain, pour me garantir tout entier contre l'air froid de l'hiver : presque toujours l'une ou l'autre partie de la surface cutanée fut endommagée pour plus ou moins longtemps; parfois j'eus à souffrir de violentes douleurs.

J'expérimentais beaucoup, je réfléchissais davantage encore, pour trouver le moyen de remédier à cet inconvénient. Voilà qu'un jour, en plein hiver, je me rendis à Munich, — étant justement pris d'un gros rhume. Le hasard me mit sous les yeux un journal, dont une réclame faisait un éloge exagéré des effets merveilleux du bain russe; on y disait, entre autres, que le public veuille bien faire un essai, un seul bain de vapeur serait à même de guérir le catarrhe le plus intense. L'idée me prit d'essayer : sans retard je me rendis à l'établissement indiqué et je pris un bain. Après cette cure vraiment russe, je ne sentis plus aucune trace de mon catarrhe; mais — patience! tout n'est pas fini — 5-6 heures plus tard, un nouveau catarrhe avait envahi tout mon être, un catarrhe deux fois plus violent que l'ancien, qui était resté dans le bain russe.

Jamais, me disais-je à moi-même, jamais cette manière de prendre des bains de vapeur ne saurait être la bonne. Abstraction faite de moi-même, je me demandais comment il est possible qu'un malade, une personne débilitée, surtout une personne gravement atteinte, puisse recourir à un moyen qui fait frissonner un homme fort et bien portant! Franchement, on n'est pas dans la bonne voie!

Toutes mes recherches ultérieures firent naître en moi la conviction que le même principe, qui préside à tous les traitements par l'eau, doit valoir aussi pour les bains de vapeur, c'est-à-dire que le traitement le plus modéré est toujours le meilleur, parce que c'est le traitement le plus simple et le plus inoffensif. Ainsi, par exemple, pour augmenter la chaleur interne, je n'emploie pas la moindre vapeur, lorsqu'une petite application d'eau, une affusion ou un demi-bain suffit; jamais je ne torturerais et exténuerais tout le corps par un bain de vapeur entier, quand un bain de vapeur partiel rend les services désirés. *Ne quid nimis*, c'est-à-dire que, dans l'usage du bain de vapeur, je garde le juste milieu : ne pas surmener la nature, mais lui tendre une main secourable, l'aider avec bienveillance et l'engager, par de petits moyens, à faire volontiers le service elle-même.

Tous mes bains de vapeur sont, à proprement parler, des bains partiels, c'est-à-dire destinés seulement à l'une ou à l'autre partie du corps; néanmoins, aucun de ces bains ne laisse d'agir sur toute l'économie. C'est là-dessus que repose, à mes yeux, le grand avantage. Les vapeurs ne touchent ou, si l'on aime mieux, n'affaiblissent que la partie souffrante du corps et laissent intactes et vigoureuses les parties saines. Celles-ci conservent toute leur puissance et se reposent un moment pour ainsi dire, pour communiquer ensuite de leurs forces à la partie souffrante et épuisée.

Souvent je ne prescris le bain de vapeur que pour préparer la voie aux applications d'eau, par exemple, pour les rendre possibles par suite d'une augmentation de la chaleur du corps et leur donner peut-être plus d'efficacité, ou pour seconder, à l'intérieur du corps (par exemple, par une résolution dans les bronches et les poumons), l'action extérieure de l'eau. Il est bien rare que l'un des bains de vapeur constitue à lui seul tout le traitement.

C'est dans la description de chaque bain de vapeur en particulier que sont indiquées les précautions à prendre relativement au rafraîchissement, à l'habillement et au mouvement.

Il faut que je prévienne ici d'une illusion.

Il arrive fréquemment que l'un ou l'autre des bains de vapeur, notamment ceux qu'on administre à la tête et aux pieds, agisse d'une manière extrêmement favorable. Ayant une action très résolutive et éliminatrice, ils procurent un bien-être extraordinaire et rendent beaucoup de malades contents et heureux. Voilà pourquoi ceux-ci sont alors facilement exposés au danger d'abuser du bon résultat, de répéter trop souvent le bain de vapeur et de nuire ainsi d'une manière sensible à leur santé. *Est modus in rebus!* Faites-vous un devoir de suivre toujours les règles d'une sage modération.

Pour votre gouverne je vais citer plusieurs cas particuliers. Un convalescent du typhus ou d'une autre maladie grave souffre encore d'engorgements considérables à la tête ou ailleurs. Des bains de vapeur, administrés à la tête ou aux pieds, rendront de bons services; oui certes, mais à condition qu'ils soient rares et légers, puisque nous avons affaire à un individu pauvre de sang et d'humeurs. Pour éteindre une allumette, il suffit d'un petit souffle, il ne faut pas un soufflet de forge.

Cela est vrai pour toutes les personnes anémiques. Les bains de vapeur les réchauffent et leur apportent du bien-être; mais trop de vapeurs affaibliraient le sang, absorberaient la chaleur et les forces vitales.

Mais les personnes fortes et replètes sont-elles à même de supporter beaucoup de bains de vapeur, beaucoup de sueurs? Bien souvent elles le sont moins que toutes les autres, et cela pour la raison bien simple qu'elles sont anémiques. C'est précisément à ces personnes que je prescris rarement un bain de vapeur; j'ai recours de préférence aux enveloppements, pour amener une bonne transpiration. Quand celle-ci est en règle, inutile de provoquer une sueur copieuse.

Un malade se plaint de douleurs vives dans les pieds. Il désire recevoir des bains de vapeur sur ses jambes et pieds amaigris. Il serait insensé de satisfaire son vœu! Un « fuseau » pareil n'a plus rien à donner, rien à suer. Au lieu de bains de vapeur, il faut lui donner des demi-bains et de fréquentes affusions sur les genoux.

Les bains de vapeur, que j'ai l'habitude d'employer, sont les suivants :

1. Bain de vapeur de la tête.

L'administration d'un bain de vapeur à la tête exige quelques petites préparations. Il faut, en effet, un petit baquet, plus profond que large, muni de deux anses (voir fig. 6) sur lesquelles on puisse commodément appuyer les mains, et portant un couvercle qui ferme hermétiquement; puis une grande couverture de laine, pour couvrir le patient; enfin deux sièges, l'un plus élevé, pour s'asseoir, l'autre plus bas, servant de support au baquet.

Quand tous ces objets sont préparés, l'on remplit aux trois quarts d'eau bouillante le baquet placé sur le support, et l'on ferme bien avec le couvercle et un linge mouillé, afin que les vapeurs s'échappent le moins possible. Le patient s'est débarrassé de ses vêtements jusqu'à la ceinture, sur laquelle il enroule un linge sec, devant arrêter la sueur ruisselant du haut du corps et l'empêcher de mouiller le pantalon. Il s'assied sur le siège plus élevé et appuie les mains ouvertes sur les anses du vase, le corps incliné sur celui-ci (voir fig. 7). Le corps et le cuveau sont alors recouverts de la grande couverture de laine, de manière à ne laisser la moindre issue à la vapeur. Alors seulement la personne qui assiste, se trouvant en face du patient, éloigne le couvercle du baquet et le linge humide, en soulevant un peu la couverture. Aussitôt la vapeur envahit, comme un torrent brûlant, la tête, la

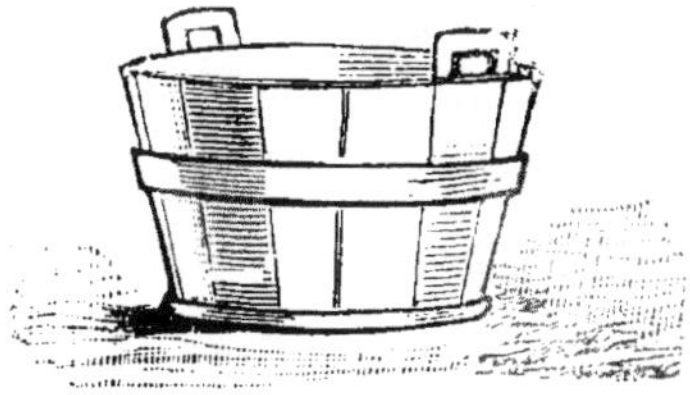

Fig. 6.

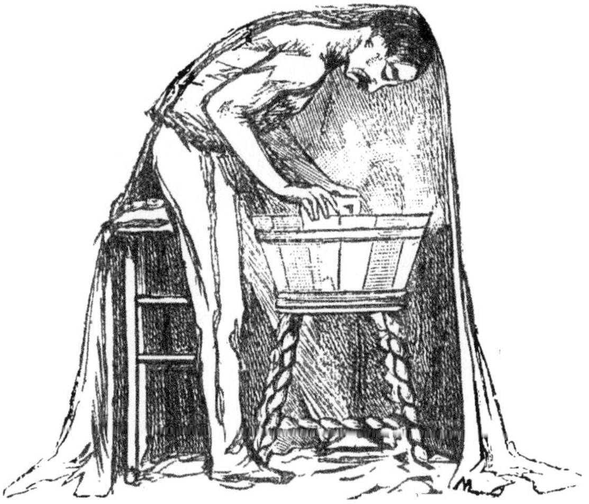

Fig. 7.

poitrine, le dos, toute la partie supérieure du corps, et commence son travail résolutif.

La personne de service doit prendre garde à ce que les patients affaiblis, qui ont l'échine fatiguée, soient commodément assis et puissent bien appuyer le dos; mais elle ne doit pas s'inquiéter des plaintes et des lamentations, telles que : « Je n'y tiens plus, j'aurai un coup de sang! »

Au premier moment on peut bien être effrayé de la chaleur brûlante, mais l'on s'habitue bientôt à ce climat tropical et l'on trouvera vite certains petits expédients. Au premier assaut de cette effluve de feu on cherchera à prendre une attitude plus droite, à relever la tête et à la tourner dans différents sens, etc... A mesure qu'on s'habitue à l'opération et que la chaleur perd de son intensité, le corps reprendra la position inclinée, telle qu'elle est prescrite.

Il n'y a absolument rien à craindre. Je ne connais pas un seul cas où le bain de vapeur administré à la tête, exactement d'après la méthode prescrite, ait causé le moindre mal. Je l'ai administré à toutes sortes de personnes, dans les maladies les plus diverses, et j'ai toujours obtenu de bons résultats. Les bains de vapeur n'ont jamais fait de mal; mais le mal, si parfois il y en a eu, provenait de la témérité des personnes qui, voulant être plus sages, opéraient sans ordre et sans méthode, suivant leur bon plaisir. Un bain de vapeur dure 20-24 minutes, pendant lesquelles le patient est obligé, bon gré mal gré, non seulement de pâtir de sa tête, mais encore d'ouvrir les yeux, le nez et la bouche, pour laisser pénétrer la vapeur, autant qu'il peut en supporter.

Les 20-24 minutes écoulées, on éloigne la couverture et on lave énergiquement d'eau fraîche toute la partie supérieure du corps. Puis le patient se donne du mouvement, en hiver dans la chambre, en été à l'air libre, jusqu'à ce que la peau soit convenablement desséchée et soit revenue à la température ordinaire.

Je dois intercaler ici quelques observations importantes, qu'il ne faut pas perdre de vue.

La vapeur d'eau pure n'a pas toujours une action favorable sur certains yeux ni parfois, au moyen de l'aspiration, sur l'estomac. Voilà pourquoi je mets toujours des herbes dans l'eau chaude. Tout d'abord je recommande le fenouil, qui a fait ses preuves : une cuillerée de fenouil moulu suffit pour un bain. La sauge, la mille-feuille, la menthe, le sureau, le plantain, les fleurs de tilleul rendent aussi de bons services. A leur défaut, prenez une poignée d'orties ou de fleurs de fenaison, et mêlez cela à l'eau. Peut-être fait-on peu de cas de ces herbes, elles rendent pourtant un excellent service.

Chez la plupart des hommes le bain de vapeur exerce rapidement son action : au bout de 5 minutes la sueur découlera du front, et après 8-10 minutes des filets d'eau viennent ruisseler de tous les pores.

Il y a des malades cependant — ce sont en général les individus anémiques et ayant peu de chaleur animale — sur lesquelles la vapeur n'a pas un effet si rapide. Pour y suppléer, on fait chauffer au feu la sixième partie d'une tuile, qu'on introduit dans le baquet après 10 minutes de bain. L'eau entrera en effervescence, et les nuages s'élèveront plus épais et plus actifs.

Immédiatement après le bain de vapeur, qui se prend toujours (en hiver) dans une chambre chauffée, de même que la réfrigération qui suit, on ne doit jamais se permettre de sortir à l'air, avant de s'être réfrigéré avec de l'eau froide, ce qui referme les pores ouverts par la vapeur. En hiver il faut, avant de sortir, rester environ une demi-heure dans la chambre chauffée et s'y promener de long en large. Sans cette précaution l'on pourrait s'attirer non seulement un catarrhe, mais une maladie grave ou même mortelle, suivant les circonstances. La lotion froide, dont il est question, peut se prendre de diverses manières.

La manière la plus simple, et que je recommande toujours pour les malades débilités et ayant besoin d'assistance, consiste à passer rapidement sur la peau avec une serviette imbibée d'eau fraîche. Quand il existe des tumeurs, des éruptions ou des exanthèmes à la tête, un flux d'oreille, ou en général des infirmités qui exigent de fortes sécrétions à la tête, c'est ce genre de lotion qu'il faut employer après le premier et le second bain de vapeur. Les suites d'une négligence à cet égard (p. ex. un bourdonnement d'oreilles etc...) seraient, sinon dangereuses, au moins désagréables. Après les applications subséquentes, quand une fois d'abondantes sécrétions ont eu lieu à la tête, l'on peut recourir au second mode d'ablution, c'est-à-dire à l'affusion supérieure, qui consistera à répandre lentement 1 ou 2 arrosoirs d'eau froide sur les parties soumises aux vapeurs, à l'exception du cuir chevelu, tandis que la poitrine est énergiquement lotionnée. La conduite ultérieure à tenir est la même qu'après les affusions; c'est-à-dire, après s'être soigneusement essuyé la figure et les cheveux, l'on s'habille à la hâte, sans chercher à essuyer le reste du corps, et l'on se met en mouvement ou au travail manuel, jusqu'à ce que le corps soit complètement desséché et ait repris le degré ordinaire de chaleur.

Si, après un bain de vapeur de la tête, vous avez l'occasion de prendre lestement un bain froid entier d'une minute, tout au plus, vous ferez également bien d'en profiter.

Les effets de ce traitement sont considérables : ils s'étendent sur toute la surface cutanée du haut du corps et en ouvrent les pores, puis sur l'intérieur du corps, en exerçant une action résolutive et éliminatrice dans les narines, dans les bronches, dans les poumons, etc... Le bain de vapeur de la tête rend d'excellents services dans les refroidissements provenant de l'humidité ou du changement subit de température, dans les maux de tête, dans les bourdonnements d'oreilles, dans un état rhumatismal ou spasmodique de la nuque ou des épaules, dans l'asthme, dans la fièvre muqueuse peu avancée, toutes infirmités qui forment l'escorte des divers catarrhes. Le traitement deux fois répété dans l'espace de 3 jours opère généralement une guérison complète. Les commencements de catarrhe sont ordinairement guéris par un seul bain de vapeur de la tête, n'importe où réside le mal.

Celui qui a la tête bouffie, le cou relativement trop gros, les amygdales enflées, n'a qu'à prendre chaque semaine 2-3 de ces bains de vapeur. L'on fera de même pour l'inflammation des yeux, quand elle provient du froid, du refroidissement, etc... ; de même aussi pour les yeux chassieux. Dans ce dernier cas l'on arrive à un meilleur résultat si, dans la soirée du jour où vous avez administré un bain de vapeur à la tête, vous accordez à vos pieds, durant un quart d'heure, un bain chaud, animé de cendres et de sel.

Dans les congestions, même à la suite de coups d'apoplexie, j'ai employé avec grand succès le bain de vapeur de la tête. Dans ces cas pénibles et délicats on se laisse tromper et arrêter par la pensée que la vapeur attire encore plus de sang vers la tête. Cette crainte est sans fondement. Dans ma pratique j'ai l'habitude — et je la conseille à chacun dans les deux cas cités — de restreindre l'opération à la durée de 15-20 minutes et de faire suivre le bain de vapeur de la tête par un bain de vapeur des pieds, aussitôt que possible.

Comme le bain de vapeur de la tête est un fort résolutif et qu'une sueur trop abondante pourrait trop affaiblir, il ne faut pas réitérer souvent ce traitement. Règle générale, ne dépassez pas le chiffre 2 dans la semaine. Dans des cas rares, où des résolutions et éliminations toutes spéciales sont nécessaires, l'on pourrait, dans le courant d'une semaine, recourir tous les deux jours à un bain de vapeur de la tête, mais en réduisant sa durée : minimum 15 minutes, maximum 20 minutes.

2. Bains de vapeur des pieds.

Le travail opéré par le bain de vapeur de la tête sur la partie supérieure du corps, le bain de vapeur des pieds le fait sur les extrémités inférieures. Voici comment on procède :

Sur une chaise l'on étend, dans le sens de la longueur, une couverture de laine, passablement large et épaisse. Le patient, ayant mis à nu les jambes et les pieds, s'assied dessus. Devant lui est posé le baquet (comme pour le pédiluve) rempli à moitié de liquide en ébullition.

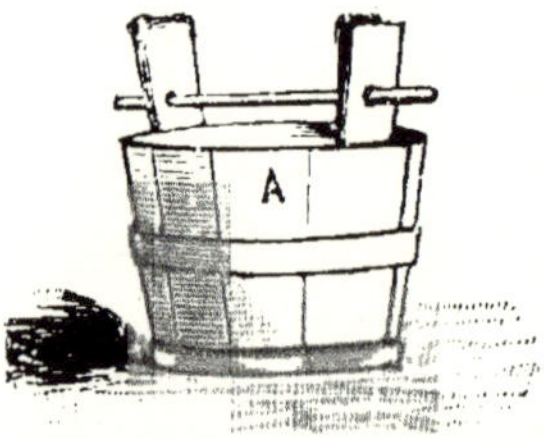

Fig. 8.

C'est le même baquet qui sert aussi pour les bains de vapeur de la tête (voir fig. 8). Sur son bord supérieur, sur les deux côtés des anses, se trouvent placés deux morceaux de bois, que l'on fixe de quelque manière,

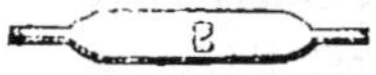

Fig. 9.

afin que le patient n'ait pas à craindre qu'ils glissent et lui fassent échauder les pieds.[1] Ce dernier se place sur la chaise et le baquet tout préparé; la couverture de laine est disposée autour des pieds et du baquet de telle sorte que la vapeur ne puisse s'échapper, mais qu'elle monte, comme par un grand tuyau de laine, jusqu'aux pieds, jusqu'aux jambes et plus haut encore[2] (voir fig. 10).

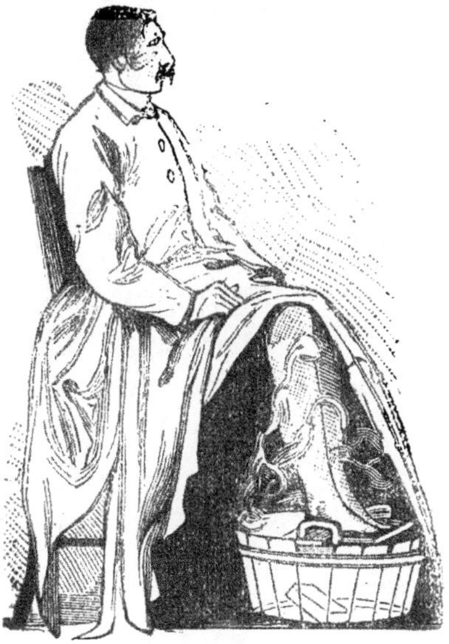

Fig. 10.

[1] Au lieu de deux bâtons l'on peut se servir aussi d'un seul morceau de bois suffisamment large, pour qu'on puisse y poser les pieds (fig. 9), et dont les extrémités soient effilées de façon à entrer dans les anses, afin que le bois ne tourne et que les pieds ne glissent pas. Il serait peut-être plus simple de mettre dans le baquet d'eau bouillante un petit escabeau, s'élevant un peu au-dessus du niveau de l'eau.

[2] Une personne, dont les habits descendent presque jusqu'à terre, peut en envelopper le cuveau en ébullition. Ce serait la manière la plus simple, la plus facile et la moins compliquée de prendre un bain de vapeur des pieds; après il faudrait évidemment changer d'habits.

Pour ce bain de vapeur j'utilise, en règle générale, une légère décoction de fleurs de fenaison. De même que pour le bain de vapeur de la tête, je puis renforcer l'effet de ce traitement en mettant, doucement et prudemment, dans l'eau bouillante un morceau brûlant d'une tuile, et cela à différentes reprises, après chaque intervalle de 5 ou 10 minutes. Il ne faut jamais laisser tomber la pierre dans le liquide, parce que cela ferait rejaillir l'eau et causerait des brûlures. La durée du bain de vapeur des pieds et le nombre des morceaux de tuile brûlants seront en proportion de l'effet plus ou moins grand qu'on veut obtenir. Souvent les pieds proprements dits, tout seuls, doivent être mis en sueur, comme c'est le cas p. ex. pour ceux qui transpirent beaucoup aux pieds; mais plus souvent encore on cherche à mettre en sueur les pieds, les jambes, même tout le bas-ventre ou le corps entier, moyennant ce bain de vapeur des extrémités inférieures. J'en ai vu beaucoup, à qui ce traitement si simple et si primitif faisait ruisseler la sueur du front, comme dans une étuve. Dans les applications les plus modérées un seul morceau de tuile brûlant et une durée de 15-20 minutes suffisent. Pour obtenir d'un bain de vapeur l'effet le plus considérable, il est nécessaire de renouveler toutes les 5 ou 10 minutes le liquide en ébullition et de prolonger le traitement jusqu'à 25 ou 30 minutes.

Au bain de vapeur succède chaque fois une réfrigération, qui sera strictement étendue aux parties suantes ou baignées dans la sueur. Pour les pieds, qui ne transpirent que jusqu'aux genoux, il suffit d'une rapide ablution froide à l'aide d'une serviette; des natures plus fortes supportent une affusion sur les genoux. Quand les jambes et le bas-ventre transpirent, il suffit d'un demi-bain. Si le corps entier a été mis à contribution, il est nécessaire de le réfrigérer tout entier soit par un demi-bain avec ablution de la partie supérieure, soit par un bain complet, soit enfin par une ablution entière. Lisez les règles concernant cette application dans les chapitres relatifs aux bains et aux ablutions; les règles se rapportant à la conduite à tenir après le bain de vapeur des pieds se trouvent au chapitre qui traite des bains de vapeur de la tête. Elles comptent également ici, sans aucune restriction.

On a recours au bain de vapeur des pieds principalement dans les infirmités les plus diverses des extrémités inférieures : p. ex. pour les sueurs fortes et puantes aux pieds, où il s'agit de résoudre et d'éliminer les humeurs morbides ; pour les enflures ou tumeurs aux pieds, qui trahissent une obstruction des humeurs et du sang ; pour les pieds froids, dont la transpiration est nulle et vers lesquels le sang ne trouve plus, pour ainsi dire, son chemin. Les bains de vapeur réveillent l'activité endormie et produisent une vie nouvelle ; parfois ils ne sont, comme cela est indiqué dans les différents cas de maladies, que des exercices préalables, qui préparent la voie à des applications d'eau ultérieures et en assurent le succès.

Ces bains de vapeur sont à prendre sans retard par tous ceux qui ont des abcès aux ongles, des ongles incarnés, etc.... ; de même par ceux qui ont à craindre une infection du sang, p. ex. à la suite du mauvais traitement des cors aux pieds, de l'extraction de la racine des ongles, etc....

Les bains de vapeur des pieds seront renforcés, quand ils doivent agir plus ou moins sur le corps tout entier, p. ex. dans les douleurs spasmodiques du bas-ventre, provenant d'un refroidissement; de même aussi dans les maux de tête, dont la cause remonte à des congestions, à une affluence du sang qui se porte à la tête.

Chez les individus anémiques, dont il faut préalablement, avant toute application d'eau froide, augmenter la chaleur propre, un léger bain de vapeur des pieds m'a très souvent rendu de bons services.

La règle générale dans l'emploi de ce traitement est la même que pour le bain de vapeur de la tête, c'est-à-dire, employez-le avec parcimonie. Je le prescris souvent 1 ou 2 fois par semaine, rarement 3 fois, et cela dans des cas particuliers, qui l'exigent expressément.

Encore un mot: de temps à autre j'ai entendu des plaintes au sujet des embarras qui accompagnent l'usage de mes bains de vapeur. Je demande à tout homme sérieux: Quoi de plus simple, le bain de vapeur, tel que je le prescris, ou le bain d'étuve après tant et tant de tasses de thé chaud, après une torture de tant d'heures, sous tant de plumons, ce qui ne passe presque jamais sans laisser un violent mal de tête et d'autres douleurs?

3. Bains de vapeur du siège.

Le bain de vapeur du siège rend de grands services aux malades, à cause de sa préparation facile, de son application commode et de son action absolument inoffensive. Même dans les maladies graves, où la faiblesse empêche de provoquer la transpiration au degré voulu, l'on peut de cette manière faire transpirer sans grande peine.

On verse la mixture en ébullition dans le pot de terre ou de zinc de la chaise-percée. Le malade se place dessus, et le garde veille à ce qu'il ne s'échappe aucun nuage de la bienfaisante vapeur. Sans retard la chaleur humide envahit le corps et engendre une sueur plus ou moins forte, qui devient parfois tellement considérable, que le corps entier finit par être tout en nage. Le traitement dure 15-20 minutes. S'il est nécessaire de maintenir le malade plus longtemps en sueur, on le met dans son lit, puisqu'il se fatigue à rester assis et que les vapeurs n'auraient peut-être plus d'action à la longue; la transpiration continuera, sans que l'on ajoute une couverture spéciale. Le bain de vapeur terminé, il faut pratiquer une ablution totale, ou un demi-bain avec lotion du haut du corps, ou bien un bain entier, suivant l'état de tolérance du malade. Chez les malades gravement atteints la lotion totale est ce qu'il y de plus facile et de plus inoffensif.

L'action du bain de vapeur du siège est, cela va de soi, résolutive et éliminatrice. Les sécrétions ou éliminations se font par le moyen de la transsudation. Pour ces bains de vapeur je ne prends jamais de l'eau pure : j'y mêle toujours des herbes, comme p. ex. les fleurs de fenaison, la paille d'avoine, surtout la prêle des champs. C'est alors un bain fumigatoire ou fumigation humide.

Contre la gravelle et la pierre j'emploie, pour la fumigation humide, une décoction de paille d'avoine, tandis que je préfère une décoction de fleurs de fenaison dans les cas de spasme ou de rhumatisme du bas-ventre, contre les abcès de la vessie, dans les commencements d'hydropisie.

La manière de faire alterner les bains de vapeur avec les bains froids est indiquée pour chaque cas de maladie dans la 3e partie.

C'est avec les fumigations d'une décoction de prêle que j'ai obtenu les résultats les plus surprenants dans les rétentions d'urine, cas si délicats, qui causent au patient des douleurs atroces, voire même le délire. L'état spasmodique de la vessie, provenant ordinairement d'un refroidissement et d'une inflammation, fut enlevé chaque fois par une fumigation humide de prêle dans un temps relativement court, et l'organe fonctionna comme auparavant.

4. Bains de vapeur localisés.

Les bains de vapeur, associés à d'autres applications d'eau, rendent service dans les maladies des yeux, des oreilles, de la bouche, des doigts, de la main, du bras, du pied, des orteils, etc... Quelques exemples éclairciront la chose.

Un insecte vénimeux vous a piqué dans la main, dans le bras; le membre enfle et vous fait mal, l'inflammation menace de s'étendre, etc... Employées a côté des emmaillottements de la main et du bras, les fumigations humides de la partie endolorie calmeront bientôt les douleurs et remédieront au mal. A cet effet on tient la main ou le bras sur le bassin qui renferme le liquide en ébullition.

Par suite de la présence d'éléments vénéneux dans une plaie, on risque d'avoir le sang infecté; il y a péril en la demeure. Incessamment il faut préparer pour la main ou le pied un bain de vapeur, dont l'action est résolutive et éliminatrice.

Quelqu'un a été mordu par un chien qu'on soupçonne d'être enragé. Avant tout autre secours, avant que le médecin puisse arriver, c'est un bain de vapeur sur la partie blessée qui rend un précieux service, au moins provisoire.

De violentes crampes se font sentir dans des endroits déterminés des mains et des pieds. Ne tardez pas à les traiter aux vapeurs.

Pour tous ces cas cités j'emploie en règle générale une décoction de fleurs de fenaison.

Pour la fumigation des yeux j'ai recours volontiers à une décoction soit de fenouil en poudre, soit d'eu fraise, soit de mille-feuille.

Pour la fumigation des oreilles, c'est une décoction de lamier ou d'ortie ou de mille-feuille.

Pour les empâtements ou obstructions de la gorge, c'est une décoction de mille-feuille, ou de plantain ou d'ortie.

Quant à la durée du traitement, il ne faut jamais dépasser 20 minutes ; la plus courte durée est 10 minutes.

Les fumigations qui doivent être aspirées pour agir à l'intérieur, ou qui sont destinées aux yeux et aux oreilles, ne seront jamais prises à l'état de chaleur excessive. Il faut être prudent à cet égard.

D. AFFUSIONS.

Les affusions en usage chez moi sont les suivantes :

I. Affusion des genoux.

On découvre les pieds et les jambes jusqu'au-dessus des genoux, on retrousse le pantalon autant que possible et, pour le garantir contre l'eau, on le recouvre d'un essuie-main ou d'une serviette. Puis, on se place sur une chaise et l'on pose les deux pieds dans un cuveau (voir fig. 11, p. 114), comme pour un bain de pieds. L'affusion s'effectue au moyen d'un arrosoir, tel qu'on en a dans les serres, qui se laisse diriger aisément d'une seule main. Le premier arrosoir, qu'on répand d'une manière rapide et dans un jet abondant, mouille les deux pieds depuis les orteils jusque par-dessus les genoux. Les arrosoirs subséquents baignent, dans un jet plus faible et tombant d'une hauteur variable, certaines parties du pied, surtout les rotules (au milieu, à droite et à gauche) et les mollets, de façon à ce que l'eau découle des jambes d'une manière à peu près égale. Le dernier arrosoir ne se vide pas lentement, comme les précédents; on le répand, de la grande ouverture, en deux ou trois coups à verse sur les jambes. Pour une affusion on peut employer 2-10 arrosoirs d'eau.

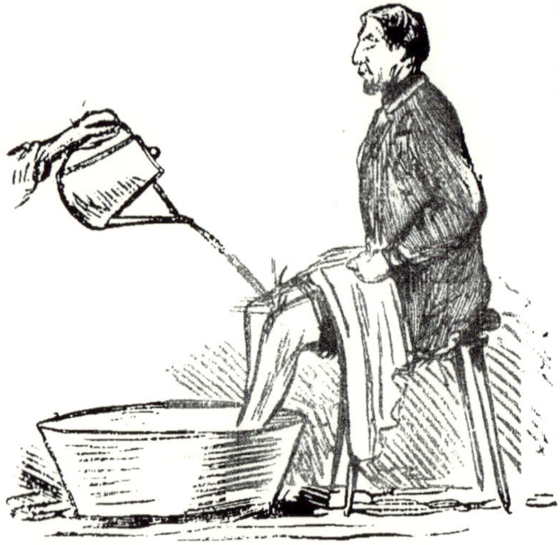

Fig. 11.

Les personnes délicates ou malades ne supportent, au premier abord, l'affusion qu'à grand'peine. Le début en coûte à chacun. J'ai vu des hommes qui, après avoir d'abord plaisanté de cette niaiserie et voulu ensuite dissimuler la secousse qui les ébranlait d'outre en outre, comme un coup électrique, ont fini par trembler comme une feuille et pleurer de douleur. C'est là le meilleur argument de la vertu électrisante, rafraîchissante, fortifiante de l'affusion.

Aux convalescents, aux personnes débilitées et anémiques, à tous ceux dont les os des pieds et des jambes ne portent que des muscles chétifs, de pauvres fuseaux de chair —je ne conseille, au début du traitement, que 2-3 arrosoirs d'eau. Un commençant ne doit pas dépasser, pour la première fois, le chiffre 2; les jours suivants il peut aller jusqu'à 4 ou 6, plus tard jusqu'à 8 ou 10 arrosoirs. Après 8-10 affusions des genoux, tout sentiment de douleur aura disparu. C'est avec un certain bien-être qu'on soupire après l'application prochaine, tant l'affusion a fortifié en peu de temps les pieds et les jambes!

L'affusion des genoux n'est usitée en règle générale que de concert avec l'affusion supérieure.

2. Affusion supérieure.

La personne qui doit recevoir l'affusion supérieure se déshabille jusqu'au pantalon. Un linge, mis sur ce dernier, l'empêche de se mouiller. Le cuveau, dans lequel l'eau s'écoule, au lieu de rester à terre, peut être placé sur un escabeau. De cette manière, les gens d'un certain embonpoint s'inclinent plus facilement; la tête aussi est ménagée, puisque, si elle est relevée, le sang y afflue moins. Le patient appuie les deux mains sur le fond du cuveau, de manière à donner à la partie supérieure de son corps une position horizontale, afin que l'eau répandue s'en aille au cuveau. (Voir fig. 12.)

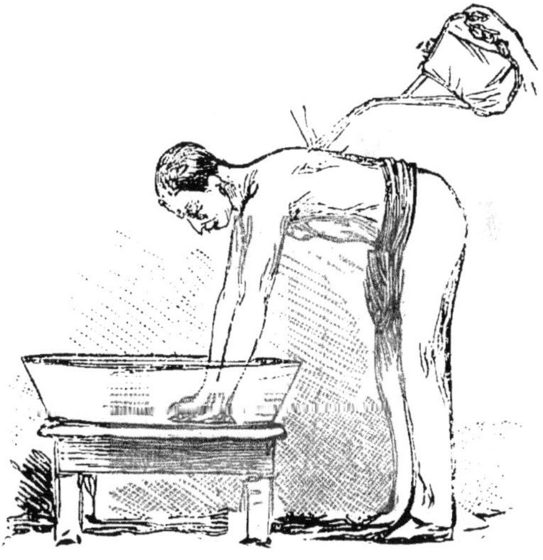

Fig. 12.

Le premier arrosoir se répand, en partant du bras droit et de l'épaule droite, sur tout le dos jusqu'à l'épaule gauche et au bras gauche (fig. 13, a). Il sert en première ligne à humecter l'endroit qui va être douché. Le second (b) et le troisième (c) arrosoir s'appliquent principalement sur le grand plexus sympathique des deux côtés de la 7e vertèbre cervicale, puis sur le dos entier et la colonne épinière, en terminant toujours à l'un des bras supérieurs. Le dos doit être arrosé 3-4 fois d'une manière égale, recevant ainsi 3 applications d'eau, qui s'écoulent sur la poitrine dans le bassin. Il faut, autant que possible, ménager la tête, mais, par contre, bien arroser la nuque. Quand les cheveux sont longs, je n'entame pas du tout la tête; quand ils sont courts, j'arrose un peu et doucement. Pour les personnes nerveuses, il faut prendre garde de n'arroser ni trop fort ni trop longtemps la colonne vertébrale, en tout ou en partie. Le jet ferait presque l'effet d'un glaive perçant et ne serait pas supporté, quoique du reste il n'y ait aucun danger. Suivant le besoin et les circonstances, l'opérateur fera tomber le jet abondant ou divisé, fort ou faible, de plus haut ou de plus bas. En même temps il observera si le patient se plaint de douleurs particulières à tel ou tel endroit, et s'il n'existe point par hasard des symptômes d'éruptions (exanthèmes), d'abcès, d'obstructions du sang (taches livides), de tumeurs sanguines (phlegmons), etc...

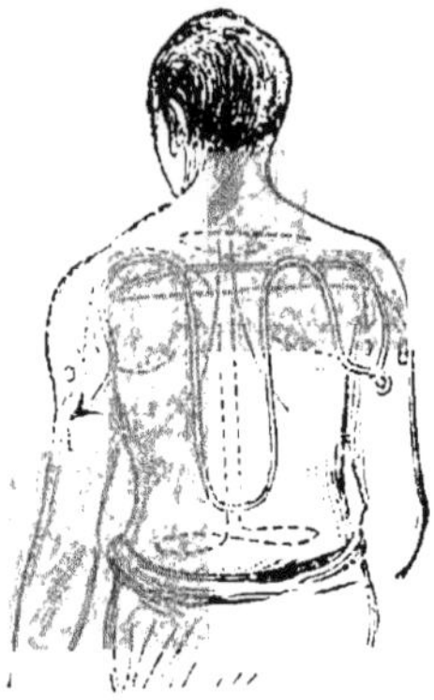

Fig. 13.

Plus l'eau coule d'une manière égale sur les parties arrosées, plus il est facile de supporter l'affusion, et la chaleur revient d'autant plus vite et d'une manière d'autant plus régulière.

Il y a des personnes (ce sont notamment celles qui jouissent d'un parfait embonpoint ou qui sont disposées à en prendre) chez qui la réaction se fait attendre longtemps. On reconnaît cette circonstance à la peau, qui reste blanche, incolore, comme avant l'affusion, et que ne rougit pas le sang réveillé, stimulé, affluant vers les parties arrosées. Je remédie à cette anomalie par le moyen suivant : après l'épanchement du premier arrosoir, je lave et frictionne un peu de la main le dos mouillé, et par ce frictionnement je stimule la peau. Après le 3e et le 4e arrosoir la réaction existe dans son plein.

Pour les personnes débiles il suffit, pour leur administrer une affusion, de verser le contenu d'un seul arrosoir.

Aux commençants on donne 1-2, à ceux qui sont plus avancés 2-3, aux hommes sains et vigoureux 5-6 arrosoirs. Dans aucun cas et malgré tout le bien-être, il ne faut exagérer ou excéder la mesure.

Après l'affusion il faut se laver rapidement la poitrine, essuyer les mains et la figure (rien au delà), s'habiller en toute hâte et se donner du mouvement ou se rendre au travail.

L'affusion supérieure (à moins d'une ablution) est toujours nécessaire après le bain de vapeur de la tête. Autrement on ne l'emploie, en règle générale, qu'en union avec l'affusion des genoux, en administrant d'abord l'affusion supérieure et ensuite, mais seulement après le complet habillement du haut du corps, l'affusion des genoux.

Ces deux affusions comptent parmi les moyens de s'endurcir : leur action est réchauffante (circulation régulière du sang), fortifiante, véritablement électrisante ; elles peuvent être employées par les personnes des deux sexes, sans qu'elles courent jamais le moindre risque.

Je connais des hommes qui, tous les matins, après

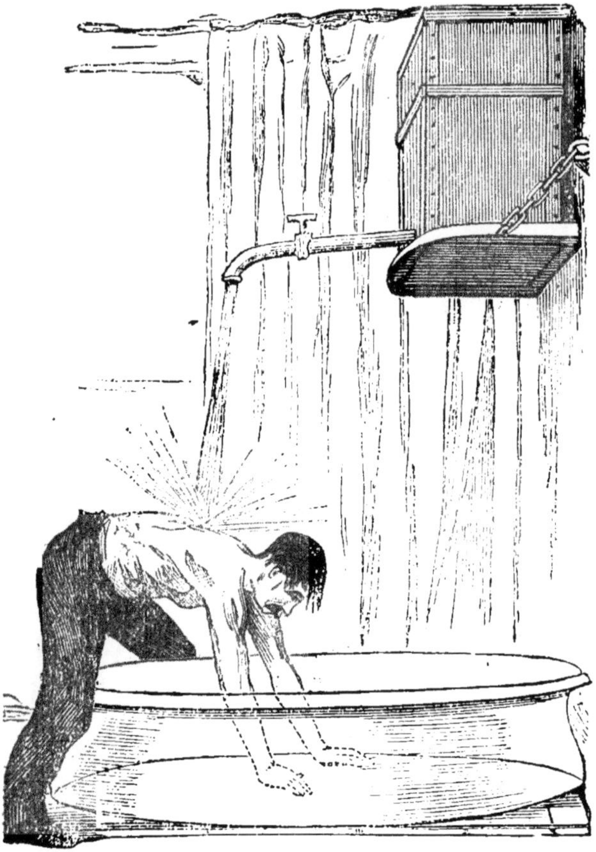

Fig. 14.

le lever, s'administrent eux-mêmes les deux affusions. Ils pratiquent d'abord l'affusion supérieure en maniant avec dextérité l'arrosoir, dont ils se font couler le contenu sur le dos ; ou bien ils se rendent dans la buanderie ou dans une chambre de bain, où ils tournent un peu le robinet du réservoir d'eau et s'arrosent d'un jet modéré (fig. 14) le dos, qu'ils promènent sous la lame d'eau suivant leur plaisir et satisfaction. Après cela ils dirigent le robinet ou l'arrosoir sur les genoux. Au bout de 5 minutes tout est fini, et le corps entier a reçu un grand bienfait.

Si vous n'osez vous faire administrer l'affusion par un autre et que vous n'ayez pas assez de dextérité pour opérer vous même, eh bien! lavez-vous avec de l'eau bien froide le haut du corps; puis mettez les pieds, découverts jusqu'au-dessus des genoux, dans un bassin en partie rempli d'eau, prenez avec n'importe quoi de cette eau du bassin et répandez-la lentement sur les genoux et les jambes. Même dans le cas où l'opération se fait de cette manière simple et primitive, l'effet se fera certainement sentir.

3. Affusion dorsale.

L'affusion dorsale est la continuation de l'affusion supérieure. On l'emploie quand il s'agit de fortifier spécialement l'échine. Elle favorise également très bien la circulation du sang, mieux encore que l'affusion supérieure.

De même que dans l'affusion supérieure, l'on conduit le jet, qui peut tomber de plus ou moins haut, avec une percussion plus ou moins forte, d'une omoplate à l'autre, et on laisse ainsi couler 3 ou 6 ou même 8 arrosoirs d'eau le long du dos, depuis les vertèbres cervicales jusqu'au croupion.

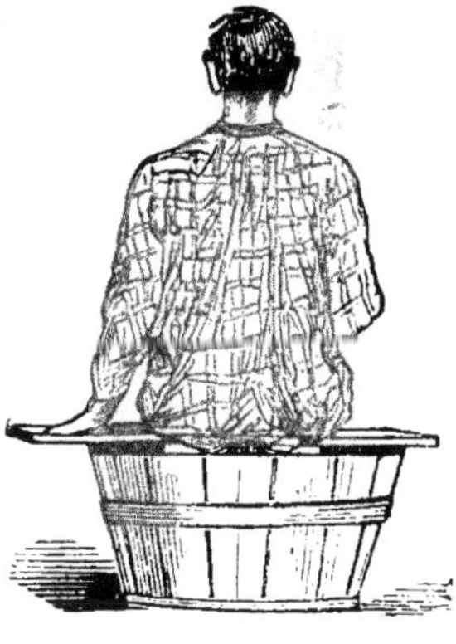

Fig. 15.

Il faut terminer chaque fois l'affusion dorsale par une ablution rapide de la poitrine et de l'abdomen, puis des bras et des jambes.

La manière la plus simple de prendre l'affusion dorsale, c'est de se mettre, en caleçon ou en chemise, sur la baignoire (V. fig. 15, p. 119). Point n'est besoin de rappeler qu'il faut faire la toilette en toute hâte.

4. Affusion inférieure.

Celle-ci est la continuation de l'affusion des genoux en remontant vers le bas-ventre. Elle consiste à soumettre au traitement non seulement les pieds et les jambes, mais aussi les cuisses.

L'effet de cette affusion est le même que celui de l'affusion des genoux, mais porté à un degré plus intense. L'affusion inférieure pourrait, dans tous les cas, remplacer très bien l'affusion des genoux. Il faut qu'elle fasse toujours suite au bain de vapeur des pieds, à moins qu'on ne préfère le demi-bain ou l'«agenouillement» dans la baignoire.

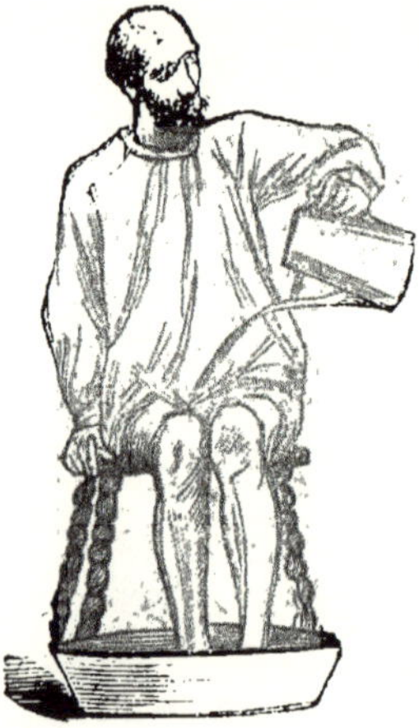

Fig. 16.

Chacun est à même de se gratifier de cette affusion. Si un autre l'administre, il faut se reporter à ce qui a été dit de l'affusion dorsale (Voir fig. 16).

5. Affusion totale.

L'affusion entière ou totale s'étend à tout le corps, depuis le cou jusqu'à la pointe des pieds. Le mode d'emploi est le suivant :

Le patient, revêtu d'un caleçon ou d'une chemise, s'assied sur une planchette dans une baignoire ou dans une large cuve de bois ou de zinc. L'affusion s'effectue, par devant et par derrière, (voir fig. 17.) à la dose d'environ 4 arrosoirs d'eau. Le premier humecte le corps tout entier; les autres (trois ou davantage) sont employés à irriguer toutes les parties du corps, notamment la moelle épinière et les principaux plexus, c'est-à-dire la nuque et ses deux côtés, puis le creux de l'estomac (région épigastrique, sympathique pneumogastrique).

Je recommande expressément cette affusion aux personnes bien portantes, surtout aux personnes ventrues. Elle endurcit, favorise la circulation du sang, fortifie et enlève à ces individus anémiques et « hydrophobes » leur sensibilité excessive.

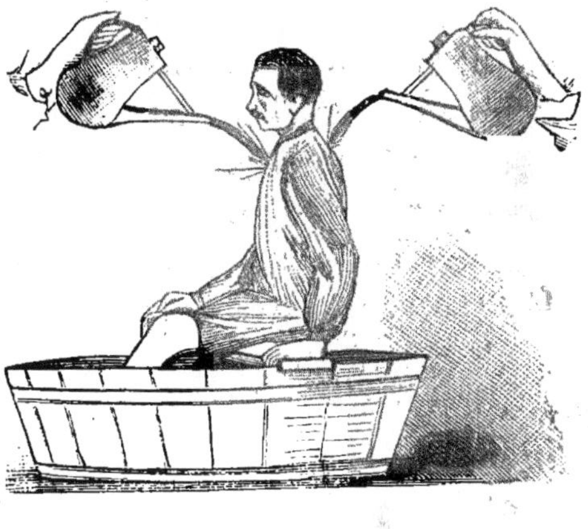

Fig. 17.

Si l'on a froid ou qu'on frissonne, il ne faut pas prendre cette affusion, à moins qu'on ne rétablisse préalablement la chaleur normale, soit par le mouvement, soit par un moyen factice, comme le bain de vapeur des pieds ou de la tête. En dehors de cela, on peut la prendre en toute saison, en hiver cependant dans un local chauffé.

Pour les personnes débiles ou maladives, il est bon de faire dégourdir, d'attiédir un peu l'eau, qui doit avoir au moins le même degré de chaleur que celle des établissements de bains en été (15-18° R.).

La description des maladies en particulier indique dans quels cas et combien de fois l'affusion totale est à pratiquer. Je la préfère sous beaucoup de rapports au bain complet et je l'emploie, en place de ce dernier, quand je veux agir d'une manière énergique, par le jet d'eau, sur une partie bien souffrante, ce qui arrive souvent dans les cas de rhumatisme.

Aux malades, chez lesquels je veux obtenir d'abondantes résolutions et sécrétions, j'administre, après l'affusion totale, le traitement suivant : la chemise, qui a été mouillée par l'affusion, est promptement tordue un peu, de manière que l'eau n'en dégoutte plus, et employée alors en guise de maillot pendant une heure ou une heure et demie. En dehors de ce cas, il faut naturellement l'éloigner et la remplacer par une chemise sèche. Le patient se donne lui-même du mouvement, jusqu'à ce qu'il soit complètement desséché et réchauffé.

Une remarque en passant. Je ne pratique pas et je n'approuve pas les douches à percussion forte, les projections violentes de l'eau sur le corps, telles qu'on les administre en maint endroit. Je ne comprends absolument pas quel effet doivent produire ces grands et puissants jets d'eau sur une personne bien portante, sans même parler des malades. On n'a pas besoin d'une pompe à incendie pour laver le corps : qui en aurait l'idée ? Ces trombes d'eau ne sont pas nécessaires pour un arrosement. Car la maladie est guérissable ou non : si elle est guérissable, un traitement modéré trouvera prise sur elle ; si elle est incurable, à quoi bon un traitement rude et rigoureux ? Il fera plutôt du mal.

E. ABLUTIONS.

Les lotions ou ablutions sont de deux sortes : les ablutions complètes et les ablutions partielles. Nous parlerons des deux sortes. En général, nous faisons remarquer que les principes relatifs aux frictions et à l'habitude de ne pas s'essuyer sont maintenus aussi en cet endroit. Dans chaque lotion, il est essentiel que le corps entier ou des parties déterminées reçoivent l'application de l'eau d'une manière égale. Quant au frottement, au massage, il n'en est nulle part question. Si parfois, dans les maladies, je parle d'ablution énergique, j'entends une opération rapide, qui n'admet ni hésitation ni crainte. La meilleure ablution, totale ou partielle, est celle qui s'effectue de la façon la plus uniforme et dans le moins de temps possible. Dans aucun cas elle ne doit dépasser une ou, tout au plus, deux minutes. Veuillez, après cela, juger de la grande différence de ma méthode d'avec celle qui est en usage dans certains établissements, et faites-moi donc grâce du reproche de laisser mes malades beaucoup trop longtemps dans l'eau froide, ce qui doit nécessairement leur attirer des douleurs dans les membres, des rhumatismes articulaires, etc... Certes, je ne fais point d'excès.

Je répète l'observation que j'ai déjà faite à propos du bain froid entier : quand le corps est froid, quand on frissonne, il ne faut jamais prendre de lotion, surtout pas de lotion entière ou totale. La chaleur propre, se trouvant déjà à un degré assez bas, serait diminuée davantage encore et ne pourrait être rétablie que lentement et à grand'peine. Les suites inévitables en seraient la fièvre, le catarrhe, etc....

I. L'ablution totale.

a) *Pour les personnes en bonne santé.*

L'ablution totale s'étend, comme le nom l'indique, au corps tout entier (la tête exceptée), qu'on lave d'un seul trait, de haut en bas.

Elle s'effectue le plus facilement de la manière suivante : on prend une serviette rude et grossière (la petite éponge des baigneurs marche trop lentement), on la trempe dans l'eau froide et l'on commence par lotionner la poitrine et le ventre, puis le dos, qui est moins accessible. Comment faut-il laver le dos? Chacun trouvera soi-même de quelle manière il peut, le plus vite et le plus facilement, atteindre le dos tout entier. Enfin vient le tour des bras, des jambes et des pieds. Tout doit être terminé au bout d'une minute, au plus tard dans deux minutes. Toute lotion qui dépasserait cette limite pourrait devenir préjudiciable. En outre, gardez-vous bien de faire la lotion dans un endroit où le corps serait exposé à l'air libre. Ce serait une imprudence coupable. Sans s'essuyer, l'on remet ses habits en toute hâte et l'on va au travail ou l'on se donne du mouvement, jusqu'à ce que la peau soit entièrement réchauffée et desséchée.

Quand et combien de fois les personnes bien portantes peuvent-elles user de la lotion complète? Chacun se lave une fois, au matin, la figure et les mains. La lotion complète aussi serait bien placée à cette heure matinale, immédiatement après le lever. Car c'est alors que la chaleur naturelle, par suite des couvertures du lit, est au degré le plus élevé. La lotion sera donc une réfrigération, un rafraîchissement agréable, qui chasserait du coup tout sommeil et donnerait, dès le réveil, de la vie, de l'ardeur, de l'entrain pour le travail de la journée. Il ne peut être question d'une perte de temps, puisque dans une minute tout est fait et que dès lors on pourra aller au travail.

Le citadin fait sa promenade matinale au printemps et en été. Qu'il essaie, avant de se mettre en route, la lotion totale. Je suis convaincu que personne n'aura besoin de l'encourager pour la seconde fois.

Les personnes qui, après la lotion entière, ne peuvent se donner du mouvement ni aller au travail, ont tort de s'en dispenser pour ce motif : qu'elles se lavent tout tranquillement et se remettent alors au lit pour un quart d'heure ou une demi-heure. C'est également bon.

Si on peut arriver — cela coûte si peu d'efforts — à rendre tous les 2 ou 3 jours, pendant un certain temps, ce petit service à son corps, on fera certainement une bonne action, qui sera récompensée au centuple. Si on ne trouve pas pour cela un moment libre à l'heure du lever, on pourra le faire à une heure quelconque de la journée : on se retire durant 2-3 minutes dans sa chambre à coucher ou dans la buanderie, et l'opération bienfaisante sera accomplie. Ne cherchons pas trop nos aises et ne soyons pas si « hydrophobes ».

Quand le maréchal-ferrant ou le serrurier ferme son atelier, il se lave la figure pour se débarrasser de la suie et de la poussière de charbon. Quand le laboureur, chez qui la propreté est quelque peu en estime, rentre des champs, il ne manque pas, dans la saison chaude, de prendre avant tout autre rafraîchissement une gorgée d'eau et de s'en rincer la bouche. Comme ils feraient bien, tous les deux, après le travail pénible de la journée, s'ils délivraient leur corps du dernier reste de sueur dans une ablution totale! Je désirerais de tout cœur que cette petite opération ravigotante et fortifiante fût plus connue!

Le soir, avant le coucher, chacun ne peut pas faire une application d'eau froide, puisqu'elle agite beaucoup de personnes. Celui qui la supporte perdra, précisément à cette heure, le moins de temps possible et dormira d'un sommeil d'autant plus ferme et plus tranquille.

J'ai recommandé avec succès à bon nombre d'individus, qui souffraient d'insommie, au lieu du bain entier, l'ablution entière, qui est plus aisée.

En hiver je conseille toujours de se coucher d'abord au lit pendant 10 minutes et alors seulement, quand tout le corps sera devenu chaud, de pratiquer l'ablution totale.

b) *Pour les personnes malades.*

C'est auprès des malades que j'ai toujours remarqué, non seulement que les frictions et les frottements profitent peu, mais que bien souvent ces opérations sont préjudiciables par suite de l'agitation, du réchauffement non uniforme, etc...

Dans la lotion totale des malades je demande avec insistance, d'abord que tout le corps, le dessous des pieds inclusivement, soit lavé, puis qu'il soit lavé d'une manière uniforme : uniforme par rapport à la quantité d'eau employée à toutes les parties du corps et uniforme par rapport à la friction inséparable de tout lavage, quel qu'il soit. Ce n'est que de cette façon que la chaleur naturelle se développera librement, également, régulièrement. Si l'on se permet des irrégularités, la chaleur se dégagera irrégulièrement, différemment aux différentes parties, ce qui sera d'un effet sinon nuisible, du moins peu favorable.

Je fais toujours effectuer les ablutions des malades de la manière suivante : le malade se mettra sur son séant ou bien, s'il est trop faible, on le maintiendra dans cette position. On lui lavera rapidement le dos, en passant plusieurs fois le long de la colonne vertébrale. C'est l'affaire d'une demi-minute, et le malade se couchera de nouveau. Après cela on lui lavera la poitrine et le ventre, besogne que les personnes non trop débilitées feront elles-mêmes, et pour laquelle il ne faut pas une minute. Vient alors le tour des bras, enfin celui des jambes. Au bout de 3 ou 4 minutes tout est passé, et le malade se sentira à son aise, comme rajeuni.

De même que je puis tous les jours laver à quelqu'un la figure et les mains, je puis lui donner aussi, avec de la bonne volonté et de la charité, l'ablution entière. La 2e et la 3e fois on aura acquis de la pratique, et l'opération sera d'autant plus aisée.

Si la lotion du corps entier était réellement trop pénible pour un malade très fatigué, l'on pourra distribuer la lotion totale en 2 ou 3 lotions partielles : le matin on lavera la poitrine, le ventre et les bras, et vers le soir le dos et les pieds ; ou bien dans la matinée on lavera la poitrine et le ventre, vers midi le dos, et dans la soirée les bras et les jambes.

Une ablution prudente et rapide ne fera jamais de mal, lors même que l'eau serait très froide — ce qui vaut mieux, du reste.

Nous indiquons dans les cas spéciaux de maladie quand et combien de fois l'ablution totale des malades est à pratiquer.

Nous observons seulement, en cet endroit, que, surtout dans les fièvres aiguës, puis dans toutes les maladies accompagnées de fièvres aiguës, particulièrement dans le typhus et la variole, les lotions totales jouent un rôle essentiel et remplacent toujours les bains froids entiers, si ces derniers, pour une raison ou pour une autre, ne peuvent pas être pris.

Dans la fièvre, la chaleur grandissante et l'anxiété qui en surgit indiquent chaque fois le moment de répéter l'ablution, qui, dans certaines circonstances, peut avoir lieu toutes les demi-heures.

Beaucoup de maladies, comme le catarrhe, la fièvre muqueuse, la variole, le typhus, etc...., ont déjà été guéries par les seules ablutions totales de ma méthode.

Chez les natures débiles j'emploie pour les lotions, en place de l'eau pure, très souvent du vinaigre étendu d'eau. Le vinaigre, outre qu'il fortifie, déterge mieux la peau et ouvre davantage les pores.

On entend souvent dire que les ablutions au vin, à l'alcool (j'excepte le vinaigre), etc...., produisent des effets extraordinaires. Bien des fois j'ai essayé ces sortes d'ablutions, mais jamais je n'ai pu obtenir que des résultats ordinaires, parfois très médiocres; de fois à autres je n'ai eu même aucun résultat.

Jadis l'eau-de-vie de lie de vin passait pour le *nec plus ultra* comme moyen de lotion, ce qui rendait florissant le commerce de cet article. Plus tard il y eut une période de répit, et, dans ces derniers temps, la vogue de cette eau-de-vie a repris de plus belle.

Ces sortes de remèdes paraissaient à l'horizon et s'en allaient de nouveau, comme les comètes. Ils laissent parfois une longue traînée; mais ils finissent chaque fois par disparaître pour toujours. Ces astres ne sont pas les étoiles ordinaires et régulières, qui paraissent chaque nuit et brillent tranquillement et sans interruption. C'est avec ces dernières que je voudrais comparer l'eau: elle agit, et ses applications resteront et se maintiendront, après que ces « courants extraordinaires » auront cessé de couler, d'autant plus qu'ils n'auront pas soutenu l'épreuve.

Je souhaite très ardemment que l'eau se fraie un chemin de plus en plus large, qu'elle se fasse jour à travers les classes d'hommes qui pourraient, pour le plus grand bien de l'humanité, favoriser son emploi et faire connaître son utilité si salutaire.

2. L'ablution partielle

ne s'étend pas à tout le corps, mais seulement à l'une ou l'autre partie.

On en fait usage à l'aide de la main ou d'une grosse serviette, humectant d'eau fraîche tel membre ou telle partie du corps. Pour le reste, il faut suivre les règles tracées pour l'ablution totale.

Que ce soit le doigt ou l'orteil, la main ou le pied, que l'inflammation a atteints — toujours faut-il éteindre là où le feu a pris. Les détails plus circonstanciés, relatifs au moment où l'ablution partielle est à pratiquer, se trouvent indiqués dans les différents cas de maladie en particulier.

F. MAILLOTS.

Ce sont des enveloppements, des emmaillottements dans un drap mouillé recouvert d'une couverture de laine. Nous distinguons plusieurs sortes de maillots. Nommons d'abord

I. Le maillot de tête.

Ce maillot peut se prendre de deux manières.

A. — On lave la tête entière, on la mouille complètement, visage et cheveux. Il faut que l'eau pénètre jusqu'à la peau, jusqu'aux parties recouvertes par les cheveux, mais elle ne doit pas dégoutter de ces derniers ; ce serait exagérer les bonnes choses. On met alors par-dessus la tête un linge sec, qu'on fixe de manière qu'il s'adapte bien partout, qu'il ferme bien, ne laissant aucun passage à l'air et ne faisant voir que les yeux et la moitié du front. Au bout d'une demi-heure, rarement d'une heure, les cheveux sont desséchés.

On peut ensuite renouveler 1, 2 ou 3 fois la lotion et l'enveloppement ; il faut seulement veiller à ce que le linge, qu'on met autour de la tête, soit bien sec. La 2e et la 3e application dureront une demi-heure chacune, mais on fera bien attention à ce que les cheveux soient, avant chaque application nouvelle, complètement desséchés. Il faut s'habituer, après la dernière opération, à laver rapidement avec un peu d'eau froide le cou et la tête et à s'essuyer, comme on fait pour la toilette du matin.

B. — Le maillot de tête se pratique le mieux de la manière suivante, surtout dans les cas où l'on veut obtenir de fortes éliminations ou sécrétions : on lave la tête comme ci-dessus; puis on applique un double enveloppement, d'abord celui du premier mode d'emploi, ensuite un second enveloppement au moyen d'un molleton, s'adaptant bien partout. Si la chaleur de la tête est forte, l'on peut mouiller non seulement les cheveux, mais aussi la première enveloppe, c'est-à-dire le linge recouvert du molleton. L'application doit-elle durer un certain temps, il ne faut pas négliger le renouvellement, qui ne doit jamais être retardé au delà de 25-30 minutes. Ce second mode d'application se termine comme le premier.

Les maux de tête, surtout ceux de nature rhumatismale, provenant d'un refroidissement, d'un changement subit de température, sont traités avec succès par le maillot de tête; de même aussi les pellicules trop nombreuses, les efflorescences sèches, les boutons du cuir chevelu.

2. Le maillot de cou.

La forme adoucie du maillot de cou consiste à mouiller, à l'aide de la main ou d'une serviette, le cou tout entier et à l'envelopper soigneusement, mais sans trop serrer, de 3-4 tours d'un morceau de gros linge taillé en bande et bien sec; car il faut soustraire la partie mouillée au contact de l'air.

La seconde forme du maillot de cou est la suivante : on trempe un linge souple dans l'eau fraîche et on l'enroule autour du cou; par-dessus s'applique un linge sec, et le tout est enveloppé d'un bandeau de laine ou de flanelle. Si vous n'avez pas ce bandeau, servez-vous tout simplement d'une étoffe quelconque de laine, pourvu que l'air n'ait pas d'accès.

Toute mon expérience m'oblige à condamner en bloc les applications prolongées, parce qu'elles produisent souvent le contraire de ce qu'on en attend : l'aggravation au lieu de l'amélioration. Voilà bien souvent le motif, pourquoi les applications d'eau perdent le crédit et la confiance. Un malade ainsi trompé dans son espoir ne se laisse pas facilement convertir : la force de l'éloquence, les arguments, tout est en pure perte.

Cette remarque générale, qui concerne toutes les applications d'eau, regarde spécialement les maillots, celui du cou non excepté.

Tous les maillots sont principalement destinés à agir comme révulsifs, c'est-à-dire à empêcher une affluence excessive et désordonnée du sang à une certaine partie, à détourner le sang de cette partie, et à attirer au dehors les trop grandes chaleurs.

Si donc je laisse le maillot trop longtemps à la place malade, par exemple toute une nuit, cette place s'échauffera de plus en plus, le sang y affluera davantage et la chaleur y augmentera de telle sorte que le mal (inflammation) doit nécessairement empirer. Les conséquences, qui en résultent pour le maillot de cou, sont évidentes.

Je suis absolument opposé aux emmaillottements qui durent plusieurs heures ou même toute la nuit. Une application complète ne prend chez moi qu'une heure, tout au plus une heure et demie, et je fais renouveler le topique après chaque demi-heure, souvent après toutes les vingt minutes, c'est-à-dire tremper de nouveau le linge dans l'eau froide et le remettre en place, comme la première fois, de sorte que, pour le même enveloppement, l'on peut retremper jusqu'à quatre fois. Cela varie suivant les patients et dépend du degré plus ou moins élevé de leur chaleur. Le sentiment d'une certaine aversion et d'anxiété est le meilleur signe que le moment de changer est arrivé.

Le maillot du cou est prescrit dans les inflammations de la gorge (esquinancie), dans les difficultés d'avaler (dysphagie), dans beaucoup de maux de tête. En même temps on cherchera à aider l'action du maillot par d'autres applications d'eau, agissant sur une partie localisée (par exemple, les chaussettes mouillées) ou sur le corps entier.

3. Le châle.

Le châle est un appareil destiné spécialement à la poitrine et à la partie supérieure du dos. Chaque femme, chaque fille, surtout à la campagne, connaît le vêtement usité sous ce nom. C'est un grand carré d'étoffe de laine, qu'on plie en deux et dont on couvre, en forme de triangle, les épaules, de manière à avoir le grand angle sur le dos et les angles aigus sur la poitrine (voir fig. 18 et 19).

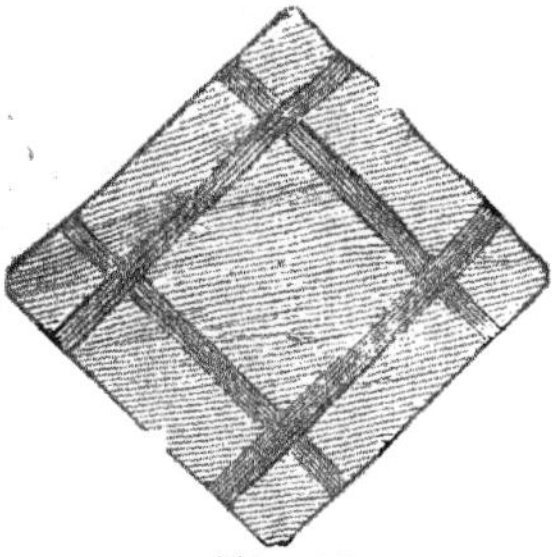
Fig. 18.

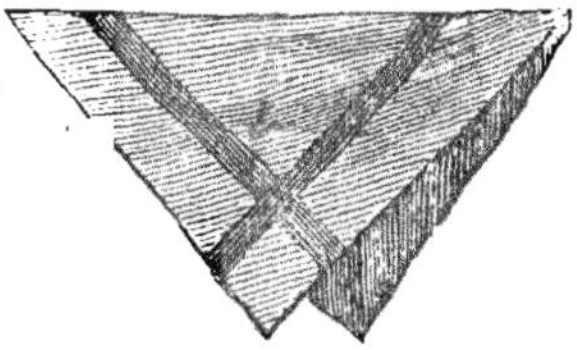
Fig. 19.

Le châle comme appareil hydrothérapique se compose d'un grand morceau de linge grossier, ayant la forme carrée, dont les côtés mesurent un mètre et demi. Plié en forme de triangle équilatéral et mis, de la manière indiquée, sur les épaules, cet épithème recouvre la poitrine et le dos, descendant devant et derrière jusqu'à la région lombaire (fig. 20 et 21, p. 134).

Cette serviette grossière est trempée dans l'eau froide, puis tordue, appliquée sur la peau et recouverte d'une enveloppe de laine ou d'un linge sec, pour la soustraire à l'air.

L'on sentira bientôt naître une agréable chaleur, et le linge mouillé se chauffera de plus en plus.

L'application du châle peut durer une demi-heure ou 1 heure ou même 1 heure et demie, ou encore 2 heures dans les cas exceptionnels où un révulsif énergique est commandé. Quand la durée se prolonge, il ne faut pas oublier de renouveler l'application, ce qui a lieu au bout d'une demi-heure ou de trois quarts d'heure, c'est-à-dire quand la chaleur augmente et que le châle devient chaud, très chaud.

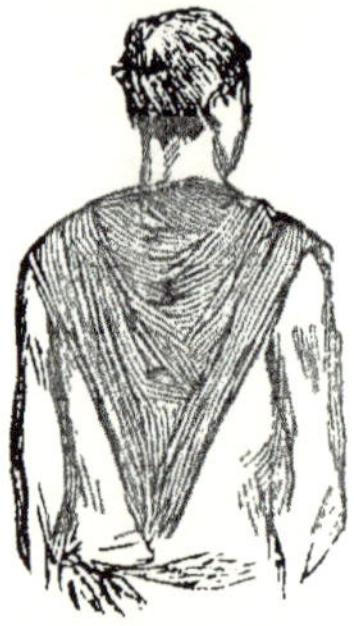

Fig. 20.

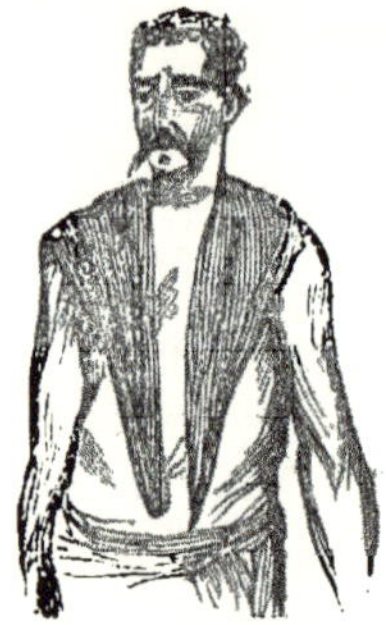

Fig. 21

Notre inoffensif châle a une action résolutive et révulsive dans les chaleurs intérieures, dans les congestions et les commencements d'inflammations à la tête ou dans la tête, dans les catarrhes fiévreux, et dans les embarras de la gorge, des bronches, de la poitrine.

Le châle a toujours rendu de très grands et d'étonnants services aux personnes dù sexe faible dans l'hypocondrie et l'aliénation mentale. Employé simultanément avec une autre application tout aussi facile, il a parfaitement suffi pour débarrasser la tête de l'afflux du sang, pour en détourner le trop-plein. Cette autre application, dont il est question, consistait ordinairement dans les chaussettes mouillées, dans l'emmaillottement des pieds ou dans un pédiluve chaud animé avec du sel et des cendres.

4. Le maillot de pieds.

L'enveloppement des pieds est toujours une importante application accessoire, c'est-à-dire un remède qui seconde l'action d'autres applications. Nous distinguons un double emmaillottement des pieds : l'emmaillottement proprement dit des pieds et l'emmaillottement des genoux.

a) *Maillot de pieds proprement dit.*

Les gens de la campagne, qui disposent de peu de ressources et de temps, simplifient le mode d'emploi de cette application, en mettant tout bonnement des chaussettes mouillées et, par-dessus, des bas de laine à l'état sec. Pendant la durée de l'opération ils se mettent au lit et se couvrent chaudement.

Si ce procédé ne vous convient pas, eh bien ! alors trempez un morceau de linge grossier ou une bande de toile dans un liquide moitié eau et moitié vinaigre, enveloppez-en les pieds jusqu'au-dessus de la cheville, mettez par-dessus un bandeau sec de laine ou de flanelle et couvrez-vous bien dans le lit.

L'application dure 1 heure, 1 heure et demie ou 2 heures et exige toujours le lit.

Se dégage-t-il beaucoup de chaleur et s'agit-il d'excercer une révulsion, comme cela arrive dans la pneumonie, la pleurésie, la péritonite, dans les inflammations du bas-ventre, en ce cas il faut renouveler l'application, retremper le linge toutes les fois que la chaleur devient intense.

Dans tous les cas où il s'agit d'attirer au dehors les humeurs morbides des pieds, de calmer la chaleur dans les inflammations, de détourner le sang de la partie supérieure du corps vers le bas, c'est le maillot de pieds qui rend d'excellents services.

Ne confondez pas le maillot de pieds avec le pédiluve et ses effets. La durée de celui-ci étant plus courte, ses effets sont par le fait même plus restreints. Il apporte, sans doute, du calorique et du sang dans les pieds ; mais il ne pourra jamais, chaud ou froid, opérer une dépuration ou éliminer les humeurs morbides des pieds.

N'oublions pas un mode tout particulier du maillot de pieds. Celui qui supporte, au soir, les applications d'eau froide, ne doit pas négliger de mettre, en allant se coucher, des chaussettes mouillées, et pardessus d'autres chaussettes ou des bas à l'état sec. De cette manière il ne perdra point de temps, il dormira magnifiquement et n'aura pas besoin de faire attention à la durée : il aura soin seulement, sitôt qu'il se réveillera dans la nuit ou au matin, de se débarrasser de l'appareil.

C'est aux gens de la campagne, quand ils se sentent bien fatigués au déclin de la journée, que ce procédé d'application est tout spécialement recommandé : bien mieux que le pédiluve froid, il enlèvera toute fatigue à leurs pieds.

Si vous êtes sujet aux pieds froids, essayez donc ce maillot de nuit. Bien souvent je l'ai recommandé avec succès aux personnes qui souffrent beaucoup de la sueur aux pieds, mais toujours après l'avoir fait précéder de plusieurs bains de vapeur des pieds.

b) *Maillot de genoux.*

L'enveloppement, pratiqué comme il vient d'être expliqué et remontant jusqu'au-dessus des genoux, donne beaucoup plus de résultat que le maillot de pieds seul.

La bande de toile mouillée, qu'on enroule autour des pieds, est continuée et prolongée, jusqu'à ce que les genoux soient enveloppés aussi ; puis on recouvre tout l'appareil d'un molleton quelconque, comme cela est indiqué plus haut.

Le procédé et la durée de cette application se règlent sur les principes énoncés plus haut sous la lettre A.

Je ne puis assez conseiller ce maillot pour éliminer la chaleur du haut du corps, pour enlever une grande fatigue, spécialement pour débarrasser de vents gênants et de gaz longtemps retenus.

Il ne faut pas confondre cette opération avec celle qui consiste à se tenir dans l'eau jusqu'au-dessus des genoux et dont il est question à propos des demi-bains. Cette dernière opération a une action confortante, nullement révulsive.

5. Le maillot inférieur

est ainsi appelé, parce qu'il est principalement employé contre les infirmités du bas-ventre et des jambes : il commence sous les aisselles et descend jusqu'au delà de la pointe des pieds. Les épaules et les bras ne sont pas soumis à l'application : ils restent libres, mais doivent, quand le patient sera au lit, être bien couverts de la chemise ou d'un vêtement plus chaud, afin que l'air n'ait pas d'accès par le haut.

Voici le mode d'emploi du maillot inférieur : sur le drap de lit, qui recouvre le matelas ou la paillasse, on étend une longue et large couverture de laine. Le linge, qui va servir à l'enveloppement, doit être assez grand pour s'enrouler au moins 2 fois, dans certains cas 3-4 fois, autour du corps et aller jusqu'au delà de la pointe des pieds (double, triple, quadruple enroulement). On prend ce linge, plié, si l'on veut, en deux, on le trempe dans l'eau froide, on le tord assez pour que l'eau n'en dégoutte plus, puis on le déploie en forme de rectangle sur la couverture de laine, déjà disposée. Ensuite le patient s'allonge sur cette couche humide et s'enveloppe dans le drap mouillé, dont les deux bouts, croisés sur la poitrine et le ventre, joignent bien et ne laissent libre absolument aucune partie du bas-ventre. Après cela la couverture de laine est enroulée de même autour du corps, pour le soustraire complètement à l'air. L'excédant, par le bas, du drap et de la couverture

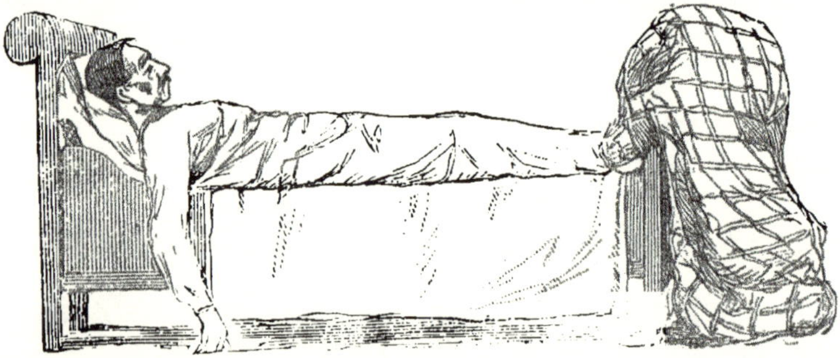

Fig. 22.

est rabattu sur les pieds. Le tout est recouvert d'un lit de plumes, qu'on borde soigneusement. La plupart du temps les pieds exigent encore une couverture supplémentaire (voir fig. 22).

Cette opération n'est pas aussi compliquée que cela paraît à la lecture. Elle peut être facilitée en ce que le patient, habillé d'un caleçon et se trouvant hors du lit, s'entoure lui-même du maillot humide et se couche alors sur la couverture étendue. A ce moment, afin que tout se fasse vite et sans retard, quelqu'un peut venir à son secours, pour mettre en ordre le maillot humide et en croiser les bouts, border exactement la couverture et ajouter le lit de plumes.

Naturellement la besogne donne certains embarras, mais il me semble qu'elle est toujours plus simple et plus facile que l'emmaillottement au moyen de longues bandes préparées exprès, dont je n'use jamais dans les enveloppements plus ou moins considérables.

Il y a façon de s'y prendre, la pratique l'enseigne. Je connais nombre de personnes qui, sans peine et en fort peu de temps (ce qui est une chose essentielle) savent se préparer et s'appliquer tous les maillots de grande dimension.

Plaçons ici une observation qui va calmer les personnes à qui la lecture de ces pages à fait venir la chair de poule.

Si vous éprouvez de l'antipathie pour l'eau froide, et que vous possédiez peu de chaleur naturelle ou des nerfs trop tendres, eh bien ! alors trempez tout simplement le maillot dans l'eau chaude.

C'est d'ailleurs cette manière de faire que j'aime le mieux, sans la prescrire absolument, pour les personnes faibles, débiles, anémiques, surtout pour les vieillards.

L'application du maillot inférieur dure 1 heure, ou 1 heure et 1/2, parfois 2 heures. Le froid, qui se fait sentir au commencement, fera bientôt place à une agréable chaleur.

Les pauvres, les gens simples et les paysans peuvent simplifier de beaucoup toute cette histoire. Ils prendront un vieux sac à blé, déjà usé et partant peu raide et dur; ils le tremperont dans l'eau, le tordront et s'y enfonceront jusque sous les bras, comme s'ils mettaient le pantalon. Dans ce costume primitif on s'étend sur la couverture de laine du lit, dans laquelle on s'enveloppe, puis on se couvre chaudement. Des centaines de personnes ont essayé ce sac humide ; il vous fera du bien, à vous aussi ; ne vous gênez pas !

L'effet du maillot inférieur, qu'on associe toujours à d'autres applications, est multiple : outre qu'il réchauffe, il a une action résolutive et éliminatrice, qu'il exerce notamment sur le bas-ventre. On a ordinairement recours à cet adminicule dans les tumeurs aux pieds, dans les états de goutte et de rhumatisme, dans les affections rénales, dans les crampes, dans les flatulences, etc....

Au lieu de l'eau pure, chaude ou froide, j'emploie fréquemment une décoction de fleurs de fenaison, de foin aigre, de paille d'avoine, de branches de pin. Le foin aigre remplace les fleurs de fenaison ; mais les deux rendent service dans les affections des voies urinaires et prêtent leur concours au traitement de la pierre et de la gravelle.

La décoction de paille d'avoine a toujours fait ses preuves dans le traitement des douleurs rhumatismales, de la pierre et de la gravelle. La décoction de branches de pin sert, aux natures faibles, à éconduire les flatuosités et à guérir les états spasmodiques les plus divers du bas-ventre.

6. Le demi-maillot.

Voici l'enveloppement qu'on cite et emploie plus que tous les autres. Il constitue à lui seul un traitement complet, c'est-à-dire il agit sur tout le corps, sans qu'on ait recours à d'autres applications. Il augmente la chaleur propre ou attire au dehors le calorique superflu, suivant que son application est longue ou courte. Il a une très grande valeur : ce que le cheval-porteur est aux grosses voitures, le demi-maillot l'est au nombre de tous les maillots.

Ce qui fait qu'il est tant répandu et tant apprécié, c'est que chacun peut commodément le prendre et l'appliquer. Il commence ses enroulements aux aisselles et les termine au-dessus des genoux. Une grosse toile est pliée en quatre ou en six, de manière qu'elle ait la largeur voulue et puisse s'enrouler autour du corps; on la trempe dans l'eau, on la tord et on l'applique avec soin; puis une couverture de laine soustrait ce maillot à l'air, et le lit de plumes fournit la chaleur nécessaire (voir fig. 23).

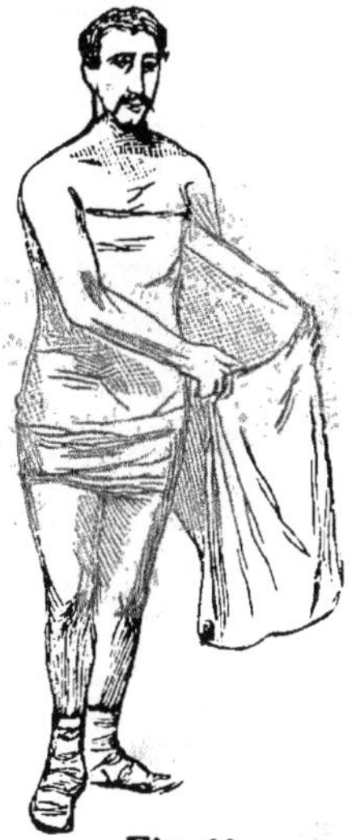

Fig. 23

Les personnes faibles et d'un certain âge, en un mot les personnes anémiques, dont la chaleur propre ne monte pas à un degré bien élevé au-dessus de zéro, peuvent ou doivent même prendre cette application à l'état chaud.

Les gens pauvres et simples de la campagne peuvent, en place du linge quadruple ou sextuple, prendre un vieux sac à blé, qu'ils mouillent et appliquent dans le sens de la largeur.

La durée de l'application est, suivant la prescription, d'une heure, d'une heure et demie, parfois de deux heures.

Si les personnes bien portantes usaient tous les huit jours, au moins tous les quinze jours, du demi-maillot, elles préviendraient parfaitement une foule d'infirmités. Il a une action favorable et dépurative sur les reins et le foie, ainsi que sur l'abdomen, qu'il délivre des ventosités retenues, des gaz importuns, des matières qui y ont séjourné trop longtemps, de l'eau superflue. L'hydropisie, les affections du cœur et de l'estomac (qui proviennent fréquemment de l'expansion des gaz vers le haut et qui cessent immédiatement après la disparition de ceux-ci) ne viennent jamais molester les amis du demi-maillot. Je connais un grand nombre de ces amis fidèles qui passent mainte nuit dans cette gaine et y dorment, jusqu'au matin, comme des bienheureux.

Ce topique admirable trouve l'application la plus diverse dans les engorgements de l'estomac, dans les maladies du cœur et des poumons, dans différentes infirmités de la tête et de la gorge. L'on trouvera des détails, à la 3e partie, dans une série de cas de maladies.

Quand je suis dans le doute au sujet d'un état pathologique, quand je ne reconnais pas clairement le siège du mal, c'est toujours le demi-maillot qui est mon meilleur conseiller et guide. Je ne puis m'expliquer davantage à ce sujet.

Aux personnes dont le bas-ventre est débilité par n'importe quelle cause, je recommande de frictionner l'abdomen de graisse de porc ou d'huile camphrée, immédiatement avant ou après l'emploi du demi-maillot.

Dans les cas de spasme je fais mettre quelquefois, sous le maillot, un simple linge imbibé de vinaigre sur le corps.

7. La chemise mouillée.

J'ai choisi ce procédé d'application, parce qu'il ne saurait être mal compris même des gens les plus simples.

Une chemise ordinaire de toile est trempée dans l'eau, puis convenablement tordue et passée, comme d'habitude, sur le corps. L'on se couche ensuite sur la couverture déployée, dont on s'enveloppe soigneusement, et l'on se couvre chaudement du lit de plumes.

J'ai connu un homme qui trouvait ce procédé encore trop embarrassant. Il se tenait en chemise dans une baignoire, se faisait répandre un arrosoir d'eau sur la chemise et le corps, puis s'enveloppait ou se faisait envelopper dans les couvertures de laine. Cet emmaillottement, le premier et le meilleur de tous, lui allait bien et il ne pouvait assez s'en louer : ah ! il fait bien dormir, produit de la gaîté, éveille l'esprit et rafraîchit le corps !

On garde la chemise mouillée pendant 1 heure ou 1 heure et demie, même 2 heures. Quant à son action, l'expérience m'a appris qu'elle ouvre les pores et déterge à la façon d'un emplâtre anodin ; elle calme, elle fait disparaître les congestions et les spasmes, elle produit une chaleur uniforme et, par suite de son influence favorable sur la peau, elle améliore l'état général de la santé. Je l'ai employée avec un succès tout particulier contre les affections mentales, contre la danse de Saint-Guy chez les enfants, dans d'autres infirmités semblables, surtout dans les maladies de la peau. Fallait-il, dans ces derniers cas, produire de fortes sécrétions, provoquer des éruptions, comme la scarlatine, etc... alors je faisais tremper la chemise dans l'eau salée ou dans une eau mêlée de vinaigre.

8. Le manteau espagnol.

Je n'ai pas inventé cette dénomination, mais je n'ai pas non plus de raison plausible pour la modifier, lors même qu'elle paraîtrait drôle à certains lecteurs. D'ailleurs, le nom n'y fait rien ; il y va de la chose ainsi dénommée.

Le manteau espagnol, appelé aussi grand maillot ou maillot complet, constitue, comme le bain entier et le demi-maillot, une application entière et indépendante, qui agit sur tout l'organisme. Cela n'empêche pas que, dans des maladies graves et dangereuses, on l'emploie alternativement avec d'autres applications d'eau.

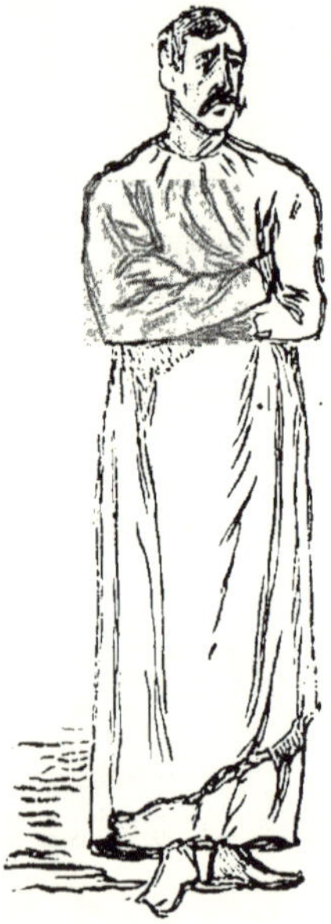

Fig. 24.

En quoi consiste le maillot complet ?

De linge grossier, de toile d'étoupe l'on fait une espèce de manteau, qui ressemble à une grande chemise avec manches, complètement ouverte devant et descendant jusqu'aux pieds ou au delà : une sorte de robe de chambre en toile (voir fig. 24). Ce manteau est trempé dans l'eau froide ou — pour les personnes faibles, anémiques, âgées, «hydrophobes» — dans l'eau chaude, puis tordu, passé à la façon d'une chemise et bien fermé ou croisé par-devant. Le lit a été disposé d'avance et les couvertures de laine sont prêtes à recevoir le patient. A cet effet on a étendu, dans le sens de la largeur, une grande et large couverture de laine ou bien deux couvertures plus petites sur le matelas ou la paillasse. Le patient se couche dessus et se fait envelopper hermétiquement dans les couvertures de laine, puis couvrir par le lit de plumes (voir fig. 25). Il faut avoir garde que la mise du vêtement mouillé et l'enveloppement dans la laine se fassent en toute hâte, afin que le patient soit, le moins de temps possible, exposé à l'air frais.

Un beau jour il vint à moi un homme qui souffrait de toutes sortes d'infirmités : des congestions, des ventosités, des hémorroïdes le molestaient, et une hypertrophie du cœur lui causait de grandes angoisses. Il s'habitua à prendre, 1-2 fois par semaine, le manteau espagnol, et, au bout d'un certain temps, toutes ses infirmités avaient disparu comme par enchantement. Depuis lors le manteau espagnol

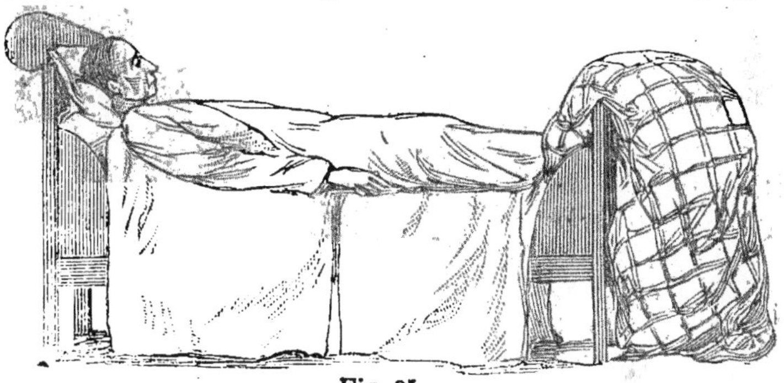

Fig. 25.

est son remède universel : comme il n'a pas beaucoup de temps à perdre, il le prend en se couchant et s'en défait à son réveil, soit au cours de la nuit, soit seulement le matin. Pour plus de commodité il se fit faire d'une forte étoffe de laine un second manteau espagnol, qui lui tient lieu de couverture de laine et le dispense de l'assistance d'autrui pour appliquer le grand maillot.

La durée de ce maillot est de 1 heure, 1 heure et demie, au plus 2 heures : elle se détermine suivant la force, surtout l'obésité de l'individu. Pour un pauvre petit paysan il suffit d'une heure ou d'une heure et demie, tandis qu'on peut, sans hésiter, prescrire deux heures à un brasseur.

Voulez-vous savoir si et comment le manteau espagnol a agi, eh bien! examinez le liquide, dans lequel le maillot doit être soigneusement lavé après chaque application: vous trouverez qu'il est tout trouble; oui, vous serez étonné et vous aurez de la peine à croire combien de matières immondes et superflues le manteau espagnol est à même d'absorber.

Je connais des cas où le maillot de toile blanche est devenu tout jaune : c'était un jaune que n'a pu faire disparaître aucune lessive, il a fallu blanchir en règle.

Le manteau espagnol dilate très doucement, mais complètement les pores sur toute la surface cutanée et attire toutes les substances malsaines, les mucosités, etc.... Inutile de dire combien il agit favorablement sur la température normale du corps, sur l'état général de la santé.

En particulier je prescris ce grand emmaillottement dans les catarrhes généraux (qui envahissent plus ou moins le corps tout entier), dans la fièvre pituiteuse, la podagre, la maladie articulaire, la variole, le typhus, et aussi pour prévenir les coups d'apoplexie, etc... On le rencontrera souvent dans le traitement des maladies (3e partie de ce livre).

Si vous trempez le manteau espagnol dans une décoction de fleurs de fenaison, de paille d'avoine, de branches de pin, il rendra d'excellents services dans les maladies (goutte, pierre, gravelle etc...) dont la guérison est due spécialement à ces plantes.

G. L'EAU PRISE EN BOISSON.

Je dirai en peu de mots ma manière de voir dans cette question. Je préviens de deux extrêmes, c'est-à-dire de deux opinions qui excèdent la juste mesure. Il y a un certain nombre d'années, c'était à qui boirait le plus d'eau : celui qui en absorbait le plus grand nombre de litres, remportait la palme. Ingurgiter 8, 12, 16, 20 litres d'eau par jour, cela se voyait fréquemment; aujourd'hui encore plus d'un s'imagine que l'absorption de masses d'eau procure la santé. Je préfère, du reste, cette fantaisie à l'idée de croire qu'une quantité de 6, 8, 10 litres de bière n'est pas trop de liquide pour les aliments solides pris dans le courant de la journée.

Les gens de l'extrême opposé passent des semaines et des mois sans boire une goutte d'eau; car ils trouvent malsain de boire de l'eau, et ils se gardent bien de toucher au vin ou à la bière, pour la raison que les spiritueux sont des poisons.

Comme les hommes perdent quelquefois le sens commun, se privent de tout jugement sain, renient le sentiment naturel et l'instinct, auxquels les bêtes obéissent à l'aveugle! Est-ce raisonnable?

L'horloge, quelques minutes avant de sonner, donne un signe. Est-ce donc que le grand Maître, notre Créateur, a fait du bousillage, une œuvre incomplète? Ou sont-ce les hommes qui ont mis le désordre dans son ordre admirable? Oui, certes. Le Créateur infiniment sage laisse la faim et la soif donner le signal, quand il faut manger, quand il faut boire. Le corps humain, cette horloge parfaite, irait et sonnerait très bien, si n'était la sottise des hommes, qui jette du sable, des ordures et d'autres superfluités dans le rouage et trouble ainsi ou détruit peut-être sa marche régulière.

Quand les animaux domestiques et les animaux sauvages sentent la faim, il vont à la recherche de leur nourriture ; quand la soif se manifeste, ils courent à la source limpide. Sitôt que le besoin est satisfait, ils cessent de boire et de manger, ne touchent plus à rien.

C'est de la même façon que, dans la vie bien réglée, se conduit l'homme qui n'est pas gâté, qu'il soit malade ou bien portant.

Voici, par conséquent, notre principe unique et souverain en cette matière, un principe précieux que chacun devrait suivre : *Allez boire toutes les fois que vous avez soif*, *et ne buvez jamais trop*.

Je connais des personnes qui, toute la semaine peut-être, ne boivent pas une goutte d'eau, tandis que d'autres prennent au déjeûner leur verre d'eau traditionnel et s'en contentent pour toute la journée. Ils n'ont jamais soif, et cela s'explique par le fait que le corps reçoit journellement une certaine quantité d'eau renfermée dans les aliments. Si nous faisons abstraction des grands échauffements de l'été ou des ardeurs intérieures qui annoncent d'ordinaire une maladie, il faut avouer que la soif proprement dite visite rarement la plupart des hommes, et c'est pour moi toujours un mystère, comment tant d'hommes peuvent néanmoins, sans en éprouver le besoin, inonder leur estomac. Cela ne se fait pas impunément. [1]

[1] Disons aussi un mot de la boisson à table, surtout au repas principal de midi. Cette observation regarde moins les gens de la campagne que les personnes de la ville et de la haute

Buvez toutes les fois que vous avez soif, et ne buvez jamais trop. Les paysans n'aiment pas les averses ; ils prétendent qu'elles ne sont pas fécon-

volée. « Boire dans le manger », comme on dit, cela n'est pas bon. Je connais des médecins, surtout ceux de l'ancienne école, qui le déconseillent aux hommes bien portants et le défendent formellement à leurs malades. Si vous regardez et que vous sachiez profiter de l'expérience, vous saurez que tous ceux qui, à table, boivent beaucoup d'eau, de bière ou autre chose, en un mot, tous les buveurs, ont toujours à se plaindre de mauvaise digestion. Cela n'est pas possible autrement : que voulez-vous ?

Pendant qu'on mâche la nourriture dans la bouche, elle est ou doit être mêlée et pénétrée de la salive, qui est produite à cette fin par des glandes spéciales. Il ne serait pas prudent d'avaler quelque chose de solide, c'est-à-dire de l'introduire dans l'estomac, avant que le travail préparatoire si important de la mastication soit fait et bien fait. Dans l'estomac les aliments ainsi préparés sont imbibés du suc gastrique. Plus ce suc est pur, bon et naturel, plus aussi la digestion et ses résultats seront favorables, c'est-à-dire plus les sucs et les substances nutritives, apprêtés par la digestion et mis à la disposition de la nature, seront propres à l'élaboration et au perfectionnement des différentes parties constitutives du corps.

Or, si quelqu'un absorbe un aliment et l'arrose alors d'un liquide, que ce soit de l'eau, du vin ou de la bière, cet aliment ne sera plus pénétré d'un suc gastrique tout pur, puisqu'il s'y trouve mêlée une quantité plus ou moins considérable d'eau, de vin ou de bière.

Si pendant le repas vous répétez 6-8 fois cet arrosement, vous détrempez d'un côté le suc gastrique au point qu'il ne peut plus servir à féconder la digestion, et d'autre part vous gorgez l'estomac d'un bol alimentaire mélangé de 6-8 manières différentes, qui, au lieu de vous nourrir, sera pour vous un

dantes et qu'elles font plus de mal que de bien. Ils affirment, au contraire, que les épais brouillards du matin, qui humectent les chapeaux des travailleurs, sont plus favorables, parce qu'ils contribuent à la végétation et augmentent les produits.

Le corps humain, en particulier l'estomac, a besoin de fluides, pour raréfier et multiplier de temps à autre le suc gastrique, et pour maîtriser ainsi tout le contenu solide. Il manifeste ses désirs, en demandant doucement un peu d'eau, ou en demandant énergiquement à boire beaucoup, suivant les besoins qu'il éprouve. Il faut l'écouter toujours, qu'on soit malade ou bien portant, mais ne jamais lui donner plus que de raison, de petites quantités dans des intervalles convenables; à l'état de maladie, notamment dans la fièvre, on fait bien de lui en donner souvent, mais peu, p. ex., une cuillerée toutes les 5

tourment. Plaignez-vous alors de mauvaise digestion! C'est l'estomac qui devrait se plaindre!

Mais alors, comment régler la boisson? Si, avant le repas, vous avez soif, eh bien! buvez. C'est par la soif que se manifeste le manque de suc. D'ailleurs, le liquide sécrété par l'estomac est épais et supporte une raréfaction.

Pendant le repas il ne faut pas boire ou du moins boire très peu, pour que le fluide gastrique reste pur et pénètre la dernière bouchée de nourriture absorbée.

Un certain espace de temps après le repas s'étant écoulé, et l'élaboration du bol alimentaire demandant de nouveau du liquide gastrique, en d'autres termes, si au bout de 1, 2 ou 3 heures vous avez soif, alors vous pourrez de nouveau boire avec modération.

Je me suis entretenu sur ce point avec plusieurs médecins distingués. Tous partagent mon avis et attribuent les nombreux maux d'estomac, en grande partie, aux excès commis à cet égard

ou 10 minutes, plutôt qu'un verre entier en une fois, ce qui, au lieu d'étancher la soif, ajouterait au mal existant de nouvelles incommodités.

Terminons par un exemple de mon procédé. Quelqu'un souffre de constipation, une grande chaleur torture le bas-ventre, une soif ardente brûle le pauvre malade; il pourrait, dit-il, boire 2, 3, 4 verres d'eau, coup sur coup; c'est comme si on les versait dans une fournaise. Je le crois volontiers; la masse d'eau arrive dans l'estomac et, sans toucher à la partie malade et sans y exercer une influence favorable, voyage rapidement à travers le corps, entraînant avec soi une quantité notable de suc gastrique, qui pourtant serait indispensable. Au lieu de donner au malade tant de verres d'eau, faites lui donc boire une cuillerée d'eau toutes les demi-heures, et vous obtiendrez un résultat tout autre, résultat d'un traitement raisonnable.

La petite quantité d'eau est promptement absorbée par le suc gastrique et se mélange facilement avec lui. La répétition de demi-heure en demi-heure donne un suc plus abondant, qui, dans sa circulation régulière, rafraîchit le corps, parcourt les entrailles et, par son action émolliente et résolutive, met rapidement fin aux stases et aux constipations. Des personnes innombrables ont, à cet égard, suivi mon conseil, et leur infirmité a disparu en peu de temps. *Probatum est!*

De nos jours on a écrit et parlé beaucoup des effets de l'eau chaude prise en boisson (30-35° R., température du café et du thé), surtout dans les maladies chroniques. Moi-même j'en ai obtenu de bons résultats chez un grand nombre de malades. Honneur à qui honneur est dû! Si quelqu'un se mêle de louer l'eau chaude aux dépens de l'élément froid, qui oserait le juger ou même le condamner? C'est une affaire de goût. En attendant, l'expérience m'a appris que l'eau fraîche et vive (non morte) rend les mêmes, sinon de meilleurs services. Pour ma part, je la préfère à l'eau tiède ou chaude. Que chacun choisisse suivant ses goûts!

DEUXIÈME PARTIE.

PHARMACIE.

Benedicite, universa germinantia in terra, Domino!

Plantes qui naissez de la terre, bénissez toutes le Seigneur!

(DAN. III, 76.)

NOTIONS GÉNÉRALES

ET DIVISION.

Il est une chose que je déteste entre toutes, du plus profond de mon âme : c'est la médecine occulte, le trafic des recettes qui passent pour être des arcanes de l'inventeur. Je désire être, sur ce point, à l'abri de tout reproche. Aussi j'ouvre, dans cette seconde partie de mon traité, les tiroirs de ma pharmacie à tout venant, et je permets à chacun d'approcher ses yeux ou son nez de la dernière petite boîte de thé et du moindre flacon d'huile.[1]

Toute pharmacie renferme des fonds considérables ; dans la mienne il n'y a presque rien qui vaille. J'en fais volontiers l'aveu et je considère ce fait, qu'on pourrait peut-être tourner en défaut, comme un grand avantage pour ma pharmacie.

Presque tous mes thés, extraits, huiles, poudres proviennent d'herbes autrefois appréciées, qui de

[1] Je ne me suis réservé, dans le but d'obvier aux abus, que la recette de l'huile excrétive, que l'on emploie dans quelques cas particuliers pour l'usage externe, jamais pour l'usage interne.

nos jours ont encouru le mépris commun et sont vendues à des prix dérisoires. Ce sont celles que le Seigneur, dans sa bonté, fait croître dans nos jardins, en rase campagne, autour de nos maisons, dans les lieux isolés et peu fréquentés. La plupart de ces simples ne coûtent pas un liard. Aussi bien, c'est principalement pour les indigents malades que j'écris ce livre, et pour eux que je pratique ce métier plein de sacrifices ou, si l'on préfère, que je me mêle du métier des autres, n'attendant d'autre récompense que celle du ciel. C'est pour les pauvres que je me suis livré à la recherche de toutes les bonnes plantes, qui jouissaient jadis de l'estime des hommes, et que j'ai négligé d'autres occupations. J'ai passé de longues années à sonder, à analyser, à sécher, à découper, à bouillir, à déguster. Pas une herbette, pas une poudre, dont je n'aie expérimenté et constaté moi-même l'efficacité. Je n'ai qu'un désir, c'est que les plantes, ces vieilles amies de l'homme, reçoivent de nouveau, chez quelques-uns du moins, les honneurs du passé.

J'ai réfléchi longtemps, avant de me décider à joindre à mon traité d'hydrothérapie (la cure d'eau étant suffisante par elle-même) cette pharmacie, c'est-à-dire ce recueil de moyens curatifs agissant à l'intérieur, de concert avec l'eau. C'est peut-être éveiller un doute sur la vertu thérapeutique de l'eau ; mais n'y a-t-il pas des malades qu'une peur invincible de l'eau détourne de la cure qui s'impose, surtout si cette cure doit être de longue durée? J'ai voulu faciliter à ces personnes le traitement par l'eau, c'est-à-dire le réduire, le simplifier, en rendre l'usage moins long. Voilà pourquoi je joins le traitement interne (des médicaments) au traitement externe (de l'eau). L'action simultanée des deux sera d'autant plus efficace.

Le lecteur, en parcourant les differents articles de ce traité pharmaceutique, verra du coup que les remèdes internes ont, tout comme les moyens hydrothérapiques, le triple but de *dissoudre* à l'intérieur du corps les éléments morbides et de les *éliminer*, puis de *fortifier* l'organisme. Pour cette raison je suis en droit de prétendre que les deux traitements (l'intérieur et l'extérieur), bien loin de s'exclure, opèrent conjointement l'un avec l'autre. Je mets en garde contre une illusion : qu'on ne s'imagine pas qu'il faille très rigoureusement se soumettre à la cure d'eau ; mais qu'on ne se figure pas non plus qu'il faille à tout moment faire usage d'une foule de médicaments internes. Ce serait une double erreur. La règle d'or à suivre en tout et toujours est celle-ci : *User avec modération des moyens curatifs, qu'ils soient extérieurs ou intérieurs.*[1]

C'est par principe que j'ai passé sous silence les plantes d'une efficacité douteuse, comme la guimauve, le bois de réglisse etc.... ; celles qui ont une

[1] Beaucoup de malades supposent que c'est par le grand nombre de drogues, de pilules etc... qu'on recouvre la santé. J'ai connu un médecin très recommandable qui faisait fort peu de prescriptions et qui deplorait souvent la sottise des gens qui, sans avoir égard à l'autorité médicale, réclament à grands cris des médicaments. Quand il me venait des sots, disait-il, qui ne cessaient de m'importuner, je leur prescrivais des pilules de mie de pain, mélangées d'un petit rien tout à fait inoffensif, qui avait l'odeur de la pharmacie. Ils avalaient cela avec empressement, et, quand je revenais, les « excellentes » pilules avaient presque toujours produit « les plus heureux résultats. »

action tant soit peu nuisible à l'estomac, comme les feuilles de séné, le houblon etc....; enfin les plantes vénéneuses.[1]

Que Dieu est bon! C'est le cri naturel qui part de mon cœur. Non-seulement Dieu fait croître tout ce que nécessitent la conservation de la vie et l'entretien journalier du corps humain; mais encore, dans son infinie sagesse, qui dispose toutes choses avec nombre, poids et mesure, il fait germer en quantité innombrable ces petites plantes qui soulagent l'homme aux jours de la souffrance et qui guérissent le corps étendu sur le lit de douleur.

Que Dieu est bon! Reconnaissons-le et allons à la recherche des plantes que le Créateur a douées d'un véritable parfum et qui, par leur odeur aromatique, nous font de gracieuses invitations. Et, quand nous les cueillons, rendons grâces à notre Père infiniment aimable, qui est dans le ciel!

Notre pharmacie domestique devra avoir quatre compartiments principaux et plusieurs compartiments secondaires. Voici ce qu'on mettra dans les compartiments principaux : dans le premier les tein-

[1] Un mot sur les douceurs et les friandises. Que j'entende parler d'hommes qui en usent puérilement, cela m'indigne. Si ce sont des enfants qui s'en délectent, je les plains, et je déplore l'imprévoyance et le manque de vigilance de leurs parents. Ce serait un crime impardonnable que d'offrir ces choses-là à des malades. Je suis opposé absolument et sans réserve à toutes les friandises, quelque nom et quelque réputation qu'elles aient, qu'elles sortent de n'importe quelle pharmacie, qu'elles soient recommandées pour les catarrhes, pour la toux, pour les maux d'estomac, ou pour tout ce qu'il est possible d'imaginer. On peut se gâter avec cela, d'une manière radicale, l'estomac et autre chose encore!

tures, dans le second (le plus spacieux) les différentes sortes de thés, dans le troisième les poudres et dans le quatrième les huiles.

Les compartiments accessoires recevront, en bon ordre, ce qui ne tombe pas sous les quatre rubriques supérieures. L'un de ces compartiments sera occupé par les morceaux de linge (toujours bien frais et bien propres), qui doivent servir aux pansements et aux compresses; puis vient le coton, etc...

Les teintures et les huiles doivent être conservées dans des verres, les diverses sortes de thés et de poudres dans de solides cornets de papier ou mieux dans des boites. Si vous commandez des boîtes neuves, faites-leur donner à toutes une forme oblongue, mais de dimensions différentes, afin qu'elles se tiennent là comme une troupe de soldats bien rangés et bien astiqués Cela charme l'œil et donne à votre pharmacie un air de distinction, qui lui sied bien. Installez le tout dans un endroit frais, mais pas humide et pas trop écarté.

Mettez sur chaque verre, flacon, boîte ou cornet le nom exact et bien lisible du contenu. Disposez ensuite par ordre alphabétique les divers remèdes dans leurs compartiments respectifs, de manière qu'au premier rang figure ce qui commence par A, comme l'Absinthe, l'Alun, et à la fin ce qui débute par les dernières lettres de l'alphabet, comme la Valériane, la Violette, etc...

Un grand ordre règnera avant tout dans la pharmacie. Tout étranger, qui n'y a jamais été, devra pouvoir trouver du premier coup d'œil tel flacon, tel thé qu'il voudra. Tenez ensuite à une grande propreté. Qu'on ne découvre sur aucune boîte, je ne dis pas une couche poudreuse, mais pas un atome de poussière; les flacons, même les flacons d'huile, ne doivent pas être tachés de ces appendices gras et huileux, qui ressemblent à des tresses de cheveux négligemment peignés. Rien ne déshonore une maison comme la malpropreté. Remarquez-le bien : deux choses entre toutes autorisent à porter un jugement sur une maison entière, sans que l'on risque de se tromper grandement. Si ces deux choses sont en bon état, l'on peut en déduire que tout le reste est en règle. Si, au contraire, elles ne le sont pas, l'on en conclut que tous les hôtes de la maison sont des gens mal élevés. Ces deux choses, que vous êtes impatients de connaître, les voici : la pharmacie et les commodités.

L'on assurera pour le mieux l'ordre de la pharmacie en en confiant le soin et la responsabilité à la mère de famille, ou à un fils intelligent, ou encore à celle des filles qui est la plus amie de l'ordre et de la propreté. Celle-ci se fera de la propreté minutieuse une question d'honneur; elle ne ménagera pas le torchon et le houssoir. S'acquitte-t-elle bien de sa tâche, ce qui est une source de bénédictions pour la maison et ses hôtes, elle pourra s'appliquer joyeusement les paroles du divin Maître : « Ce que vous ferez au moindre de mes frères, c'est à moi-même que vous l'aurez fait! »

J'ai indiqué, dans un appendice, à la fin de cette partie de mon traité, ce qu'une petite pharmacie domestique doit à peu près contenir. Je déconseille tout ce qui est superflu, mais l'on peut occasionnellement ajouter l'un ou l'autre remède.

Je n'ai plus qu'un mot à dire sur la préparation des teintures, des thés et des poudres.

1. Teintures ou extraits. — La substance ou le suc médicinal d'une plante peut en être extrait ou séparé de différentes manières ; mais la meilleure concentration de ce suc se trouve dans ce que nous appelons *teintures* ou *extraits*. Ce sont des produits obtenus de la manière suivante :

Parmi les herbes et les baies, dont on veut obtenir l'essence, on choisit les meilleures, les plus mûres et les moins défectueuses. On les fait sécher sur une planche à l'air libre, toujours (qu'on le retienne bien) à l'ombre, jamais au soleil. Pendant la dessication l'on trouvera encore mainte partie à rejeter comme impropre. Quand les herbes ou les baies sont bien desséchées, on les réduit en parcelles, on les découpe, on les pile, pour les mettre ensuite dans une bouteille ; puis on emplit la bouteille d'eau-de-vie de grains (que je préfère à toutes les autres) ou, à son défaut, d'esprit-de-vin ou même d'eau-de-vie de fruits ; alors on ferme hermétiquement la bouteille et on la place, pour un certain temps, en un lieu tempéré.[1] Il m'est arrivé de laisser reposer ces sortes de bouteilles, bien bouchées, pendant toute une année et au delà, et de ne décanter qu'au bout de ce temps la liqueur saturée du suc des plantes pour avoir l'extrait. Mais en cas de nécessité l'on peut déjà après quelques jours de macération user de la préparation.

Les teintures se prennent par gouttes. Dans certains cas, toujours bien déterminés, on a recours à

[1] On peut aussi faire macérer dans le vin les herbes et les baies, qui doivent servir à des extraits. Je rappelle ce détail en temps et lieu. Ce vin ne servira toutefois qu'à l'usage immédiat, car on ne peut le conserver longtemps.

la cuillère à café (que j'appellerai d'ordinaire petite cuillère, et son contenu petite cuillerée) ou à la cuillère à bouche (désignée souvent par grande cuillère ou cuillère tout court). C'est cette dernière mesure qu'on a en vue toutes les fois qu'il est question, sans qualificatif, de cuillère ou de cuillerée.

2. Thés. — Quand, par un temps sec, vous rentrez des champs ou que vous sortez pour aller voir les blés, faites un petit détour et cueillez çà et là une plante médicinale. Donnez la préférence aux herbes qui poussent dans les terrains secs et sur le penchant des collines bien ensoleillées. Les plantes cueillies en pleine floraison rendent les meilleurs et les plus signalés services. Beaucoup de ces herbes et herbettes croissent dans nos vergers et nos potagers, autour de nos habitations et de nos dépendances. Pour ne pas perdre trop de temps à la cueillette des simples, montrez à votre gamin de dix ans ou à votre fillette comment il faut faire. C'est en même temps un plaisir que vous leur procurez. Vous renouvellerez cette herborisation tous les ans, tandis que vous distribuerez l'ancienne récolte.

Toute mère de famille sait préparer un thé, une tisane quelconque. Elle prend pour une tasse une pincée d'herbes sèches, autant qu'elle peut en saisir avec 3 doigts; elle met ces feuilles ou ces fleurs dans son poêlon et y répand de l'eau bouillante (infusion); puis elle laisse bouillir pendant quelques minutes (décoction); enfin elle décante, et voilà son thé tout fait.

Le thé (ou la tisane), préparé de la sorte, a le goût le plus fin et possède parfaitement l'arome particulier de la plante employée. Cela n'est cependant pas le thé le plus fort. Voici ma manière : je fais cuire et bouillir fortement les plantes pendant un temps assez considérable, afin que tout élément médicinal passe bien dans l'eau.[1]

La manière de prendre les tisanes est marquée pour chaque maladie en particulier. Quelquefois c'est une tasse, d'autre fois une cuillerée (grande ou petite) suivant le cas.

3. Poudres. — La poudre est le produit qu'on obtient en broyant ou en pilant dans un mortier les racines, les feuilles, les graines ou les baies, à l'état sec, des plantes curatives.

Certains malades, qui ont de la répugnance pour la tisane, absorbent plus facilement le remède sous forme de poudre : on leur sème sur la nourriture la poudre prescrite, comme on fait du poivre et de la cannelle, ou bien on leur en mêle dans la boisson, de manière qu'ils ne s'en aperçoivent même pas.

L'on fermera, à cause de la poussière, bien hermétiquement les vases contenant les poudres.

4. Huiles. — Nous indiquerons pour chaque cas de maladie la manière de préparer les huiles à employer, en tant qu'on ne peut les acheter à la pharmacie.

C'est à la manière de conserver les flacons d'huile qu'on reconnaîtra l'esprit d'ordre et de propreté d'une maison.

[1] Cela fait qu'en règle générale les expressions *thé*, *tisane*, *infusion*, *décoction*, ont la même signification dans ce livre.

LES REMÈDES.

Les remèdes que j'emploie, dans le traitement de mes malades, sont les suivants, rangés par ordre alphabétique.

I. Absinthe.

(Artemisia absinthium L.)

L'absinthe est un des remèdes stomachiques les plus connus, et se prend sous forme de tisane, de teinture ou de poudre.

Prise sous forme de tisane, elle élimine les gaz de l'estomac, améliore les sucs gastriques et provoque ainsi l'appétit avec la digestion. Elle est aussi un excellent remède contre l'odeur fétide de la bouche, en tant que cette odeur provient de l'estomac.

Dans les maladies du foie (mélancolie) on prendra, au lieu du tabac, une ou deux fois par jour, une prise d'absinthe en poudre, pour la mettre dans la première cuillerée de soupe, ou pour la répandre sur les aliments, comme du poivre. La diminution de la jaunisse indiquera l'amélioration du foie, et le malade, dont la respiration était comme coupée par les gaz putrides emprisonnés dans l'estomac ou par des sucs plus putrides encore, respirera de nouveau plus librement.

L'absinthe, utilisée sous forme de teinture, peut se conserver très longtemps. De même qu'un seul petit grain d'encens, brûlé sur la braise, remplit de son parfum tout un appartement, ainsi une feuille d'absinthe suffit pour communiquer l'amertume à tout le contenu d'une bouteille d'esprit-de-vin, ce qui indique avec quel force la teinture d'absinthe doit agir.

Les voyageurs, qui souffrent beaucoup d'embarras gastriques, ne doivent pas oublier leur flacon de teinture d'absinthe, un fidèle compagnon.

Le thé d'absinthe, employé comme eau ophtalmique, a déjà rendu de bons, d'excellents services dans les maladies oculaires

2. Aloès.

(*Aloë vulgaris.*)

A. *Aloès en poudre.* — La poudre d'aloès, qu'on achète à la pharmacie, est un très bon remède interne et externe. Une ou deux pincées de poudre d'aloès,[1] bouillies avec une petite cuillerée de miel, fournissent une mixtion qui nettoie radicalement l'estomac, sans le moindre inconvénient. Le même effet est produit, mais d'une façon plus intense, par une tisane d'aloès mêlé à d'autres plantes. La composition se fait habituellement de la manière suivante : 1 pincée d'aloès, des fleurs de sureau pour 2 tasses de thé, quelques pincées de fenugrec et une petite

[1] J'appelle pincée la quantité de poudre qui tient sur une pointe de couteau

cuillerée de fenouil. De ce mélange on fait 2 tasses de tisane, qui doivent être prises dans l'espace de 2 jours. L'effet, qui n'a rien de violent, ne se fait sentir qu'au bout de 12-30 heures et consiste dans des selles abondantes.

Nous parlerons ailleurs du mélange d'aloès avec le mille-pertuis et la mille-feuille.

L'aloès a, dans l'usage externe, une vertu dépurative tout aussi grande que dans l'usage interne. Avez-vous les yeux malades, troubles, sanguinolents, chassieux, dont découlent du pus et d'autres superfluités, l'aloès vous fournira une excellente eau ophtalmique. Mettez, pour cela, une forte pincée d'aloès dans un flacon à médecine, mettez-y de l'eau chaude, secouez le tout, et voilà votre remède tout prêt. Lavez alors 3 ou 4 fois par jour avec cette eau l'intérieur et l'extérieur de vos yeux, et ne vous laissez pas arrêter par les démangeaisons ou par une petite douleur brûlante, qui peuvent surgir au début.

Cette même eau est également un admirable détersif pour les anciens ulcères, les chairs putrides, les cicatrices profondes avec forte suppuration. Plongez, à cette fin, un morceau de linge dans l'eau d'aloès et appliquez-le sur la partie malade.

Si un ulcère, ou plutôt le fluide âcre qui en découle, empêche à un endroit du corps la peau de se reformer, répandez dessus de la poudre d'aloès, en quantité assez grande pour que toute la partie souffrante en soit recouverte. Pansez, avec des linges secs, une fois par jour. La poudre, en absorbant les substances morbides, formera une croûte, sous laquelle la nouvelle peau ne tardera pas à se montrer.

L'aloès guérit rapidement les plaies, fraîches et anciennes. Ce remède, propre et détersif, ne porte jamais préjudice, qu'on le mette dans les yeux ou dans les plaies.

B. *La plante d'aloès.* — Les amis des fleurs mettent volontiers à leurs fenêtres des plantes munies de fleurs belles et extraordinaires. Dans l'une ou l'autre maison l'on trouve néanmoins une plante à feuilles épaisses, passablement longues et garnies de piquants ; elle porte rarement des fleurs ; mais si la vertu de ses feuilles était connue, chacun voudrait avoir cette plante dans son jardin ou devant sa fenêtre.

Quelles sont ces vertus? Une feuille, infusée dans l'eau et bue dans une tasse en forme de tisane, purifie l'estomac et les intestins. Quand cette plante est réduite en poudre et que vous en prenez deux fois par jour une pincée, elle a une action efficace sur le foie malade et la jaunisse.

Si, avec une petite cuillerée de miel, vous faites bouillir une feuille d'aloès dans une chopine d'eau et que vous preniez cette potion par petites quantités, elle vous débarrassera de la chaleur interne, surtout quand des échauboulures se sont formées au palais ou quand, par suite de la chaleur interne, une quinte s'est déclarée. Une décoction d'un morceau de feuille d'aloès avec un tout petit peu de miel guérit l'échauffement dans les yeux, auxquels il faut, dans ce but, administrer une bonne lotion. La feuille d'aloès est aussi un excellent remède contre les blessures, les abcès et les ulcères du corps. Une tisane d'aloès et d'absinthe évacue les mauvais éléments aqueux, dont pourrait facilement résulter l'hydropisie, et remet très bien l'estomac.

Le peu que je viens de dire sur l'aloès suffit pour engager tous les amis des fleurs à cultiver un pied d'aloès.

3. Althée.

(*Althæa officinalis L.*)

La tisane d'althée est en grand usage contre les refroidissements. Pour moi, je n'y tiens pas beaucoup, parce qu'elle a rarement répondu à mon attente. Dès la décoction vous obtenez une masse coriace qui, après un temps relativement court, devient gluante, ce qui doit souvent enlever l'appétit. Je ne recommande jamais ce genre de médicaments. Sans vouloir dire trop, j'avoue que la feuille et la racine d'althée me sont suspectes. Pour cette raison je choisis toujours des plantes qui rendent les mêmes services, mais d'une manière plus sûre.

4. Alun.

L'alun est un astringent des plus francs. Voilà pourquoi on l'emploie surtout contre les ulcères putrides et malins. Je l'ai même vu arrêter le développement d'un cancer peu avancé.

Il faut toujours traiter à l'alun les ongles incarnés, c'est-à-dire rentrés dans la chair et causant des tumeurs ou même des plaies.

Le traitement à l'alun est le suivant : ou bien on pulvérise l'alun, c'est-à-dire on le réduit en une poussière fine, que l'on répand directement sur la plaie ; ou bien on le dissout dans l'eau et on emploie la solution sous forme de lotions ou de petites compresses.

Quand les plaies sont bien nettoyées et débarrassées du pus et des chairs mortes, l'alun a une action astringente, desséchant et guérissant rapidement.

Quand il survient un gonflement des gencives avec saignement, ayant l'apparence d'une altération scorbutique, ou que les gencives altérées prennent une couleur livide, une solution étendue d'alun est un traitement excellent.

Ce même remède sert, depuis longtemps, au rincement des dents et de la bouche, ainsi qu'à la gargarisation.

5. Angélique.

(*Angelica silvestris L.*)

L'on rencontre dans les forêts et les prés humides des plantes qui poussent à cinquante centimètres, même à un mètre d'élévation. Les tiges en sont creuses, et les petits garçons en font volontiers des flûtes. C'est l'angélique, dont peu de personnes connaissent la vertu médicinale.

Une tisane préparée avec les racines, les graines et les feuilles de cette plante, est un excellent remède contre les aliments malsains et plus ou moins empoisonnés, qu'on aurait absorbés. Cette plante les éloigne.

Les éléments nutritifs, qui contribuent à la formation du sang, ne sont pas tous bons et sains ; eh bien! le thé d'angélique purge le sang des éléments mauvais. Que de fois il arrive que l'estomac soit pris d'un froid incommode! Une tasse de thé fait de racines d'angélique vous réchauffera de nouveau. Il est bon de prendre cette tasse de thé en trois portions : l'une le matin, la seconde à midi et la troisième le soir.

Quand l'estomac et les intestins renferment des éléments malsains, ou que des gaz dissimulés vous occasionnent la colique, c'est encore la tisane d'angélique qui vous débarrassera du mal, surtout si vous la préparez avec un mélange d'eau et de vin.

Ce même thé est aussi le meilleur remède contre les forts engorgements des poumons, de la poitrine, des bronches, et contre l'acrimonie (l'ardeur) de l'estomac.

C'est à bon droit que je puis recommander l'angélique comme un excellent remède domestique, et les gens de la campagne feraient bien d'en recueillir chaque année sur leurs prés et dans leurs forêts, de sécher à l'air et de conserver dans un endroit sec une quantité considérable. Ces racines, graines et feuilles, bien séchées, peuvent aussi être converties en poudre, et alors, en prenant chaque jour deux ou trois fois une pincée de cette poudre, on aura l'équivalent de la tisane.

6. Anis.

(*Pimpinella anisum L.*)

L'anis est à recommander comme le fenouil. Son action sur les flatuosités dépasse de beaucoup celle du fenouil. Le plus souvent on mélange les deux remèdes.

L'huile d'anis et de fenouil, on fait très bien de l'acheter à la pharmacie. Il suffit, pour remédier au mal dont nous parlions, de prendre 1-2 fois par jour 4 à 7 gouttes de ce mélange sur un morceau de sucre.

7. Ansérine.

(*Potentilla anserina L.*)

L'ansérine croît le plus volontiers, comme son nom l'indique, dans les endroits fréquentés par les oies. On la trouve à proximité des maisons, fréquemment sur le bord des rivières, et plus souvent encore dans les champs. Beaucoup de personnes l'appellent, eu égard à son genre d'efficacité, « plante spasmodique ». Le thé d'ansérine est un remède excellent contre les accès de crampe de l'estomac et du bas-ventre. Dans le tétanos même, contre lequel il est si difficile de réagir, cette petite herbe rend de très bons services. Au commencement des accès, ou plutôt dès les premiers symptômes des crampes, l'on donne au malade trois fois par jour du lait bien chaud, aussi chaud qu'il peut le supporter, après y avoir infusé, comme pour le thé, autant d'ansérine qu'on peut en saisir avec trois doigts.

On obtient un résultat double si, en prenant ce thé, l'on applique en même temps sur les parties atteintes de spasmes des topiques (en forme de cataplasmes) de cette herbe macérée ou échaudée dans l'eau.

Jamais mère de famille ne devrait négliger de récolter et de sécher une provision suffisante de cette herbe. Elle sait d'expérience combien les crampes sont douloureuses, et combien l'on souffre à voir souffrir les siens, sans pouvoir les soulager

8. Arnica.

(*Arnica montana L.*)

L'arnica ou doronic à feuilles opposées possède dans le monde entier la réputation d'une excellente plante médicinale. Pourquoi beaucoup de personnes qui pourraient et devraient savoir cela, le contestent-elles ? C'est ce que je ne puis comprendre.

La teinture d'arnica est si universellement connue et usitée, sous forme de lotions et de compresses, pour la guérison des blessures, qu'il me semble inutile d'insister là-dessus.

On achète cette teinture à bon marché dans les pharmacies; chacun peut aussi se la préparer soi-même. On récolte les fleurs d'arnica vers la fin de juin ou au commencement de juillet, et on les fait macérer dans l'eau-de-vie ou dans l'esprit-de-vin. Au bout de trois jours environ la teinture est prête et peut servir. La teinture d'arnica ne devrait faire défaut dans aucune famille.

La plante pousse le mieux dans les montagnes, mais on la rencontre aussi dans la plaine, sur la lisière des bois et dans les forêts où l'on vient de faire des coupes. Son odeur est passablement forte. Les fleurs ont la plus grande efficacité, tandis que les racines sont plus faibles, les feuilles et les tiges plus faibles encore.

9. Avoine.

(*Avena sativa L.*)

En soumettant les grains d'avoine à une forte cuisson on en retire la vertu médicinale qui y réside. (On traite et on emploie l'orge de la même façon.) La décoction, que l'on obtient ainsi, est nourrissante, facile à digérer, rafraîchissante dans les échauffements internes, et forme un délicieux aliment, un excellent réconfort pour les convalescents épuisés par une grave maladie, comme la variole, le typhus, etc.... Je regrette souvent que l'on serve aux pauvres malades, dont il faudrait pourtant purifier et renouveler le sang, toutes sortes de boissons, mais jamais la décoction d'avoine.

La préparation est simple. On lave 6-8 fois un litre d'avoine dans l'eau fraîche, on la cuit ensuite dans 2 litres d'eau et on laisse ébouillir jusqu'à la moitié. On décante alors l'eau, on y mélange 2 cuillerées de miel et on fait encore cuire pendant quelques minutes.

10. Bouillon-blanc.

(*Verbascum Schraderi Meyer.*)

Les gens de la campagne rassemblent activement les fleurs du bouillon-blanc, qui doit à ses grandes feuilles blanchâtres, douces et molles, le nom de Molène. Ils savent que le bouillon-blanc fournit, en hiver, un excellent gargarisme et un thé plus excellent encore pour les maladies de gorge, les catarrhes, les engorgements de la poitrine et la respiration gênée. Je recommande donc bien chaudement ce thé. En règle générale je mêle aux fleurs de bouillon-blanc une quantité égale de fleurs de mauve noire; ce qui donne une infusion théiforme, dont l'action est plus durable et plus efficace sur la résolution des glaires (flegme).

11. Camomille.

(*Matricaria chamomilla L.*)

Le thé de camomille s'emploie contre les refroidissements, notamment quand ils sont accompagnés de fièvre, contre les coliques, contre les crampes, contre les fortes congestions, etc.... Les sachets de camomille réchauffent très bien le corps et servent dans beaucoup de cas. L'usage en est si connu et si répandu, qu'il me paraît superflu d'ajouter un mot de plus.

12. Camphre.

L'application du camphre est généralement connue et pratiquée. Le camphre est un bon émollient, doué de propriétés adoucissantes, relâchantes, calmantes. On s'en sert sous forme d'esprit et sous forme d'huile.

L'esprit de camphre s'obtient en dissolvant un morceau de camphre, gros comme une noisette, dans un quart de litre d'alcool. Il sert, rien que pour l'usage externe, aux frictions dans les contusions, les rhumatismes, les spasmes. Beaucoup de personnes s'en servent aussi pour fortifier l'un ou l'autre membre du corps, et c'est avec raison.

On obtient l'huile de camphre en faisant fondre un morceau de camphre dans l'huile d'olives ou dans l'huile d'amandes. L'huile, ainsi camphrée, est un remède éprouvé dans les cas de rhumatisme et de souffrances dorsales, et elle calme les grandes douleurs causées par la goutte et d'autres tuméfactions et cartilaginifications.

13. Centaurée.

(Erithræa centaurium L.)

Quels noms remarquables nos ancêtres ne donnaient-ils pas parfois à certaines plantes ? C'est qu'ils en connaissaient la valeur. La centaurée commune (qu'il ne faut pas confondre avec la petite centaurée, *gentiana centaurium*) devait être en grande estime chez eux. La saveur amère vous indique quel usage on peut en faire.

L'infusion de centaurée chasse les gaz de l'estomac, bannit les acides inutiles et malsains, bonifie les sucs gastriques, agit favorablement sur les reins et le foie. C'est le meilleur remède contre la brûlure ou l'acrimonie dans l'estomac (*soda*, *pyrosis*).

Avez-vous des troubles dans le sang, surtout un manque de sang (anémie), des chaleurs dans le sang, etc...? Eh bien! ayez recours à la centaurée. Cette plante porte un nom qui désigne une valeur d'or, maîs c'est pour rien qu'elle secourt un tout chacun.

14. Chicorée.

(Cichorium intybus L.)

La chicorée sauvage croît un peu partout; elle attend, le long du chemin, que quelqu'un lui fasse l'honneur de la cueillir. On l'appelle quelquefois tournesol, parce que ses feuilles font toujours face au soleil. Cette pauvre chicorée, avec sa tige flétrie et ses longues feuilles à lobes anguleux, a l'air d'un « pierrot ébouriffé » au milieu des autres plantes. Seules ses fleurs bleues, un peu plus claires que le bluet, lui donnent du crédit et de la considération.

Les apparences trompent souvent; c'est le cas pour la chicorée, qui, en réalité, vaut de l'or. Elle n'a pas d'odeur, mais possède une saveur amère, plus prononcée dans la racine que dans les feuilles,

Une décoction de chicorée est un résolutif pour les engorgements de l'estomac, et elle enlève la bile superflue. Elle épure le foie, la rate et les reins, en évacuant par l'urine les éléments morbides. Elle est utile dans l'atonie des fonctions digestives, quand l'estomac a été gâté par quelque nourriture, etc... Le thé se prend, pendant 3-4 jours de suite, à la dose de 2 tasses par jour, l'une avant le déjeuner, l'autre le soir.

Dans les oppressions de l'estomac et dans les inflammations douloureuses à un endroit quelconque du corps, on applique sur l'estomac et sur les parties endolories une quantité de chicorée échaudée et enveloppée dans un linge, et l'on renouvelle ce topique 2-3 fois par jour.

Souvent on fait macérer la chicorée dans l'esprit-de-vin, qui alors arrête l'amaigrissement et le dépérissement, si on en frotte bien, environ 2 fois par jour, les membres atrophiés.

Les racines de la chicorée ont absolument les mêmes vertus médicales que le reste de la plante. On les récolte le plus commodément en temps de pluie.

15. Choucroute.

Ce mets bien connu est digne de prendre place à côté des remèdes sanitaires.

Des cataplasmes de choucroute fraîche, récemment prise de la tinette, rendent des services marqués pour les blessures, les brûlures, les grands échauffements, etc.... Elle est aussi un détersif, topique propre à nettoyer d'anciens ulcères.

Voir à ce sujet ce que nous avons dit pour chaque mal en particulier.

Ce remède doit être d'autant plus apprécié par les gens de la campagne, qu'on peut l'avoir facilement et rapidement sous la main.

16. Ecorce de chêne.

Voilà qu'il vous recommande même l'écorce de chêne comme médecine ! Mais oui, et il importe peu qu'elle soit fraîchement détachée de l'arbre ou qu'elle soit sèche.

L'écorce du jeune chêne, macérée dans l'eau bouillante pendant une demi-heure, donne une décoction thérapeutique. Trempez-y une serviette et enroulez-la autour du cou, quand celui-ci est gonflé. Ce même moyen guérit également, d'une manière efficace et inoffensive, les glandes enflées, même les goîtres, quand ils ne sont pas encore trop gros ni trop durs.

Celui qui souffre d'une chute ou prolapsus du rectum, doit prendre fréquemment des bains de siège faits avec une décoction d'écorce de chêne; il ajoutera, de temps à autre, de petits lavements de cette même décoction un peu étendue.

Les fistules anales ou abcès stercoraux, maladie si gênante et souvent dangereuse, se guérissent de la même manière, ainsi que les tumeurs dures, qui ne sont pas à l'état d'inflammation.

L'infusion de l'écorce de chêne a, comme la résine, une action fortifiante sur le système vasculaire.

17. Eufraise.

(Euphrasia officinalis L.)

En récompense des bons services rendus, nos pères donnèrent à cette petite herbe la jolie dénomination d'eufraise, appelée aussi casse-lunettes: elle est une plante médicinale qui fortifie la vue. Quand tous les moyens sont épuisés, elle procure souvent aux yeux un dernier soulagement. Je l'ai prescrite maintes fois avec succès.

En août, quand le regain est à moitié mûr, l'on trouve cette herbe dans presque toutes les prairies, parfois en si grande abondance qu'elle nuit au regain et qu'elle se fait exécrer des paysans.

Les feuilles desséchées de l'eufraise fournissent du thé, et les feuilles broyées donnent de la poudre. Avec l'infusion on se lave convenablement les yeux 2 ou 3 fois par jour, ou bien l'on y trempe de petits morceaux de linge, pour les appliquer, la nuit, sur les yeux, en les fixant dessus avec un bandeau. Ce remède épure les yeux et augmente la force visuelle. J'ai l'habitude de prescrire en même temps l'eufraise en poudre pour l'usage interne : une pincée par jour dans une cuillerée de soupe ou d'eau.

En dehors de cela, l'eufraise rend aussi des services à l'estomac : à cause de son amertume naturelle, et prise sous forme de thé, elle est un bon remède stomachique, facilitant la digestion et bonifiant les sucs gastriques. Faites un essai, ami lecteur, et vous en ressentirez l'action bienfaisante.

18. Fenouil.

(Fœniculum officinale.)

Les graines de fenouil ne doivent faire défaut dans aucune pharmacie de famille, parce que le mal qu'elles soulagent survient très fréquemment; je veux parler des coliques venteuses et des spasmes. Sans retard la mère de famille fait cuire, pendant 5-10 minutes, une cuillerée de fenouil dans une tasse de lait et donne au malade la potion aussi chaude que possible (pas trop chaude cependant, pour ne pas occasionner une brûlure intérieure). La réaction est habituellement rapide et excellente : la chaleur s'étend vite par tout le corps, calmant les spasmes et faisant passer les coliques. A l'extérieur, comme je l'indique dans un autre endroit, on applique sur le bas-ventre des compresses d'eau chaude et de vinaigre, mélangés à parties égales.

La poudre de fenouil, semée sur les aliments, chasse les flatulences, les gaz de l'estomac et des régions inférieures.

On obtient la poudre de fenouil en torréfiant les graines et en les moulant ensuite comme le café. Quant à l'huile de fenouil, on l'achète à la pharmacie.

Ceux qui ont eu mal aux yeux savent que le fenouil donne une bonne eau ophtalmique. On fait une décoction d'une demi-cuillerée de fenouil en poudre et on s'en lave journellement 3 fois les yeux.

Les vapeurs de fenouil, dirigées sur les yeux, ont une action plus dépurative et plus fortifiante encore. Comme j'emploie pour chaque bain de vapeur administré à la tête, dans le but de dégager l'intérieur, une cuillerée ou au moins une demi-cuillerée de fenouil en poudre, chaque bain de vapeur de la tête est en même temps un bain de vapeur pour les yeux.

On obtient les mêmes résultats avec l'anis et le cumin. Il n'est pas rare que l'on mélange, moule et utilise ensemble les graines de deux de ces plantes, ou même des trois.

19. Fouille-régulateur.

Il y a quarante ou cinquante ans, la coutume existait de se faire faire une saignée à des époques bien déterminées, et de prendre à tel ou tel quartier de lune, scrupuleusement marqué dans l'almanach, la purge régulière (annuelle ou semestrielle). Comme les temps sont changeants, ainsi que les hommes et les idées !

Aujourd'hui encore bien des personnes n'ont pas abandonné la conviction que, de temps à autre, l'estomac a besoin d'un curage à fond.

On serait tenté de rire, si parfois on n'avait pas toutes les raisons de pleurer. En vérité, si vous avez le sens commun, droit et simple, et que vous songiez à la manière de vivre de certains hommes, je dirais presque de certaines classes d'hommes, relativement à leur nourriture et à leur boisson, vous ne trouverez pas déplacé que je soulève cette question.

Si l'estomac, surmené par un travail excessif et coupable, pouvait crier, il crierait au secours contre ces malfaiteurs insensés et criminels. Mais, dans l'état où il se trouve, il est forcé d'absorber tout, de se gâter, de se ruiner misérablement.

Je suis donc tout d'abord pour une manière de vivre raisonnable, pour un traitement humain du pauvre ouvrier, qui pose le fondement indispensable de tout travail ultérieur. Ce n'est qu'à cette condition que l'estomac, cet ouvrier fidèle et laborieux, se portera bien.

Si par imprudence — cela peut arriver — il arrive un accident, je m'oppose absolument à tout purgatif drastique, je réprouve tout remède violent, quelque nom qu'il porte.

Purger n'est pas autre chose, à coup sûr, que chercher à déterminer des évacuations alvines plus abondantes, sans endommager la santé et les forces du corps. C'est tout. Mais cet effet ne peut-il être obtenu d'une autre manière, d'une manière si simple et si inoffensive, que les remèdes des plantes, au lieu d'attaquer l'estomac, le soutiennent comme de bons amis, lui prêtant leur appui et mettant à sa disposition toutes leurs ressources, afin de lui faire essayer ses propres forces dans l'élaboration des sucs gastriques ?

Longtemps j'ai cherché parmi les plantes celles qui, tout en agissant très bien isolément, ne portent néanmoins un secours véritable à l'estomac que par l'union de leurs forces, *viribus unitis*, c'est-à-dire les plantes qui, en affaiblissant l'estomac par la résolution et l'évacuation du contenu corrompu, le fortifient en même temps de telle sorte qu'il ne suspende pas un seul moment son travail, qu'il ne fasse même entendre aucun murmure de mécontentement.

Je crois avoir trouvé ces plantes, ainsi que la manière de les mélanger. Ce sont deux recettes différentes, dont je ne fais pas mystère. Je désire, au contraire, que beaucoup de personnes en fassent usage pour leur utilité propre et pour le soulagement des autres.

Je ne savais quel nom donner à ce médicament, quand un monsieur, dont il avait remonté et réglé l'horloge stomacale, le baptisa de *fouille-régulateur*. Je n'ai pas à redire à cette dénomination, mais le fait est qu'il a secouru vaillamment des centaines de patients, et j'ai dû le faire voyager, souvent et par quantités notables, jusqu'en Suisse, jusqu'en Hongrie.

Voici les deux recettes du fouille-régulateur :

I. On prend 2 cuillerées à bouche de fenouil moulu, 2 cuillerées à bouche de genièvre pilé, 1 cuillerée à bouche de fenugrec et 1 cuillerée à bouche d'aloès en poudre. — On mélange bien le tout et on le conserve dans une boîte en lieu sec. Le remède n'a d'efficacité qu'au bout de 12-30 heures. On en prend ordinairement, sous forme de thé, une petite tasse dans la soirée, avant de se mettre au lit. Pour cette tasse il suffit d'une petite cuillerée du mélange : on fait bouillir pendant un quart d'heure, puis on décante et l'on boit la décoction chaude ou froide, avec ou sans sucre.

Les natures fortes et robustes peuvent prendre, 2 jours de suite, 1 tasse de fouille-régulateur ; mais les personnes plus faibles feront bien de répartir leur unique tasse sur 2 ou 3 journées, de manière à n'en boire chaque soir que 4-6 cuillerées, comme on fait pour la médecine. Sans éprouver aucune incommodité, on entendra le fouille-régulateur chercher, examiner, rassembler, fouiller.

Parmi ceux qui feront usage de ce thé plusieurs n'en auront absolument aucun résultat, bien qu'ils le sentent travailler ardemment. La police fait des perquisitions, mais ne trouve pas toujours des voleurs ; de même le fouille-régulateur cherche, mais là où il n'y a rien à trouver et à chasser, il laisse tout à sa place et n'engendre pas ces grandes et regrettables faiblesses, qui suivent toujours de près la purgation.

Notre thé est non seulement un purgatif, mais aussi un diurétique. Il expulse même les grands engorgements de la poitrine.

J'ai eu des cas où le fouille-régulateur, employé après une diarrhée longue et opiniâtre, a éloigné les derniers restes des substances malsaines et a fait succéder à la révolution intérieure une paix solide et durable. Une petite tasse, prise en 3 portions pendant la journée, suffit parfaitement.

II. La deuxième recette de mon fouille-régulateur est la suivante :

Je mélange ensemble 2 cuillerées à bouche de fenouil moulu, 3 cuillerées à bouche de genièvre pilé, 3 cuillerées à bouche de racines d'hièble en poudre, 1 cuillerée à bouche de fenugrec et 1 cuillerée de poudre d'aloès.

Ce thé n'exclut pas l'action sur les selles ; mais son champ d'opération est (non pas dans l'estomac et le tube intestinal) de préférence dans les reins et la vessie : il chasse les éléments malades par la sécrétion urinaire. Si vous éprouvez des malaises dans l'abdomen (région de la vessie), une difficulté d'uriner, une inflammation dans la vessie et les reins, les symptômes de l'hydropisie, alors faites tranquillement usage de mon deuxième fouille-régulateur. Le mode d'emploi se règle sur ce qui a été dit du premier fouille-régulateur.

20. Fraise.

(*Fragaria vesca L.*)

Quel plaisir pour les enfants de pouvoir présenter le premier petit bouquet de fraises à leurs parents ou à leurs maîtres! Quelle jouissance de voir sur la table, pour le dessert, les premières fraises! Mais ce ne sont pas seulement les fruits du fraisier si fécond qu'on aime à voir; beaucoup de mères, soucieuses de la santé de leurs enfants, en cueillent aussi les feuilles, qui sont — elles le savent très bien — un aliment excellent, sain et surtout peu dispendieux.

Comment la mère de famille prépare-t-elle ce genre de thé? Les feuilles du fraisier étant séchées, elle en prend une quantité, autant qu'elle peut en saisir dans 3 ou 4 doigts; puis elle verse dessus environ une demi-chopine d'eau bouillante et recouvre le tout. Après 15 minutes elle décante l'infusion et elle est en possession du pur thé de fraisier Elle y mêle alors du laid chaud et un peu de sucre, et voilà une bonne boisson hygiénique

Si elle remplaçait le tiers ou le quart des feuilles du fraisier par l'aspérule *(asperula odorata L.)*, appelée aussi muguet des bois ou petit muguet, son infusion y gagnerait en saveur et en substance.

Des feuilles du fraisier, belles et fraîches, que l'on cueille pendant les mois de mai et de juin, aux endroits exposés au soleil, notamment sur le penchant des hautes montagnes, et que l'on fait sécher, fournissent un thé de premier ordre, d'un arome tout particulier, si on a soin de le mélanger avec un peu d'aspérule. Essayez!

Les fraises elles-mêmes ne sont nullement à dédaigner comme nourriture hygiénique. On les sert surtout aux convalescents qui, relevant de maladie grave, éprouvent une grande faiblesse, une grande diminution de forces; ils les mangent avec d'autres aliments. Voulez-vous faire une cure de fraises? Prenez chaque jour, pendant une certaine période, une chopine de lait mélangée avec une demi-chopine de fraises (cela se pratique beaucoup dans l'Allemagne du sud), ou bien prenez deux fois par jour un bon morceau de pain avec un quart de chopine de fraises, et vous éprouverez bientôt l'action bienfaisante de cette cure, qui remet les forces et purifie le sang. Il vous est loisible de faire cette cure en plein hiver, si vous avez eu soin de confire (par décoction) les fraises, comme on confit les cerises, les griottes etc...

Aux malades aussi les fraises rendent, en été, les meilleurs services contre les inflammations ou chaleurs internes. Quel délicieux réfrigérant, quel soulagement réconfortant les fraises ne procurent-elles pas à ceux qui souffrent de la soif!

Pour la gravelle et la pierre, on recommande beaucoup les fraises prises chaque jour en portions égales.

De même ceux qui souffrent du foie doivent en prendre plusieurs fois par jour, jusqu'à concurrence d'un litre. — Item ceux qui ont des éruptions par suite d'un sang vicié (matin et soir une chopine).

Il est admirable de voir la terre offrir à l'homme

ce fruit en si grande quantité. Puisse notre reconnaissance répondre à cet amour généreux du créateur!

21. Genévrier.

(*Juniperus communis L.*)

Qui ne connaît le genévrier, qu'on appelle vulgairement aussi genièvre? C'est un arbuste d'apparence bien modeste, rabougri et tortueux. Les fruits, de la grosseur d'un pois, verts pendant deux ans et bruns à l'automne de la troisième année, époque de leur maturité, sont des baies charnues. Ces baies, projetées sur des charbons ardents, exhalent un parfum agréable et purifient l'air des chambres et des corridors. Je ne suis pas ami des fumigations au moyen du sucre, du vinaigre, etc..., puisque je ne conçois pas qu'avec cela on puisse renouveler l'air. S'agit-il de désinfecter une chambre où étaient couchés des morts ou des personnes atteintes d'une maladie contagieuse, ou s'agit-il de purifier, en temps d'épidémie, l'atmosphère par de grandes fumigations, c'est alors que les vapeurs de graines de genièvre sont bien placées : elles détruisent les miasmes et les principes contagieux suspendus dans l'air.

Les baies de genièvre ont une action semblable dans l'intérieur de l'organisme humain. Elles parfument la bouche et l'estomac, et préservent de la contagion. Les personnes qui sont au service des malades gravement atteints (fièvre scarlatine, variole, typhus, choléra, etc...), qui sont obligées de les soutenir, porter, servir, écouter, et qui, de cette manière, sont exposées nuit et jour au danger de la contagion, ces personnes feront bien de mâcher sans cesse des baies de genièvre (6-10 par jour);

ces baies procurent une bonne saveur à la bouche et favorisent la digestion; elles consument en quelque sorte les exhalaisons et autres molécules infectes, et les empêchent ainsi de pénétrer dans la bouche ou les narines.

Dans l'état de faiblesse de l'estomac, l'on voudra bien faire une petite cure de genièvre, c'est-à-dire se soumettre au régime suivant : le premier jour manger 4 baies, le second jour continuer avec 5, le troisième en mâcher 6, le quatrième 7, et ainsi de suite jusqu'au douzième jour, où l'on sera arrivé à 15 baies; puis on redescendra l'échelle en diminuant chaque jour d'une baie, jusqu'à ce que l'on soit de nouveau arrivé à 5 baies. Je connais beaucoup de personnes qui, moyennant cette cure si simple, se sont purifié et fortifié l'estomac gonflé de gaz et, en raison de cela, extrêmement débilité.

On connaît de longue date l'effet bienfaisant des baies de genièvre sur le foie et les reins (calculs, etc...); elles servent aussi à débarrasser le corps des gaz putrides, des substances corrompues, des humeurs glaireuses.

A côté des baies, on utilise aussi les jeunes pousses du genévrier, pour en faire des infusions théiformes, qui épurent le sang et rendent service dans l'hydropisie.

L'huile de genièvre s'achète habituellement à la pharmacie. — Quant à l'essence ou l'extrait, on peut se l'apprêter soi-même dans le vin, dans l'eau-de-vie ou dans l'esprit-de-vin.

Je ne comprendrais pas un père, une mère de famille, qui mettraient tout le soin possible à confire au sel et aux baies de genièvre leur viande et leur choucroute, qui parfumeraient exactement et méticuleusement avec ces mêmes graines leurs demeures, mais qui, d'autre part, laisseraient croupir dans la poussière et l'ordure le corps, qui est l'habitation de l'âme. C'est cette habitation qui, elle aussi, a besoin, quelquefois dans l'année, de fumigations et de vapeurs de genièvre : cela purifie l'organisme et soulage l'appareil respiratoire.

22. Gentiane.

(*Gentiana lutea L.*)

La gentiane (appelée aussi grande gentiane ou gentiane jaune) croît de préférence sur les montagnes. On peut la faire récolter facilement et à bon compte par des personnes de confiance. Je conseille avant tout de fabriquer de l'extrait de gentiane. A cette fin on dessèche convenablement les racines de la plante, on les coupe en petits morceaux et on les fait macérer dans des bouteilles d'eau-de-vie ou d'esprit-de-vin.

Cet extrait est un des premiers stomachiques, un cordial de premier ordre. On en verse 20-30 gouttes dans un verre qui contient 6-8 cuillerées d'eau, et l'on prend journellement ce mélange pendant un temps assez considérable. L'excellent appétit que l'on ressentira dénotera l'excellence de la digestion. Quand un met vous appesantit et vous moleste l'estomac, un mélange d'une petite cuillerée de cet extrait dans un demi-verre d'eau chaude mettra fin à l'indisposition.

La gentiane soulage aussi les oppressions de l'estomac (cardialgie).

Dans les grands voyages, où, pendant des journées, vous prenez souvent une mauvaise nourriture et une boisson plus mauvaise encore, quand vous arrivez au but, exténués et mal portants, alors un petit flacon d'extrait de gentiane, dont vous versez un certain nombre de gouttes sur un morceau de sucre, vous rendra des services impayables.

Une petite cuillerée de cet extrait, étendue d'eau, éloigne les malaises et les accès de syncope; cet extrait réchauffe, éveille, calme le corps et l'esprit.

La gentiane, prise sous forme de thé, rend les mêmes services. On fait bouillir, dans ce cas, les racines découpées ou réduites en poudre, et on boit la décoction.

23. Graines de lin.

Les cataplasmes de graines de lin sont connus et fort en usage. Ils ont la même action réfrigérante, émolliente et résolutive que le fenugrec. Je donne la préférence au dernier, qui s'attaque à l'ennemi avec plus de force et plus d'entrain.

24. Gratte-cul.

(*Rosa canina L.*)

La mère de famille, préoccupée de sa pharmacie domestique, ne se contente pas de cueillir sur l'églantier les jolies roses qu'elle y trouve; elle réunit aussi ce qu'on appelle vulgairement les gratte-cul pour en apprêter non seulement des sauces, mais aussi et surtout des médicaments. Elle passera d'autant plus minutieusement en revue son jardin et les propriétés d'autrui, si quelque membre de sa famille souffre de la gravelle ou de la pierre, c'est-à-dire d'un calcul rénal ou vésical, maladies terribles et douloureuses. Elle sait que le thé de gratte-cul soulage et purifie les reins et la vessie.

Je connais un vieillard très avancé en âge qui, dans ses jeunes années, souffrait énormément de la gravelle. On lui conseilla ce thé, auquel il s'habitua si bien, que maintenant il ne se coucherait jamais, le soir, sans en avoir pris une tasse. Il préfère cette boisson au meilleur verre de vin. Voilà mes spiritueux, dit-il souvent; voilà l'huile qui graisse et fait marcher journellement la machine usée de mon vieux corps.

On ouvre le gratte-cul, on en éloigne les pépins, puis on fait sécher les gousses, et celles-ci donnent le thé

25. Gui.

(*Viscum album L.*)

Le gui blanc, plante parasite, qui prospère de préférence sur les vieux arbres, est néanmoins une excellente plante curative. Ses effets thérapeutiques s'étendent en première ligne sur le sang, et je ne puis assez recommander aux mères de faire bonne connaissance avec cette herbe.

Le thé de gui fait cesser les hémorragies. Je pourrais citer toute une série de cas où une seule tasse a suffi pour arrêter le flux.

Je recommande aussi cette plante et son thé inoffensif dans les troubles de la circulation du sang.

On peut mêler avec le gui une moitié de prêle; le santal également (poudre rouge) sert à ce mélange. (Voir Santal.)

26. Hièble.

(*Sambucus ebulus L.*)

Sur la lisière des forêts, surtout de celles que l'on vient d'exploiter ou d'abattre, l'on rencontre des arbrisseaux d'un mètre et plus d'élévation, munis au printemps de grandes fleurs blanches en ombelles et à l'automme de corymbes superbes, pesants et brillants. C'est l'hièble, le petit sureau ou sureau des bois. Les baies en sont plus petites que celles du sureau domestique. L'hièble croît en plus grande abondance et est moins délicat que son congénère de nos jardins.

Un thé fait avec des racines d'hièble évacue avec une efficacité merveilleuse la sérosité chez les hydropiques et nettoie les reins. Je connais plusieurs cas où il a guéri radicalement l'hydropisie assez avancée.

L'hièble agit également dans les maladies du bas-ventre, qui proviennent d'humeurs viciées ; elle évacue ces humeurs par les voies urinaires.

Le thé préparé avec la poudre d'hièble rend les mêmes services. Deux pincées de cette poudre suffisent pour une tasse, que l'on prend en deux coups à des heures différentes de la journée.

On récolte les racines d'hièble vers la fin de l'automne, on les sèche à l'air et on les conserve ensuite, ainsi que la poudre qu'on en obtient par la conquassation, dans la pharmacie de famille.

27. Huile d'amandes.

L'huile d'amandes douces doit occuper une des premières places parmi les huiles de la pharmacie domestique. Elle a, dans différentes maladies et indispositions internes et externes, une action sédative, réfrigérante, résolutive.

Elle est un résolutif pour les engorgements des bronches et de l'estomac ; dans ce dernier cas, elle rétablit l'appétit et le travail de la digestion.

Dans les inflammations, surtout quand on craint une inflammation pulmonaire, elle est un réfrigérant.

Dans ces cas il faut prendre journellement, à trois ou quatre reprises, une petite cuillerée d'huile d'amandes.

Dans l'usage externe, on emploie de préférence cette huile pour les différentes maladies d'oreilles. Je ne connais pas de meilleur calmant ou même résolutif pour les bourdonnements, les déchirements, les crampes d'oreille et la concrétion du cérumen. On n'a qu'à verser 6 ou 8 gouttes de cette huile dans l'oreille souffrante, que l'on fermera ensuite avec du coton.

Si, à la suite de refroidissements, de courants d'air ou d'affections rhumatismales, vous avez souffert de l'ouïe, alors versez dans l'une des oreilles 6 à 8 gouttes d'huile d'amandes et répétez la même chose le lendemain pour l'autre oreille, en ayant soin de fermer chaque fois le canal auditif avec du coton. Quand vous aurez fait cette opération pendant plusieurs jours, vous rincerez l'intérieur des oreilles avec de l'eau tiède, pour observer le résultat. Vous feriez bien de vous adresser à un homme expert, qui vous traiterait avec la seringue.

On oint doucement d'huile d'amandes les enflures accompagnées de grandes inflammations. Cette huile calme la douleur cuisante et diminue l'ardeur de l'inflammation.

On se sert encore de l'huile d'amandes pour oindre les gerçures, qui font souvent très mal, ainsi que les plaies provenant d'un long séjour au lit ou de l'équitation : on en éprouve un grand soulagement, quelle que soit la partie du corps qui soit atteinte. A défaut d'huile d'amandes, on se sert d'huile d'olives.

28. Huile excrétive.

Il y a des cas où les éléments morbides s'accumulent en si grande abondance dans le corps, qu'il devient excessivement difficile de les résoudre et de les éliminer complètement. Ce n'est pas qu'il faille douter de l'efficacité de l'eau et de ses diverses applications. L'on se demande plutôt : Est-ce que le malade, surtout s'il est d'une nature faible, ne se laissera pas rebuter par les nombreuses opérations ou par la durée de la cure d'eau ? Car alors toutes les peines seraient perdues. Cette pensée m'a souvent occupé, et certaines expériences m'ont porté à faire des recherches répétées.

Voilà qu'un jour j'eus l'idée que plus d'une fois les douleurs internes ont disparu à la suite d'une éruption externe. Je me demandais s'il n'y aurait pas moyen de produire artificiellement une éruption, pour ouvrir un chemin aux éléments morbides renfermés dans le corps : en les attirant à la surface de la peau, on faciliterait le travail de la cure d'eau.[1]

Je finis par découvrir, après bien des recherches, une huile qui rend, sous ce rapport, des services signalés et produit parfois des résultats surprenants. Cette huile n'est pas, je l'ai dit, d'une nécessité absolue, n'est pas une condition *sine qua non* de la guérison, puisque l'eau toute seule est capable de faire tout le travail ; mais elle aide et active puissamment l'œuvre difficile de la résolution et de l'élimination.

On n'emploie cette huile que pour l'usage externe et seulement dans les cas où l'on peut en obtenir, d'une manière facile, une élimination avantageuse des éléments morbides. L'action de cette huile n'est pas le moins du monde nuisible, mais elle est

[1] Des malades, qui avaient passé par un établissement d'hydrothérapie, prétendaient que l'apparition d'une éruption externe était un signe certain du succès de la cure.

drastique et radicale. Elle évente avec un flair merveilleux les rebelles qui se trouvent dans le corps et dans le sang, et elle sait les en faire sortir.

Quelques exemples donneront une idée de la manière d'employer cette huile.

Quelqu'un se plaint d'avoir mal aux yeux: ses yeux sont rouges et ne supportent plus la clarté du jour; ils sont chassieux à l'excès et font horriblement souffrir. Dans ce cas je me mets à frictionner légèrement la surface de la peau derrière les oreilles (pavillon de l'oreille et occiput), pour la réchauffer un peu; puis je répands doucement 3-4 gouttes de cette huile sur la partie réchauffée. Au bout d'une demi-heure le patient en ressent déjà l'effet: une légère tension et inflammation. Après 24 heures apparaissent d'innombrables petites pustules, qui grandissent en proportion de la quantité des éléments malsains à éloigner; plus tard elles se dessèchent, se changent en croûtes et finissent par tomber d'elles-mêmes. Si le premier essai ne réussit pas, c'est-à-dire si l'huile ne produit pas son effet au bout de 30 heures, on en mettra de nouveau quelques gouttes, au second jour, sur la partie rubéfiée. Cette fois, l'efficacité ne tardera pas à se montrer, et le poison, qui a causé l'inflammation des yeux, sera bientôt attiré au dehors. Dans toute une série de cas analogues les souffrances disparurent au bout de 2 heures, et en peu de temps les yeux redevinrent clairs et sains.

Une personne souffre d'un violent mal de dents : les gencives sont enflées, la mâchoire éprouve une douleur lancinante, qui s'étend à toute la tête. Comme dans l'exemple précédent, l'on mettra quelques gouttes de notre huile derrière les oreilles ou sur la nuque, et un résultat avantageux se produira sûrement.

Cette huile a une particularité, qui lui est propre : dans son premier travail elle blesse l'endroit frictionné; puis, son devoir principal de l'excrétion étant accompli, elle guérit, dans un second travail, très bien et promptement la lésion faite d'abord.

Je ne considère nullement cette huile comme une recette occulte; j'en ai communiqué la composition à l'un ou à l'autre de mes amis. Mais, pour prévenir les abus de différentes espèces, j'ai préféré, en attendant, ne pas la livrer à la publicité.

29. Huile de girofle.

L'huile de girofle a la même efficacité que l'huile d'amandes et l'huile à salade, avec lesquelles on la mélange souvent.

Elle m'a surtout montré son utilité dans l'évacuation des gaz putrides, des sucs et des éléments corrompus de l'estomac.

On prend, règle ordinaire, l'huile de girofle sur du sucre, soit 4 à 6 gouttes, une ou deux fois par jour.

30. Huile de lavande.

L'huile de lavande ou l'huile d'aspic se vend dans chaque pharmacie; elle ne doit pas manquer parmi les remèdes domestiques.

On en fait usage deux fois par jour, en en versant 5 gouttes sur un morceau de sucre, pour faciliter la digestion et faire revenir l'appétit.

Les personnes qui souffrent de flatuosités, de nausées, et de maux de tête, provenant des gaz intestinaux qui montent, feront bien d'utiliser l'huile de lavande, comme nous venons de l'indiquer.

Pour la mélancolie et les affections mentales j'ai employé bien souvent cette huile avec le meilleur succès, et je prétends que dans plus d'un cas la guérison dépendait uniquement de l'éloignement des gaz, qui exerçaient une influence funeste sur le cerveau. On attache, à mon avis, dans le traitement des malades, trop peu d'importance à ces gaz. Ceux qui ont eu des flatuosités savent dire quel rôle désastreux jouent ces gaz, quand ils déchaînent leur fureur dans l'intérieur du corps.

On suit le traitement de l'huile de lavande pour le manque d'appétit, pour les congestions, pour les vertiges, et en général pour tous les maux de tête.

31. Huile de morue.

Un excellent médecin de l'armée dit un jour en ma présence : « On fait de l'embarras avec l'huile de foie de morue, et pourtant la mauvaise a déjà souvent produit de bien fâcheux résultats. Il y a des îles où l'huile de morue a son efficacité dans les affections scrofuleuses. Hors de là j'en fais fi. »

Personne n'est tenu à ce jugement. Pour ma part, je ne fais aucun usage de l'huile de morue ; car elle n'est pas, à mon avis, un remède, et je crains la mauvaise huile de morue comme aliment nutritif ; voilà pourquoi je prescris, à sa place, des remèdes qui la remplacent avantageusement et qui produisent réellement ce que l'huile de foie de morue est censée produire.

32. Huile d'olives.

Qu'on lise ce que nous avons dit sur l'huile d'amandes ; ce n'est qu'à défaut de cette dernière qu'on emploie l'huile à salade (huile d'olives).

Quand la provision d'huile d'amandes est petite, on peut la mélanger avec l'huile d'olives.

L'huile dont nous parlons doit être de la véritable huile de Provence ; à la rigueur, on peut prendre aussi de la bonne huile de colza.

La manière de s'en servir est la même que pour l'huile d'amandes.

33. Mauve.

(*Althæa rosea L.*)

Les mauves doivent avoir un rang parmi les fleurs du jardin. En leur donnant les couleurs qui charment nos regards, le Créateur, dans sa bonté, a répandu en même temps une goutte de liquide thérapeutique dans chaque feuille de cette plante. Le thé de fleurs de mauve, surtout de la mauve noire, guérit les affections de la gorge et les engorgements de la poitrine. On mélange d'habitude ces fleurs avec celles du bouillon-blanc.

La mauve sert encore à la préparation des vapeurs qui doivent être aspirées, et surtout des vapeurs qui sont destinées à entrer dans les oreilles.

34. Ménianthe.

(*Menyanthes trifoliata L.*)

Le ménianthe (trifolié) est une plante qui croît généralement dans le voisinage des cours d'eau. Là où l'eau est arrêtée dans sa marche et forme des flaques, le ménianthe pousse en compagnie d'autres herbes aigres ; de là son nom de trèfle des marais ou trèfle d'eau. Il porte 3 feuilles et est très amer.

Avec cette herbe on prépare une excellente infusion stomachique, qui aide la digestion et facilite la production de bons sucs gastriques.

Macéré dans l'eau-de-vie, le méniantlhe donne ce qu'on appelle «l'esprit amer» (*bittern Geist*), employé aux mêmes fins.

35. Menthe.

(*Mentha piperita L. et M. aquatica L.*)

On utilise beaucoup la menthe poivrée ou commune et la menthe aquatique; leurs effets diffèrent peu. Je donne néanmoins la préférence à la menthe aquatique, dont l'action est plus puissante. La menthe est du nombre des grands remèdes qui fortifient l'estomac et favorisent la digestion. Déjà son parfum aromatique atteste que cette plante médicinale doit occuper une place distinguée.

Quand on met de la menthe sur le front, le mal de tête, tout violent qu'il est, diminue incessamment.

Le thé de menthe, pris matin et soir (chaque fois une tasse), aide la digestion et rend le visage sain et frais. Le même effet est produit par la poudre de menthe, prise journellement (1-2 pincées) dans la nourriture ou dans l'eau.

Un usage fréquent de la menthe (infusion et poudre) est à conseiller surtout aux personnes affaiblies par la maladie, aux personnes qui ont pour chaque bagatelle des battements de cœur, aux personnes qui souffrent souvent de nausées et de vomissements.

La menthe, infusée dans des parties égales d'eau et de vin, et bue plusieurs jours de suite (chaque jour une tasse), enlève l'haleine mauvaise et fétide.

La décoction de menthe, apprêtée avec du vinaigre et prise de temps à autre par petites cuillerées (une ou deux), fait cesser les vomissements de sang (hématémèses).

La menthe, infusée dans du lait et consommée toute chaude, fait disparaître les douleurs gastriques.

Puisse chaque ménagère réserver à la menthe et à la rue un petit coin de son jardin! Rien que le parfum réfrigératif, qu'elle dégage et qu'elle laisse généreusement dans votre main, pour peu que vous la touchiez, compensera largement la peine qu'on prend de la cultiver.

36. Miel.

A. — Les anciennes générations prétendaient que les jeunes gens ne devraient pas manger beaucoup de miel, parce qu'il est trop fort; mais que pour les vieux il est un très bon aliment confortatif.

J'ai fait un fréquent emploi du miel et je lui ai toujours trouvé une efficacité excellente. Il est résolutif, dépuratif et fortifiant.

On l'utilise depuis longtemps dans les catarrhes et dans les engorgements, en le mélangeant au thé.

Les gens de la campagne savent fort bien appliquer le miel comme onguent sur les abcès et ulcères externes. Celui qui n'est pas habile à traiter ces lésions à l'eau, n'a qu'à recourir à ce moyen simple, inoffensif et efficace, avant tout autre barbouillage; je le lui conseille absolument. La préparation en est bien simple : prenez moitié miel, moitié farine; ajoutez un peu d'eau et agitez la mixtion comme il faut. Cet onguent ne doit pas être fluide, mais passablement compacte, comme de la pâte.

A l'intérieur aussi le miel est un remède contre différents petits maux.

Il mûrit rapidement et guérit les petits abcès de l'estomac. Je ne conseillerais pas de prendre le miel tout pur; mais je recommande de le mélanger avec un thé convenable. Non mélangé, ce noble extrait a une action trop vive. A peine a-t-il passé dans la gorge, qu'il l'a déjà irritée. Si vous avez de la difficulté à avaler à cause d'un catarrhe ou d'un autre mal pareil, faites bouillir une petite cuillerée de miel dans un quart de litre d'eau. Tout chantre a de cette manière le meilleur et le plus doux gargarisme. Devriez-vous en absorber une goutte, vous n'auriez pas à craindre de vous gâter l'estomac ou de vous empoisonner.

On connaît l'eau ophtalmique au miel, si dépurative et fortifiante. Faites bouillir pendant cinq minutes une petite cuillerée de miel dans un quart de litre d'eau, et trempez-y alors un linge, pour vous laver les yeux.

Une chose encore. Je connais un monsieur qui est plus qu'octogénaire. Il se prépare journellement lui-même son vin de table. A cet effet il verse une cuillerée de bon miel dans l'eau bouillante et fait cuire un peu le mélange. La boisson est alors toute prête, saine, fortifiante et délicieuse « A mon grand âge je dois ma santé et ma force à cette boisson », disait le vieillard. C'est possible. Ce que je sais de ma propre expérience, c'est que le vin de miel a une action résolutive, dépurative, nourrissante et fortifiante ; car j'ai apprêté beaucoup de vin de ce genre, j'en ai vu boire beaucoup et j'en ai bu un verre maintes fois. Ce breuvage ferait honneur non seulement au sexe faible, mais aussi au sexe fort.

B. — A ce propos je songe toujours à l'hydromel des anciens Germains. C'est, en effet, à cette boisson qu'ils attribuaient, au dire de Tacite, leur santé et leur grand âge. Ils avaient peu de vin et ne connaissaient pas encore la bière moderne. Je regrette toujours que l'hydromel soit si peu connu et n'occupe pas la place de la bière, qui, gâtée à force de raffinements et de sophistications, n'est plus un breuvage sanitaire ; c'est du moins trop souvent le cas. Presque tous les ouvrages d'apiculture donnent des recettes pour la préparation du vin de miel; mais souvent j'entends des plaintes, comme quoi les essais faits sur ces recettes n'ont pas produit de bons résultats. Voici comment, pour ma part, je procède :

Je fais mettre dans un chaudron de cuivre (bien propre) 60-65 litres d'eau douce (de rivière). Quand elle commence à devenir chaude, j'y laisse tomber en remuant 6 litres de miel, puis je fais cuire lentement pendant une heure et demie. Par intervalle j'écume la matière visqueuse qui surnage. Quand la cuisson est terminée, l'on verse cette eau miellée dans des vases de terre ou de zinc et, sitôt qu'elle est refroidie, au point qu'elle est encore un peu plus chaude que l'eau exposée aux rayons brûlants du soleil, on la met dans un tonneau soigneusement purifié, sans bondonner solidement. Dans une cave pas trop froide la fermentation commencera au bout de 5-10 jours. Après deux semaines de fermentation, l'on soutire, en laissant naturellement la lie. Dans le second tonneau la fermentation durera environ 10-14 jours, et quand se fait le repos complet, de manière qu'on n'entende plus rien dans le tonneau, l'on bondonnera solidement. Trois ou quatre semaines plus tard le vin de miel est clair et peut servir. Si ensuite il est mis en bouteilles, bien bouché et déposé dans le sable froid, il sera mousseux au bout de peu de jours. C'est une boisson réfrigérative, voilà pourquoi les malades fébricitants l'aiment tant. Un malade, alors qu'il ne peut plus boire ni vin ni bière, trouve toujours bon le vin de miel. Il rend service aussi aux hommes bien portants ; mais il faut le boire par petites quantités, autrement il vous répugne.

Voici encore un autre procédé pour fabriquer l'hydromel, procédé recommandé par les sociétés apicoles de Suisse et d'Alsace-Lorraine :

Remarquons préalablement qu'on fera bien d'em ployer les miels les moins aromatiques, et d'éliminer p. ex. ceux de bruyère et de sarrasin, dont le parfum est trop prononcé. Il faut faire l'hydromel en plein été, afin que la fermentation, qui dure cinq ou six semaines, se fasse bien. La quantité de 250 à 300 grammes de miel par litre d'eau permet d'obtenir une quantité suffisante d'alcool (11-13 °/₀) pour assurer une bonne conservation ainsi qu'une transformation complète de tout le miel en alcool. C'est dans l'eau tiède qu'il faut faire fondre le miel, puis on verse au fur et à mesure dans un tonneau n'ayant aucun mauvais goût. Il va sans dire qu'on ne remplit pas entièrement le tonneau, à cause de la fermentation. Sur la bonde on met simplement une tuile, et à mesure que le liquide baissera dans le tonneau, l'on ajoute de l'eau miellée. Plus la quantité de liquide sera considérable, plus la fermentation sera régulière et rapide. Celle-ci se fait très bien entre 16° et 23° C. Pendant la fermentation l'on ajoutera environ 50 grammes d'acide tartrique (le raisin en renferme) pour cent litres de liquide, afin de donner au vin une légère acidité comme celle du raisin, et en même temps l'on peut suspendre dans un sac au milieu du liquide une poignée de graines sèches de genièvre, que l'on retire de nouveau, sitôt que le vin en a pris un léger arome. Après la fermentation on met le tonneau à la cave ou dans un cellier, et l'on ferme la bonde par une poignée de sable fin, mouillé, déposé dans un morceau de forte toile mouillée; l'on tasse bien en forme de cône. Au printemps l'on soutire, et cette fois on bondonnera bien. On laissera vieillir, en n'oubliant pas de remplir le tonneau de temps en temps. (Ce second procédé a été ajouté par le traducteur.)

37. Mille-pertuis.

(*Hypericum perforatum L.*)

Jadis le mille-pertuis portait, en vue de son efficacité, le nom « d'herbe des fées.» De nos jours cette plante et ses services sont entièrement oubliés.

Le mille-pertuis exerce une influence toute spéciale sur le foie, pour lequel il fournit le meilleur médicament théiforme. Un peu de poudre d'aloès, ajouté au mille-pertuis, en renforce l'efficacité, qui se traduit principalement par l'urine, laquelle entraîne souvent des masses de substances corrompues.

Le thé de mille-pertuis guérit les maux de tête, quand ceux-ci proviennent d'humeurs, de mucosités ou de gaz accumulés dans la tête; il guérit l'oppression de l'estomac, les petits engorgements de la poitrine et des poumons.

Les mères de famille, à qui de petits pissenlits ont causé beaucoup d'ennuis, savent apprécier l'action corroborative de ce thé.

A défaut de mille-pertuis on se sert, pour tous les cas mentionnés, de la mille-feuille (*achillea millefolium L.*)

38. Myrtille.

(*Vaccinium myrtillus L.*)

C'est vers la Saint-Jacques que les enfants vont si volontiers dans les bois! Les myrtilles, mûres alors, offrent un met friand à la jeunesse étourdie. Mais les vieux enfants non plus ne manquent pas de manger avec délices ces petites baies. Sur les marchés des grandes villes on rencontre des paniers tout pleins de ces fruits noirs; à leur vue plus d'un collégien songe au beau temps de sa jeunesse, où il allait avec sa petite sœur à la chasse aux myrtilles, et pour quelques centimes la fruitière lui remplit les poches de ces noirauds, qui lui rappellent son pays.

Toute maison devrait faire sécher une quantité de myrtilles, afin de les conserver ensuite pour l'année entière; elles sont si utiles!

L'on introduit 2-3 poignées de myrtilles dans un verre, qu'on remplit ensuite d'une bonne eau-de-vie. L'extrait de myrtilles, qu'on obtient ainsi, est une médecine d'autant plus forte et plus efficace que vous aurez laissé plus longtemps (même des années entières) les fruits en macération.

Souffrez-vous d'une petite diarrhée, prenez de temps à autre quelques myrtilles crues, mais desséchées; mâchez et avalez-les. Bien souvent ce petit médicament vous suffira. J'ai vu, dans de grandes villes d'eaux, des baigneurs qui, pour prévenir certaines surprises désagréables au milieu de leurs promenades, recevaient de leur hotelière prudente et expérimentée de ces pilules antidiarrhéiques, avant de se mettre en route.

La diarrhée violente, opiniâtre, accompagnée de souffrances et parfois d'évacuations sanguines, peut être guérie par une cuillerée d'extrait de myrtilles, prise dans un huitième de litre d'eau chaude. Au bout de 8-10 heures, on peut prendre encore une fois le même médicament. Une troisième répétition sera rarement nécessaire. Cherchez à la pharmacie un remède plus inoffensif et plus efficace!

Dans les dysenteries dangereuses l'extrait de myrtilles seconde puissamment l'action du traitement externe, qui consiste en compresses d'eau et de vinaigre sur l'abdomen.

La teinture de myrtilles est la première et la plus indispensable de toutes les teintures de notre pharmacie. Elle rend service dans tous les cas que nous venons d'indiquer et se signale comme un des plus chauds amis du bas-ventre. On proportionne la dose à l'intensité du mal : la plus faible est de 10-12 gouttes, versées sur un morceau de sucre ; la moyenne monte à 30 gouttes environ, et la plus forte à une petite cuillerée (cuillerée à café), prise dans l'eau chaude ou le vin.

39. Ortie.

(*Urtica dioica L.*)

L'ortie, à l'abord si peu attrayant, est la plus méprisée de toutes les plantes. Que d'âmes impressionnables se sentent piquées et brûlées au seul nom de cette herbe ! Est-ce raisonnable ? Je viens d'apprendre qu'un professeur ambulant de Bohême a écrit une brochure sur les orties et leur utilité. A la bonne heure ! Voilà qui est bien ! Pour un connaisseur, en effet, l'ortie a une grande valeur. Je parle surtout de la Grande-ortie ou ortie vivace.

Les orties fraîches, prises sur place, desséchées et prises en forme de tisane, résolvent les engorgements de la poitrine et du poumon, et débarrassent l'estomac des matériaux qui y ont séjourné trop longtemps, en les faisant rejeter principalement par l'urine.

Les racines d'ortie sont plus efficaces encore que les feuilles, soit qu'on s'en serve en été, quand elles sont vertes, soit en hiver, quand elles sont desséchées. Une décoction de ce genre est à même de guérir un commencement d'hydropisie et, en général, de délivrer l'organisme des sucs morbides.

Avez-vous du sang corrompu? Eh bien! faites cuire et mangez souvent, en été, des orties préparées à la façon des épinards. En Italie l'on aime beaucoup les soupes aux herbes. Or, les boulettes d'orties constituent un aliment non seulement nutritif, mais encore sanitaire.

Si vous avez des rhumatismes rebelles à tout remède, frappez ou frottez chaque jour, pendant quelques minutes, avec des orties fraîches les parties souffrantes. La peur, inspirée par cette verge inusitée, fera bientot place à la joie de sentir votre état s'améliorer.

40. Plantain.

(*Plantago lanceolata L.*)

Quand, dans leurs travaux, les paysans se blessent quelque part, ils ont immédiatement recours au plantain, qu'ils ne cessent de presser et de froisser jusqu'à ce que la feuille revêche ait rendu quelques gouttes de suc. Ils introduisent alors ce suc directement dans la plaie encore fraîche, ou bien ils en imbibent un petit linge et le mettent sur la partie lésée. La feuille refuse-t-elle son suc médicinal et ne devient-elle par le froissement que molle et humide, ils l'appliquent elle-même. Y a-t-il un danger d'empoisonnement? Non, le plantain est inoffensif. Un pansement de ce genre est le premier et, bien souvent, le meilleur, puisqu'il amène une prompte guérison. On dirait que le plantain referme la plaie béante par une couture de fils d'or; car, de même que l'or n'accepte pas la rouille, ainsi le plantain n'admet point de pourriture ou de chair mortifiée.

Le plantain n'est pas moins précieux pour l'usage interne. C'est en masse qu'on devrait, au printemps et en été, le récolter, pour en extraire le suc et en faire une boisson. On préviendrait, de cette façon, une foule d'indispositions intérieures, qui, semblables à des champignons vénéneux, surgissent du sang et des humeurs corrompues. Ce sont les plaies qui, sans doute, ne saignent pas, mais qui n'en sont pas moins dangereuses pour cela ; au contraire.

Les feuilles desséchées du plantain fournissent également un thé excellent pour les engorgements internes. Les journaux publient souvent de longs articles élogieux sur les effets magnifiques du plantain, et de plus longs encore sur le suc de plantain, tel qu'il est préparé chez l'un ou l'autre droguiste. On achète ces choses-là bien cher. Mais, brave paysan, pourquoi ne pourrais-tu pas toi-même cueillir et préparer ces remèdes ! Tu aurais moins de soucis alors, puisque tu saurais que ta marchandise n'est pas falsifiée.

Aux feuilles desséchées du plantain on peut mélanger la pulmonaire, à parties égales, pour en faire une infusion.

41. Potage de santé.

Quand une fois le potage de santé, que nous appelons aussi soupe hygiénique, sera connu et utilisé, on pourra — j'en suis convaincu — rendre heureux un grand nombre de malheureux. Ce potage n'est pas seulement si recommandable à cause de ses éléments excessivement nutritifs, mais aussi parce qu'on peut l'obtenir si bon marché et le préparer avec tant de facilité.

Un homme de qualité, qui avait appris à connaître le potage de santé, acheta chez un paysan deux grandes miches de pain bis. On sait que le pain bis est fait de farine de seigle et que, pour les gens de la campagne, le seigle est si bien moulu que toute substance nutritive en est extraite et qu'il ne reste que peu de sons. Notre monsieur fit couper les deux miches de pain en petites tranches, qu'il mit sur un plateau en tôle; celui-ci fut alors placé sur un foyer chauffé, afin que le pain se desséchât autant que possible. Bien desséché et durci, il fut pilé dans un mortier et réduit en poudre grossière. Désirait-il alors un potage substantiel, il en infusait deux ou trois cuillerées dans un bouillon bien chaud, y ajouta un peu de sel et très peu (ou point du tout) d'épices. Le potage se prépare en deux minutes, est de bon goût, fournit une excellente nourriture et ne produit que peu ou point de gaz.

En place du bouillon, le monsieur en question se servait souvent de lait bouillant, pour y détremper sa poudre de pain. Suivant cette méthode aussi tout est fini au bout de 2 minutes. Cette seconde sorte de potage a un avantage sur la première : c'est que le lait renferme plus de substances nutritives.

N'avait-il justement ni lait ni bouillon, il faisait mettre de l'eau en ébullition et y délayait sa farine de pain. Mais dans ce cas il y ajoutait, avec un peu d'épices, de la graisse de bœuf. Ce potage aussi est très substantiel et mérite également le nom de potage de santé.

Un jour — c'était dans la semaine de la fête du village — le même monsieur entra dans une maison, où l'on venait de cuire du pain d'épeautre. L'épeautre est un blé rouge qui donne une farine très blanche; les paysans la font moudre, comme le seigle, aussi exactement que possible. Il se procura deux miches de ce pain, et procéda comme pour le pain bis. Il mélangea la poudre obtenue du pain d'épeautre avec la poudre du pain de seigle, pour s'en faire apprêter des potages suivant les méthodes décrites ci-dessus. De cette manière il eut six sortes de soupes hygiéniques, toutes différentes dans leur substance et leur efficacité. On peut donc varier, afin de n'être pas exposé à éprouver de la répugnance.

Ce potage de santé convient parfaitement aux enfants très faibles, parce qu'il est de facile digestion, qu'il nourrit bien et qu'il ne produit pas de gaz. Il est à recommander aussi à la jeunesse débile, pour obvier à l'anémie, qui fait tant souffrir le corps. Il est bon également pour les malades, puisqu'il procure beaucoup d'éléments nutritifs à la nature épuisée. C'est à la vieillesse enfin qu'il rend d'éminents services : quand les dents font défaut et que, par conséquent, les aliments solides ne peuvent plus être convenablement mâchés, on s'en tiendra à ce potage.

Il ne devrait pas y avoir de famille qui ne fasse usage de notre soupe hygiénique. Je l'ai jadis recommandée à un employé haut placé, qui, plus tard, me disait qu'il n'existe pas de potage plus sain et plus substantiel.

42. Poudre de charbon.

La poudre de charbon doit toujours provenir du charbon de bois. Le bois de tilleul en fournit la meilleure et la plus fine. Les apothicaires la fabriquent quelquefois eux-mêmes. A défaut du bois de tilleul, on se sert de n'importe quel autre bois. Plus le charbon est frais, plus l'efficacité de la poudre est bonne. Le charbon le plus frais est celui qui vient de sortir du feu. Ecrasez-le finement, et vous aurez la poudre de charbon, dont nous parlons.

Cette poudre aide à remettre en bon état les organes digestifs affaiblis par la maladie. Cela semble singulier, mais c'est certain. Les convalescents prennent facilement cette poudre dans le lait un peu sucré. La quantité ne doit pas dépasser une cuillerée moyenne par jour, prise en une ou deux fois.

Je permets aux phtisiques de prendre chaque jour (en plusieurs fois) deux chopines de lait, mélangées chacune d'une cuillerée de charbon pulvérisé.

Cette même poudre a une efficacité particulière dans les maladies de foie. Ici encore on la prend dans le lait.

Semé une ou deux fois par jour sur les plaies qui suppurent et suintent, le charbon en poudre opère la dessiccation et facilite la formation d'une peau nouvelle.

43. Poudre de craie.

Qui n'a déjà remarqué que les poules et d'autres animaux domestiques absorbent des grains de sable, de la chaux et du mortier? Et qui n'a déjà entendu qu'il est parfois nécessaire de cacher aux enfants la craie de l'école, de peur qu'ils ne la dérobent pour la manger en guise de sucre?

La craie serait-elle, dans certains cas, réellement utile à l'organisme humain? La circonstance alléguée invite à de sérieuses réflexions. J'ai employé pour moi-même la craie en grande quantité et je l'ai conseillée à beaucoup de gens. Les résultats ont été surprenants, c'est-à-dire favorables.

La craie contient de la chaux, du soufre et d'autres matériaux, dont le corps humain a besoin, surtout pour la structure de la charpente osseuse, magnifique et merveilleuse construction du premier des architectes.

Chez les personnes débiles cette structure pourrait ne pas réussir ou perdre de la solidité, puisqu'il leur manque en quelque sorte la bonne chaux, qui relie tout le reste, sable et pierres. Eh bien! je leur donne, une fois par jour, ainsi qu'aux enfants très faibles, une pincée de craie en poudre, dans l'eau ou dans la nourriture. Cette farine, étant dépourvue d'odeur et de saveur, se prend sans peine.

Ceux qui ont une digestion laborieuse et ceux qui, malgré tous les soins, n'arrivent pas à grandir et à prospérer, n'ont qu'à essayer la poudre de craie à la dose indiquée plus haut.

« *On y a mis du plâtre* », écrivait un jour Franklin, en grands caractères, sur un magnifique champ de trèfle, en se servant du plâtre même ou d'une poudre semblable pour tracer ces mots. Je pourrais dire, à mon tour, de beaucoup de malades, qui ont passé par mes mains : « On y a mis de la craie. »

Avant tous les autres malades, c'est aux personnes qui ont les pâles couleurs (chlorose) que je recommande la craie en poudre, deux pincées par jour, l'une le matin, l'autre le soir. Sa blancheur convertira bientôt la blancheur du visage en une saine et fraîche rougeur.

Ajoutons que la poudre d'os est plus efficace que la poudre de craie. Lisez le chapitre : *Poudre d'os*.

44. Poudre d'os.

Je prépare toujours 3 sortes de poudres d'os : la poudre noire, la poudre blanche et la poudre grise. Un mot de chacune des trois :

A. *La poudre noire.*

Je prends des os sains d'une bête saine, que l'on vient d'abattre, et je les soumets à l'ignition jusqu'à ce qu'ils soient carbonisés. On pile alors finement ces noirs charbons d'os, et la poudre noire, si simple et si inoffensive, est apprêtée.

B. *La poudre blanche.*

Je calcine les os, c'est-à-dire je les brûle jusqu'à ce qu'ils aient l'apparence de la chaux fraîchement cuite. C'est, du reste, de la chaux que j'ai sous les yeux; car les sels et d'autres éléments étrangers n'y entrent qu'à une faible proportion. On pulvérise alors les os calcinés, c'est-à-dire on les réduit en poudre, et l'on obtient une poudre qui a l'apparence du groison : je l'appelle poudre blanche.

C. *Poudre grise.*

On prend en quantités égales de la poudre blanche, de la poudre noire et de l'encens blanc réduit en poudre; le mélange donnera à peu près la couleur grise, d'où le nom de cette poudre.

* * *

Si vous avez lu ce que j'ai dit sur la poudre ou farine de craie, vous comprendrez pourquoi la poudre d'os joue dans ma pharmacie un rôle si important. C'est principalement chez les convalescents qui relèvent de maladies graves et chez les malades très affaiblis que l'action de la poudre d'os est surprenante. Bien des fois je n'ai pu retenir mon étonnement.

Vous ne vous expliquez peut-être pas pourquoi des mêmes os je fabrique 3 sortes de poudres. C'est qu'elles correspondent à trois degrés d'affaiblissement, dont peuvent souffrir les malades. — On donne la poudre noire (1-2 pincées par jour, dans l'eau ou dans la nourriture) aux convalescents qui ont besoin de se fortifier l'organisme tout entier ; de même aux enfants qui, semblables aux petits arbres rabougris de la forêt, mènent une existence misérable et n'acquièrent pas les forces proportionnées au nombre de leurs années (rachitisme).

Je prescris la poudre blanche aux patients, chez qui la machine ne fonctionne que lentement et péniblement, chez qui la digestion et l'élaboration du sang n'avancent pas, chez qui plusieurs parties du corps ne reçoivent qu'avec peine et sans régularité ce dont elles ont besoin pour leur développement et leur croissance, chez qui surtout la structure osseuse, semblable à une charpente ruineuse, chancelle et menace de tomber. De même que les mères font prendre à leurs nourrissons de la bouillie, nourriture parfaitement accommodée à leur bouche encore dénuée de dents et à leur petit estomac, ainsi je nourris d'os pulvérisés les os affamés et débilités, pour leur donner de nouveau, à chacun en particulier et à tous en général, de la consistance.

Enfin, comme vous l'indique le mélange d'encens, la poudre grise profite surtout aux patients et aux convalescents dont le système vasculaire est considérablement affaibli.

Voilà, ami lecteur, l'énigme de la poudre noire, blanche, grise, dont racontent tant de personnes et à propos de laquelle on a tant conjecturé et discuté. Croyez-le bien, j'aurais pu m'enrichir rien qu'avec ces 3 espèces de poudres. Mais je déteste et condamne en principe la médecine occulte et je suis tout à fait de l'opinion de ceux qui la stigmatisent comme du ravaudage et du charlatanisme. Mes remèdes n'ont pas à craindre la lumière du jour la plus éclatante. Chacun veuille examiner et choisir ce qui lui convient.

45. Prêle des champs.

(*Equisetum arvense L.*)

Cette plante médicinale, je ne puis assez la recommander pour son efficacité multiple et supérieure. Non seulement elle épure la vaisselle, ce qui la fait rechercher par les ménagères ; elle enlève et guérit également les souillures du corps, à l'intérieur et à l'extérieur.

La prêle des champs rend, à l'extérieur, des services extraordinaires pour les plaies anciennes, les ulcères fongueux, même les lésions cancéreuses, jusqu'à la carie des os. Elle a une action détersive, résolutive, caustique, sur les parties atteintes. On l'emploie ou bien sous forme de décoction pour les lotions, les emmaillottements et les compresses ; ou bien sous forme de cataplasme, en tant qu'on l'enveloppe dans des linges mouillés et qu'on l'applique ainsi sur les parties souffrantes ; ou bien enfin sous forme de bains de vapeur. Le mode d'emploi est indiqué dans les cas particuliers.

Les services internes de la prêle sont plus multiples encore. Une infusion théiforme, qui ne peut jamais faire de mal, purifie l'estomac : on en prend une tasse de temps en temps (mais pas tous les jours). Elle calme les douleurs de la gravelle et de la pierre, et remédie principalement aux embarras des voies urinaires. Sous ce rapport elle est unique, inappréciable. Je ne fais qu'indiquer ici les bains de vapeur de prêle, qui sont un médicament spécifique pour ces infirmités, si fréquentes et si douloureuses. Qu'on ne perde donc pas de vue cette herbe si bienfaisante, qu'on peut se procurer avec tant de facilité ! Ceux qui souffrent du mal dont nous parlons devraient boire journellement une tasse de thé de prêle, indépendamment du traitement externe, peut-être nécessaire.

Dans les saignements et les vomissements sanguins la prêle compte parmi les meilleures tisanes. Celui qui crache du sang devra en prendre sans délai. Je connais des cas où une trêve parfaite est intervenue au bout d'un quart d'heure.

Dans les grands saignements du nez on aspire, par le nez, la décoction de prêle, à plusieurs reprises. Elle a une action astringente et amène une prompte guérison.

Aux personnes qui souffrent d'un flux de sang je recommande 1-2 tasses de prêle par jour.

Veuillez avoir dans votre pharmacie domestique une quantité notable de prêle des champs, pour que vous en trouviez sous la main dans les cas de nécessité, qui peuvent survenir quand on y pense le moins.

46. Primevère.

(*Primula officinalis L.*)

Il n'y a que la primevère d'un jaune foncé qui ait une valeur pharmaceutique. Déjà son parfum trahit la présence d'un suc médicinal. Si vous mâchez 2-3 de ces corolles tubulées, vous vous rendrez compte du nectar salutaire qui y est caché.

Si vous avez une prédisposition à l'arthrite (rhumatisme articulaire et goutte) ou que vous souffriez déjà de cette maladie, buvez pendant un certain temps de la tisane de primevère, chaque jour une tasse. Les douleurs seront atténuées et finiront par s'éteindre.

47. Prunelle.

(*Prunus spinosa L.*)

Les fleurs de prunelle forment le laxatif le plus inoffensif et devraient se trouver, en première ligne, dans chaque pharmacie de famille. Que de fois ne sentez-vous pas l'utilité ou même le besoin d'une purge ! L'état de l'estomac ou du bas-ventre ou encore l'état général de votre santé vous le dit. C'est alors qu'on va à la recherche d'un médicament léger ; on cherche, et on pourrait si facilement l'avoir sous la main.

Prenez donc ces fleurs de prunelle, faites les bouillir pendant une minute et buvez-en, 3-4 jours durant, une tasse par jour. Cette infusion agit tout doucement, sans aucune incommodité, aucun ennui ; et pourtant elle purge à fond.

Je recommande le même médicament comme stomachique, épurant et fortifiant l'estomac.

48. Résine ou grains d'encens.

Comme le cierge laisse dégoutter la cire, ainsi l'écorce du sapin ou du pin fait tomber la résine par petites gouttes. Quiconque se promène dans la forêt, en été ou en automne, peut constater ce phénomène. Les perles de résine, semblables à des larmes restées suspendues dans leur chute, ont la blancheur de la cire, la clarté du miel et la fraîcheur de l'eau de source.

La résine est comme le sang du sapin ou du pin, et arrive-t-il que vous blessiez un peu profondément l'un de ces arbres, il saignera abondamment.

Cette résine, si foncièrement gluante et renfermant en apparence des éléments précieux et grenus, doit avoir une vertu tout à fait particulière. En effet, si, pendant un certain temps, vous prenez journellement 5-6 petites boules ou larmes de résine, de la grosseur d'un pois, vous vous fortifierez la poitrine et le système vasculaire.

J'ai connu un prêtre très affaibli, qui prenait chaque jour une bonne quantité de suc résineux : « Voilà, disait-il, le sirop de santé auquel je dois le bon état de ma poitrine. »

A défaut des pilules de résine, quand la forêt est trop éloignée, on se sert de grains d'encens blanc; l'encens n'est en somme que de la fine résine. Six ou huit grains d'encens pris journellement, pendant une certaine période, constituent une excellente cure pectorale. Ne craignez pas que la résine soit indigeste, quoi qu'en puisse dire une imagination exaltée. La nature élabore parfaitement les articles de cette espèce.

49. Romarin.

(*Rosmarinus officinalis L.*)

Aux jours de noces et aux grandes solennités tout invité est tenu de porter un petit bouquet de romarin. De même il serait malséant d'avoir une pharmacie domestique privée de cette plante aromatique.

Le romarin est un excellent stomachique. Apprêté et bu sous forme de thé, il débarrasse l'estomac des obstructions, remet l'appétit et la digestion.

Aimez-vous voir parader sur votre table un verre à médecine, ce grand consolateur des souffrants? Remplissez-le de thé de romarin et prenez-en matin et soir 2-4 cuillerées. L'estomac entendra bientôt raison, c'est-à-dire sera rendu à la liberté.

Le vin de romarin, pris en petites portions, a fait ses preuves dans les maladies du cœur. Il a une action calmante et provoque, dans l'hydropisie du cœur, une sécrétion abondante par les voies urinaires. Il rend les mêmes services dans l'hydropisie en général.

Dans chacune de ces deux maladies on prend matin et soir 3 ou 4 cuillerées ou un petit verre de cet agréable breuvage, auquel on sera bientôt habitué.

La préparation du vin de romarin est fort simple : on coupe une poignée de romarin en petits morceaux, que l'on dépose alors dans une bouteille, et l'on remplit de bon vin vieux. (Le vin blanc est le meilleur.) Au bout d'une demi-journée on peut utiliser le vin de romarin, après avoir décanté.

On peut employer les mêmes feuilles pour une seconde opération.

50. Rue.

(*Ruta graveolens L.*)

La rue fétide ou puante est trop peu connue, c'est-à-dire qu'on ignore les vertus médicamenteuses de cette précieuse plante. Les plantes nous parlent par leur senteur. Or, la rue nous témoigne clairement, par son odeur pénétrante, la bonne volonté qu'elle a de soulager les hommes, pour qui elle a été créée, et de calmer leurs différentes douleurs, comme si chaque feuillette de cette plante était une petite langue. Si seulement nous comprenions toujours ce langage!

La rue est, dans toutes ses applications, un tonique analeptique, c'est-à-dire qu'elle ranime et fortifie. Mâchez rien qu'une feuille, et vous éprouverez sur-le-champ cette action sur votre langue, tandis que son parfum délecte la bouche et s'y maintient, comme l'odeur de l'encens répandue dans une maison.

L'infusion de rue manifeste ses vertus excellentes dans les congestions (affluences du sang vers la tête), les pesanteurs de tête, les étourdissements et les vertiges, comme aussi dans les difficultés de la respiration, dans les battements de cœur, dans les embarras du bas-ventre, dans toutes les indispositions qui proviennent de la faiblesse de l'organisme général ou d'un organe particulier. Je recommande ce thé surtout aux personnes dont l'état trahit une prédisposition à ces sortes de maux, aux crampes, à l'hystérie, etc...

Si vous avez fait macérer de la rue dans l'alcool, vous pourrez, dans les cas indiqués, en place du thé, prendre chaque jour 2 fois (au plus) 10-12 gouttes d'extrait de rue sur un morceau de sucre.

On prend de la même manière l'huile de rue, qui se prépare ainsi : on fait sécher des feuilles de rue, puis on les écrase, on les met dans un bocal, on les arrose d'une huile fine à salade et on expose le bocal à la chaleur pendant un temps assez considérable. Plus tard on décante le contenu et on en use par gouttes, comme il est dit ci-dessus.

51. Santal.

Le santal ou la santaline est une poudre rouge qui sert, à proprement parler, à la teinturerie. On peut l'acheter à la pharmacie. — Je mélange toujours cet inoffensif médicament avec le thé de gui, à la dose de 2 pincées sur une cuillerée de feuilles de gui ; on renforce, de cette manière, l'efficacité du gui.

52. Sauge.

(Salvia officinalis L.)

Aucun propriétaire de jardin n'oubliera, en le cultivant, d'y planter un pied de sauge : c'est une jolie plante d'agrément. Bien des fois j'ai remarqué que les passants en prenaient une feuille, pour s'en frotter les dents noircies. Cela indique que la sauge a une vertu détersive.

Les plaies anciennes et suppurantes, lotionnées avec une décoction de sauge et pansées ensuite, guérissent certainement et rapidement.

Le thé de sauge fait disparaître les engorgements du palais, de la gorge et de l'estomac.

La sauge, infusée dans l'eau et le vin, purifie le foie et les reins.

L'effet devient plus sensible, si on a soin d'ajouter à la sauge une égale portion d'absinthe et de préparer le mélange en forme de thé.

La poudre de sauge, répandue sur les aliments, comme on fait avec le poivre, le sucre, la cannelle, rend les mêmes services que le thé dans les infirmités susnommées.

53. Son.

A. — Le monde a souvent une conduite peu raisonnée. Pour n'en donner qu'un petit exemple, je citerai la manière dont on utilise le son. Chaque servante jette le son aux porcs, et cependant le son renferme plus de substance saine et nutritive que la farine elle-même. Bien autrement intelligente serait la mère de famille qui mettrait en réserve le son si substantiel et si thérapeutique, pour le faire consommer à ses enfants chétifs.

Les personnes débiles, les convalescents et les enfants, n'aiment rien tant que les aliments faciles à digérer. Or, rien de plus digestif, même pour la nature la plus faible, qu'une décoction de son, qui est comme l'essence du grain lui-même.[1]

Prenez du son de froment ou de seigle et faites cuire dans l'eau pendant trois quarts d'heure. Alors exprimez le son, mélangez du miel dans la décoction et faites cuire encore pendant un quart d'heure. La boisson est alors prête, et le patient devra en prendre deux fois par jour, chaque fois un quart de litre. Le pain blanc trempé dans ce jus doux a très bon goût. Je ne connais pas de meilleure boisson pour les enfants et les vieillards, qui la salueront toujours avec reconnaissance. Cherchons tous à devenir plus simples, plus tempérants, plus naturels ! Dieu nous vienne en aide ! Nous en aurions de grands bénéfices.

B. — En parlant du son, nous devons dire un mot aussi du pain de son. Comment prépare-t-on le pain de son et à quoi sert-il ?

On fait moudre au moulin le froment avec le son. Il est vrai que les meuniers n'aiment pas faire cela pour les raisons que l'on devine ; on fera donc bien

[1] Cela ne doit étonner personne. L'on sait ou l'on devrait savoir que la pelure des poires, des pommes, etc., renferme plus de substance que la chair des fruits. Le vinaigre, selon qu'il est fabriqué de la pelure ou de la partie charnue, fournit un argument en faveur de mon affirmation.

d'examiner chaque fois la marchandise que l'on reçoit.[1]

L'on prend un ou plusieurs kilos de farine de son (suivant le nombre de personnes pour lesquelles on veut cuire), on pétrit avec de l'eau bien chaude et on laisse reposer la pâte pendant la nuit dans un lieu tempéré, sans y mettre jamais ni levain, ni sel, ni autre épice. Le lendemain on en fait de petites miches oblongues, qu'on enfourne au degré de chaleur requis pour la cuisson du pain ordinaire. Au bout d'une heure un quart ou d'une heure et demie on les retire du four, pour les déposer immédiatement dans l'eau bouillante, où on les laisse jusqu'à complète saturation. Après cela on les remet de nouveau au four pour un peu de temps, afin de les sécher. Cette dernière manipulation m'a été enseignée par un prieur de trappistes, qui l'avait pratiquée longtemps et de différentes manières : il avait fini par constater que cette méthode est la meilleure, attendu que de cette façon on extrait du son toute sa substance nutritive, et surtout la substance sucrée.

Je connais beaucoup d'hommes qui ont mangé avec prédilection du pain de son et qui en mangent

[1] Celui qui fait un grand emploi du pain de son pourrait se procurer une machine à égruger, pour ne plus être trompé par les meuniers. Je connaissais un professeur du Tyrol, qui souffrait énormément de l'estomac. Ne pouvant digérer que peu d'aliments, il avait fini par devenir extrêmement faible. On lui conseilla un jour le pain de son. Il acheta donc une petite machine à Vienne, et se mit à la faire fonctionner lui-même, tandis que sa brave femme lui pétrissait et cuisait le pain. Il se rétablit si bien, et son estomac avec lui, que dans la suite il digérait, sans aucune difficulté, tous les aliments.

encore, parce qu'il leur rend d'insignes services dans les embarras gastriques, dans les digestions pénibles et contre les hémorroïdes.

J'en ai connu d'autres qui, à la première bouchée, avaient trouvé ce pain fade et insipide et qui plus tard le recherchaient avec une certaine passion.

Le pain de son, une fois cuit, se conserve dans un endroit frais. Si la croûte devient trop dure, on peut l'envelopper dans un linge humecté.

54. Sureau.

(Sambucus nigra L.)

Dans les bons vieux temps le pied de sureau se trouvait tout à côté de la maison. De nos jours on extirpe un peu partout cet arbrisseau, et cependant il mérite de redevenir et de rester le voisin le plus proche de chaque maison, attendu que tout en lui peut servir : les feuilles, les fleurs, les baies, l'écorce et les racines.

Au printemps la nature en bon état, le corps cherche à se débarrasser de nombre d'éléments qui se sont accumulés pendant l'hiver. Qui ne connaît ces indispositions, ces maladies du printemps, comme les éruptions, les diarrhées, les coliques, etc...?

Eh bien! voulez-vous, au printemps, purifier les humeurs et le sang, et évacuer d'une manière facile et naturelle les éléments morbides? Prenez six ou huit feuilles de sureau, coupez-les en petits morceaux, comme on le fait avec le tabac, et faites bouillir pendant environ dix minutes. Tous les matins, une heure avant votre déjeuner, vous prendrez une tasse de ce thé pendant toute la durée de votre cure printanière.

Ce simple thé dépuratif nettoie la machine du corps humain d'une manière excellente, et remplace chez les pauvres gens les pilules et les herbes alpestres qui ont cours, de nos jours, dans de jolies petites boîtes et qui souvent produisent des effets tout à fait singuliers.

Ce n'est pas seulement au printemps, mais à toute autre saison qu'on peut faire cette cure. Les feuilles desséchées fournissent également un bon thé résolutif et dépuratif.

Qui n'a déjà mangé du gâteau apprêté aux fleurs de sureau? Beaucoup de gens en font précisément à l'époque où le sureau en fleurs resplendit dans toute son éclatante blancheur, et ils prétendent que ces sortes de tartes préservent contre la fièvre.

Je connais un endroit très visité par les accès de frissonnement fébrile. Là, au printemps, on voit de ces tartes de sureau, gâteaux fébrifuges, sur chaque table. Je n'ai jamais voulu examiner, d'une manière critique, cette manière de faire. Ces braves gens peuvent s'en tenir à leur croyance, car le mets est hygiénique.

La fleur de sureau est également dépurative, personne n'en doute, et il serait bon que chaque pharmacie domestique renfermât une boîte de ces fleurs à l'état sec. L'hiver est long, et il peut survenir des cas où ce petit remède résolutif et sudorifique rendrait les meilleurs services. Au moins ce thé ne peut jamais faire du tort.

Chez les sujets menacés de l'hydropisie, la racine de sureau, préparée sous forme de thé, évacue l'eau si efficacement, que ce médicament peut difficilement être dépassé par un autre, et avec cela son action est entièrement inoffensive.

Les baies de sureau, que l'on cuit en automne et que l'on mange en forme de rob (marmelade ou compote), étaient très estimées par les anciens pour leur vertu hématocathartique (dépurative ou propre à purifier le sang).

Feu ma mère faisait chaque année, pendant 2-3 semaines, une cure de sureau. Voilà la raison principale pourquoi nos devanciers, il y a cinquante et soixante ans, plantaient toujours au moins quelques pieds de sureau devant leur maison. De nos jours les grandes familles s'en vont faire, au prix de l'or, une cure de raisins dans des contrées souvent éloignées, tandis que nos parents et nos aïeux se contentaient de la cure du sureau, qui les servait chez eux à bien meilleur marché et souvent avec bien plus de résultat. Il y a quelques années, je passais dans une contrée alpestre de l'Autriche : là je vis, à ma grande joie, le sureau encore en honneur. « Certes, me dit un vieux paysan, nous ne laissons pas une baie de cet arbrisseau se perdre. » Comme c'est simple et raisonnable ! Les oiseaux eux-mêmes, sur le point d'entreprendre leur pérégrination d'automne, recherchent encore de tous côtés le sureau, pour se purifier le sang et se fortifier la nature en vue de leur lointain voyage. N'est-il pas dommage que l'homme, à force de science et de progrès, ne ressente et n'écoute plus cet instinct naturel, le sens hygiénique?

Les baies de sureau confites au sucre ou (ce qui est mieux) au miel sont en hiver d'une grande utilité aux gens qui se donnent peu de mouvement et qui sont condamnés à la vie tranquille et sédentaire. Une cuillerée de cette confiture, délayée dans un uerre d'eau, donne le meilleur breuvage réfrigératif, purifie l'estomac, évacue l'urine et agit favorablement sur les reins.

Beaucoup de gens de la campagne font sécher les baies, et celles-ci, soit comme marmelade, soit comme thé, rendent de bons services dans les diarrhées violentes. Vous obtenez le même résultat en mangeant les baies à l'état sec.

C'est parce qu'on ne se souvenait plus des excellents services de ce fidèle ami de la maison, autrefois si estimé, qu'on l'a mis de côté. Puisse-t-il être remis en honneur !

55. Tilleul.

(*Tilia grandifolia et parvifolia Ehrh.*)

Ce ne sont que les gens de la vieille école qui recueillent encore les fleurs du tilleul, autrefois si appréciées. Ils ont parfaitement raison ; je désire qu'ils restent fidèles à cet usage.

L'infusion des fleurs du tilleul est, à côté de celle des fleurs du sureau, la meilleure tisane diaphorétique (sudorifique). On me trouvera singulier, mais je ne puis approuver la manière dont on provoque trop souvent la transpiration : on l'extorque, pour ainsi dire, au corps que l'on torture. En place des bains de vapeur, qui excitent ou remplacent la transpiration, je fais volontiers usage des fleurs de tilleul, sous forme de tisane. Celle-ci a une efficacité remarquable contre la vieille toux, contre les engorgements des poumons et des bronches, contre les embarras du bas-ventre provenant d'un engorgement des reins.

Au lieu des fleurs de tilleul, j'emploie souvent le mille-pertuis avec ou sans mélange de mille-feuille. (Voir mille-pertuis.)

56. Trigonelle-fenugrec.

(*Trigonella fœnum græcum L.*)

Avec les graines de la trigonelle on obtient une poudre, qui n'est pas inconnue à ceux qui ont déjà profité de ma cure d'eau. Ils savent l'apprécier et l'utilisent beaucoup. Qu'on ne craigne rien, la poudre du fenugrec est tout à fait inoffensive.

Apprêtée sous forme de thé, elle a une action rafraîchissante dans les fièvres aiguës.

Dans les maladies de la gorge, accompagnées de grands échauffements dans la gorge, l'infusion de trigonelle sert de gargarisme. Une petite cuillerée de cette poudre suffit pour une tasse moyenne de tisane, que l'on prend par grandes cuillerées d'heure en heure ou que l'on utilise comme gargarisme.

Quant à l'usage externe du fenugrec, je ne connais pas de meilleur remède pour la résolution des tumeurs et des abcès. Il agit lentement, sans douleur, mais jusqu'à entière disparition de la dernière parcelle de pus. On en fait, comme avec les graines de lin, une bouillie huileuse, que l'on met dans de petits morceaux de linge, en guise de cataplasme.

Quand on a des ulcères aux pieds ou aux jambes, ces sortes de topiques font disparaître l'inflammation aux bords des ulcères et empêchent la formation de la chair putride et même l'infection purulente du sang. J'attire sur cette dernière application du fenugrec l'attention particulière des personnes qui souffrent souvent et beaucoup des ulcères aux membres inférieurs. Le fenugrec s'achète à la pharmacie.

57. Tussilage.

(*Tussilago petasitis et farfara.*)

Le Créateur a fait germer tant de plantes très peu estimées ou même méprisées au point qu'on éprouve un certain plaisir à pouvoir leur donner un coup de pied. C'est aussi le sort du tussilage, qui passe ordinairement pour une très mauvaise herbe; mais quiconque le connait, l'estime et le traite en bon ami. Il y a deux sortes de tussilage : le tussilage pétasite (froid, hybride) et le tussilage farfara ou ordinaire, appelé aussi pas-d'âne.

Le tussilage, pris en forme de thé, est un excellent remède béchique, purifiant la poitrine, dégageant les poumons, calmant la toux, soulageant l'asthme, notamment quand il y a prédisposition à la phtisie. Les feuilles de tussilage peuvent être appliquées, à nu ou entre deux linges, sur la poitrine : elles attirent au dehors la chaleur du corps, arrêtent l'asthénie (prostration des forces) et éloignent les fièvres. Elles exercent aussi une très bonne influence sur les plaies suppurantes, dont elles enlèvent l'inflammation et la rougeur, et elles éliminent les éléments morbides.

Ces mêmes feuilles ont une efficacité toute particulière sur les ulcères des pieds, dont les bords sont d'un bleu noirâtre : elles dissipent la chaleur et la douleur, et, l'application étant répétée, elles amènent la guérison complète. Il faut dire la même chose pour le traitement de l'érysipèle et d'autres états de maladie semblables.

Les feuilles de tussilage, séchées à l'ombre et pulvérisées ensuite, peuvent aussi être prises, à la dose d'une ou de deux pincées chaque fois, à 2-3 reprises durant la journée. Cette poudre peut également être mélangée aux aliments.

58. Valériane.

(*Valeriana officinalis L.*)

La valériane renferme quelque chose de particulier : ce sont les chats qui nous l'apprennent, car ils se roulent dans cette plante, dont ils sont tout étourdis.

On n'utilise que la racine de la valériane : on la découpe pour en faire des décoctions, ou bien on la réduit en poudre. Sous les deux formes elle n'est prise qu'en petites portions.

La racine de valériane soulage les maux de tête et fait disparaître les douleurs spasmodiques, tout comme la rue; elle a cette efficacité sur ces deux infirmités par la raison qu'elle évacue les gaz, qui en sont la principale cause.

59. Violette.

(*Viola odorata L.*)

Inutile de faire l'éloge de cette plante qui, dès le premier printemps, apparaît aussi agréable par son odeur douce et suave que par sa beauté modeste. Elle rampe à terre et se cache sous un feuillage épais, mais se fait chercher de tous et est appelée à remplir de son parfum notre pharmacie domestique.

Au printemps les enfants ont souvent, à la suite des variations fréquentes de la température, une forte toux, la coqueluche. C'est alors que la mère, soigneuse de la santé des siens, fera cuire une poignée de feuilles vertes ou sèches de violettes dans un quart de litre d'eau et donnera, toutes les 2-3 heures, à l'enfant souffrant 2-3 cuillerées de cette décoction.

On peut aussi utiliser dans ce but les racines de la plante, si on se donne la peine de les piler avant la cuisson. Les adultes guérissent la coqueluche invétérée en prenant 3 fois par jour une tasse de la même tisane.

Les phtisiques s'en servent également pour adoucir la toux et résoudre le flegme. C'est une véritable médecine, dont il faut prendre, toutes les 2-3 heures, 3-5 cuillerées.

Cette même tisane rend service pour les maux de tête et les grands échauffements de la tête. En même temps on y trempe un linge et on l'applique sur le front, ou bien on s'en lave la tête, surtout l'occiput. Je sais des cas où le soulagement et le sommeil ne tardèrent pas à se présenter.

Dans les enflures du cou l'infusion de violettes est un gargarisme éprouvé ; on applique en même temps un maillot, consistant dans un linge imprégné de cette infusion (non de l'eau ordinaire) et roulé autour du cou.

Si la respiration est gênée par suite d'une accumulation de gaz et d'éléments morbides dans l'estomac et dans les intestins, on fera une petite cure de violettes, en buvant journellement, durant un certain temps, 2 grandes ou 3 petites tasses de notre tisane de violettes.

Les feuilles de violettes, écrasées et appliquées en forme de cataplasme, rafraîchissent et dissolvent les tumeurs ardentes. Une décoction de ces feuilles, faite dans le vinaigre, sert, sous forme de compresse, à guérir la podagre (goutte aux pieds).

Réjouissez-vous du parfum et du bleu ravissant de la violette ! Mais conservez aussi une petite provision de cette plante médicinale dans votre pharmacie de famille, afin qu'elle délecte le malade, même au temps où la fleur printanière ne vit plus !

APPENDICE.

Contenu d'une petite pharmacie de famille.

1. TEINTURES provenant de : absinthe, arnica, chicorée, genièvre, gentiane, myrtille, romarin.

2. THÉS provenant de : absinthe, althée, angélique, ansérine, aspérule, bouillon-blanc, camomille, centaurée, chicorée, écorce de chêne, eufraise, fouille-régulateur, fraise, genièvre, gratte-cul, gui, hièble, mauve, ménianthe, menthe, mille-feuille, mille-pertuis, ortie, plantain, prêle, primevère, prunelle, pulmonaire, sauge, sureau, tilleul, tussilage, valériane, violette.

3. POUDRES provenant de : absinthe, aloès, alun, angélique, charbon, craie, eufraise, fenouil, fenugrec, graines de lin, hièble, menthe, os, santal, sauge, tussilage, valériane.

4. HUILES provenant de : Amande, anis, camphre, fenouil, genièvre, girofle, lavande, olive, rue.

TROISIÈME PARTIE.

MALADIES.

NOTIONS PRÉLIMINAIRES.

Les cas de maladie que je vais citer et énumérer ne sont pas imaginaires; ce sont des faits réels, observés dans la vie pratique, et je garantis l'exactitude du nom de toutes les personnes nommées ou alléguées, qui désirent non point faire du bruit, mais instruire et rendre service.

Je sais fort bien que cette troisième partie de mon travail est très défectueuse, qu'elle est loin de traiter toutes les maladies. C'est, en partie, le temps qui m'a empêché d'aller plus loin, et, en somme, je n'ai pas voulu agir autrement. Je n'ai pas voulu faire une simple et sèche nomenclature des différentes infirmités et de leurs remèdes; eu égard aux lecteurs que j'avais tout d'abord en vue, j'ai préféré décrire les cas cités dans le style de la conversation, de manière toutefois que chaque cas particulier fournît un enseignement sur les symptômes de la maladie à guérir et sur le bon choix des applications.

Le jardinier, pour faire un bouquet, ne prend ni de toutes les fleurs ni de chaque sorte la même quantité; de même moi aussi je ne me suis arrêté, sur le terrain des maladies, qu'à celles qui nous visitent le plus fréquemment et, parmi elles, je me suis contenté de traiter les cas qui me paraissaient les plus instructifs. Ai-je réussi? Je ne le sais; l'intention, du moins, était bonne. Au reste, je suis persuadé que, si vous avez de la bonne volonté et que vous soyez libre de préjugés, vous trouverez dans le sable plus d'un grain d'or.

Dans l'avant-propos j'ai parlé de ma manière d'écrire; ici je ne veux que faire remarquer qu'en raison de la clarté je me suis quelquefois répété dans les procédés d'application, pour lesquels il sera toujours bon de consulter la première partie.

Ami lecteur, les maladies sont des croix! Chacun de nous aura, tôt ou tard, à porter au moins une de ces croix, et peut-être longtemps. Mais il nous est permis de chercher à alléger ces croix. Déjà le prophète Elisée, voulant guérir de la lèpre Naaman, général syrien, lui dit : « Allez-vous laver sept fois dans le Jourdain, et votre chair sera guérie et deviendra pure. »

Bénissez, Seigneur, ma bonne intention, ma volonté de donner un coup de main à beaucoup de porte-croix, dont le fardeau est quelquefois bien lourd!

MALADIES.

I. MALADIES DES OS.

Les affections morbides des os, dont nous allons parler, sont : la *carie*, l'*exostose*, la *lésion de la colonne vertébrale* et le *rachitisme*.

I. Carie des os.

Un monsieur de la haute société eut un orteil malade. Pensant que l'ongle avait été endommagé, il n'y ajouta aucune importance. L'orteil cependant s'enflamma et rendit l'appel du médecin nécessaire. Celui-ci prescrivit, durant plusieurs semaines, différents remèdes. L'orteil n'a rien, pensait-il, quoique l'inflammation eût augmenté et que tout le pied fût enflé au point qu'il ne pût servir ni à marcher ni à se tenir debout. Le patient ne soupçonnait pas ce qui était arrivé, jusqu'à ce qu'un beau jour deux morceaux d'os vinrent à se détacher. Là-dessus il se méfia de son pied et de toutes les personnes qui l'avaient cru et déclaré en très bon état. Cet homme me connaissait et il vint me prier de pourvoir. La carie était survenue. Je préparai aussitôt une décoction de prêle des champs, j'y trempai des linges et j'en entourai le pied malade sur toute l'étendue de l'enflure. En très peu de temps la tuméfaction et la carie encore récente avaient disparu ; la plaie du pied se referma et le membre guéri put servir comme auparavant.

Au bout d'un an environ le terrible mal apparut derechef, cette fois à l'autre pied et de nouveau au grand orteil. Le médecin opéra l'orteil et employa des remèdes caustiques pour refermer l'incision. Durant le temps de la guérison le patient ressentit à l'autre pied une douleur continue, analogue à celle qu'il avait soufferte avant l'apparition du premier mal. La guérison de l'orteil avança et finit par être déclarée complète et réussie, quoique l'orteil opéré et guéri restât de la moitié plus gros et toujours un peu plus rouge que l'autre. Le personnage, tout ardent à sa charge, put marcher et travailler, et que voulait-il de plus ? Quant à moi, je fus évité comme un homme qui dit franchement la vérité, et je ne fus plus consulté. Je n'en étais pas fâché ; car, dans une consultation j'aurais été obligé de déclarer que la maladie était levée en partie, mais pas éloignée. Il en dut résulter, tôt ou tard, un développement de la carie. Je ne m'étais pas trompé, ma prévision s'accomplit. Comment fallait-il traiter le pied ? De toute nécessité les deux pieds devaient être traités en même temps, et le traitement ne pouvait cesser que lorsqu'il ne paraîtrait plus la moindre petite tache d'un rouge douteux et que toute trace de douleur aurait disparu.

Le traitement consista en maillots de pieds, trempés dans une décoction de paille d'avoine : les pieds furent enveloppés plusieurs fois par jour, et les linges d'application dépassèrent un peu les parties malades et endolories. La guérison complète et réelle ne tarda pas trop longtemps à se présenter.

D'où vient-il que dans notre cas la carie se soit mise justement dans les pieds et non point, p. ex., dans les mains ou les bras? C'est que ce monsieur avait fait autrefois une longue et grave maladie, dont les suites consistaient dans une grande faiblesse, qui se manifestait surtout dans les pieds. Il est possible qu'il y soit resté quelque matière morbifique et virulente. Toujours est-il que chez ce convalescent les pieds, à cause du lourd fardeau (ils ont constamment à porter le corps, et parfois quel corps!), n'avaient jamais pu se refaire convenablement et que, étant par conséquent la partie faible du corps, ils succombèrent facilement aux attaques des éléments délétères.

Notre homme vit encore. Qu'il soit sur ses gardes, s'il ne veut plus être repris de la carie des os. Qu'il suive, aux moindres symptômes, mon bienveillant conseil et qu'il n'hésite pas à user des compresses trempées dans une décoction de prêle ou de paille d'avoine. *Serò venientibus ossa*! Comme il est latiniste, il sourit et me comprend. Si vous ne savez pas le latin, ne vous creusez pas la tête et ne vous faites pas des soucis, si cette fois, contre mon habitude, je ne traduis pas les mots étrangers.

Je passe d'autres cas de carie des os, parce qu'ils concernent des personnes jeunes, chez lesquelles, dès le début du mal, la guérison s'opère facilement et promptement.

2. Exostose.

Il se produit souvent des tuméfactions dures autour des os, surtout à la mâchoire inférieure, à la cheville, au genou, etc... L'on dirait que l'os lui-même s'est développé. Cette affection n'est pas sans gravité : car, la plupart du temps, elle rend le corps fiévreux et ne se laisse guérir que lentement (2-3 semaines). Le traitement de ces tuméfactions osseuses exige toujours beaucoup de circonspection, non moins que de promptitude énergique. Si l'on procède avec négligence, la carie peut s'y mettre, et alors la guérison n'est plus facile, souvent impossible.

Les remèdes les plus efficaces consistent dans des compresses appliquées sur la partie enflée et changées 2, 3 ou 4 fois. Ce qui m'a toujours donné les meilleurs résultats, ce sont les compresses trempées dans une décoction de fleurs de foin ou de paille d'avoine, puis les emplâtres de fenugrec cuit et de fromage à la pie.

Pour l'exostose à la cheville, le maillot inférieur et le demi-maillot rendront de bons services et accéléreront la guérison; pour l'exostose au genou, ce serait l'emmaillottement de la jambe entière. Une seule de ces applications suffit en une journée

3. Colonne vertébrale.

Un officier supérieur du train s'était enfoncé une vertèbre du rachis et, au dire des médecins, tellement lésé la moelle épinière que, la plupart du temps, il avait à endurer les plus horribles douleurs et que son état n'était supportable que par moments. Si cette infirmité lui causait des douleurs, elle exerçait une action plus funeste encore sur l'esprit et le moral. Il consulta les premiers médecins de la capitale, mais aucun ne put le secourir. Le plus célèbre de la ville et du pays lui déclara même qu'il n'avait plus à espérer de guérison et que le temps amènerait la phtisie.

Dans cet état l'officier malade chercha son salut dans l'eau, qui le rétablit en 6 semaines. A l'heure qu'il est, 20 ans plus tard, il jouit encore d'une bonne santé. La maladie de l'esprit a disparu complètement avec la maladie physique.

Je ne sais plus exactement quelles applications d'eau ont été employées dans ce cas spécial. Mais si jamais vous deviez, ami lecteur, avoir le même mal, je vous conseillerais la cure suivante : Laissez-vous revêtir 3 fois par semaine du manteau espagnol, prenez 3 fois par semaine un demi-bain avec lotion du haut du corps et faites-vous, 2 fois par semaine, administrer une affusion supérieure et inférieure. Continuez ce traitement pendant plusieurs semaines, mais très ponctuellement. L'organisme entier se remettra, se fortifiera, les affections provenant de la partie lésée et malade partiront l'une après l'autre, la vertèbre effondrée restera tranquille et s'ossifiera de la même manière que, dans le cas d'une fracture d'os, la partie blessée se cicatrise. Je répète : si un organe ou une partie du corps est sérieusement malade, tout le corps en souffre ; l'organisme entier compatit en quelque sorte à la douleur du membre, grand ou petit. Jetez une pierre à l'eau, et vous verrez toute la surface de la rivière ou de l'étang se remuer et former des ondulations circulaires. La pierre, c'est la vertèbre défoncée ; les ondulations douloureuses parcourent tout le corps.

Voilà d'excellents conseils pratiques à suivre dans les procédés opératoires. En conséquence, il faut toujours, dans l'œuvre de la guérison, agir sur tout le corps, afin qu'il se fortifie et afin que les parties valides soutiennent, servent et soignent en quelque sorte les parties malades et débilitées. Les organes n'ont-il pas des rapports intimes entre eux? Ce sont les membres les plus proches d'une famille, où le bonheur ne peut exister qu'à la condition que toutes les forces s'unissent et agissent de concert.

4. Rachitisme.

Un garçon de 16 ans souffrait du rachitisme, maladie causée par le ramollissement et la déformation des os de la colonne vertébrale: il avait le dos remarquablement courbé. Plusieurs médecins célèbres y avait reconnu une affection de la moelle épinière et l'avait traitée sans succès. Finalement ils adressèrent le jeune homme à un établissement d'orthopédie, où on lui mit un corset et différents autres appareils. Le résultat en fut que, après s'être rendu péniblement à pied dans cet établissement, il en sortit au bout de 17 semaines, appuyé sur deux béquilles, et que les médecins déclarèrent qu'il n'y avait plus moyen de faire davantage. Un bon ami donna *Ma cure d'eau* au père de cet enfant malade: ils pratiquèrent les lotions avec de l'eau et du vinaigre, telles qu'elles sont indiquées dans ce livre, et parvinrent à rétablir le jeune patient au point qu'il put, à l'aide d'une canne, de nouveau marcher assez bien. Puis on me l'amena, pour le faire guérir complètement.

Toute la cure fut terminée en 17 jours. Il marchait comme tout autre du même âge, sinon avec la même vigueur, du moins avec sûreté, sans canne et sans douleur. Voici en quoi a consisté le traitement : On lui fit un gilet ou corset d'une grossière toile de lin ; on trempait ce gilet dans une décoction de paille d'avoine et on en revêtait le patient. Par-dessus le gilet mouillé on mettait un gilet sec et on entourait le tout d'une couverture de laine. L'appareil restait appliqué pendant toute la nuit. Cet emmaillottement fut pratiqué d'abord toutes les deux nuits, plus tard toutes les trois nuits. En outre, le malade reçut chaque jour 2 affusions supérieures et une affusion de genoux, remplacées parfois par des promenades dans l'eau et un demi-bain. Dans la suite il dut encore employer chaque semaine : 2 demi-bains, 2 affusions supérieures et une fois le corset

II. MALADIES DES ARTICULATIONS.

Les articulations, qui se composent de tissus très divers et remplissent des fonctions extrêmement importantes, sont exposées à de nombreuses et graves maladies. Nous ne parlerons que du *rhumatisme articulaire*, de la *goutte* et de la *tumeur blanche* du genou.

I. Rhumatisme articulaire.

Un monsieur se présente. Il a l'air malade. Des peines diverses et inconnues ont imprimé sur ses traits une profonde tristesse. Au premier abord je me dis que cet homme souffre ou a souffert beaucoup. Son teint maladif est d'un jaune de mauvais augure, sa tête n'a plus guère de cheveux (à peine la vingtième partie d'autrefois). Lui-même n'a pas encore 40 ans; c'est un modèle de l'homme sérieux et calme, mais aussi, comme je l'ai dit, un martyr.

Voici ce qu'il me relate : «Jadis j'étais pris souvent de douleurs dans le bas-ventre avec de fortes coliques et la diarrhée. Plus tard j'eus une maladie des reins, comme disaient les médecins. Quand les douleurs indicibles se faisaient sentir, je tournoyais comme un fuseau, comme une toupie. Au bout de plusieurs années je perdis cette infirmité, mais j'eus, par contre, un rhumatisme articulaire. On aurait dit que toutes mes anciennes douleurs ensemble s'étaient rejetées dans mes membres, et que chaque membre en particulier avait sa torture spéciale. J'ai employé beaucoup de médicaments; mais la fin de tout cela ne fut jamais le soulagement; l'ancien mal persistait toujours. Grâce à de grands efforts et à de grands sacrifices, je pus vaquer à mes occupations ordinaires jusque dans ces derniers temps; je ne me suis plaint à personne, puisque personne ne me comprit, pas même le médecin. Un seul sait tout ce que j'ai enduré, c'est Celui qui a promis la couronne à ceux qui souffrent. J'aurais peut-être à ajouter un mot encore, c'est que j'avais une sueur sèche aux pieds; les remèdes, employés sur le conseil d'autrui, la firent disparaître, mais je ne m'en trouvai pas bien. J'ai également, sur le désir du médecin, pris des bains d'eau minérale; mais ils firent empirer le mal. Ce qui m'était plus pénible que toutes ces souffrances, c'est qu'aux yeux des autres — je le constatais souvent — toute cette histoire n'était pas si terrible, que mon excessive sensibilité y jouait un grand rôle, et que je devais me surmonter et passer par-dessus ces bagatelles. Souffrir sans trouver de compassion nulle part, c'est souffrir doublement.»

Ce récit, cher lecteur, a duré longtemps ; mais il est vrai et instructif. Ne soyons jamais durs et injustes envers les malades ! Un caractère d'une bonne trempe ne va pas tout à coup et sans raison se lamenter comme un poltron.

Qui pourrait bien nous indiquer la racine de tous ces maux, nous faire voir l'intérieur de ce corps si malade ? Le secret n'est pas difficile à deviner. Le malade lui-même nous a donné les prémisses dans son exposé ; nous n'avons qu'à en tirer la conclusion. Le teint jaune, les coliques fréquentes, la sueur des pieds refoulée, tout cela nous fait conclure à un élément morbifique qui, semblable à un serpent dans sa cachette, guettait dans les profondeurs du corps, dardait parfois sa langue et sifflait, mais qui maintenant, dans la dernière attaque, se jette sur sa proie, c'est-à-dire saisit tous les membres et les infecte de son venin jusque dans les articulations et la moelle des os. Ce n'est pas non plus sans raison que les cheveux tombent d'une tête bien conditionnée : un ouragan interne doit les secouer, comme le vent d'automne secoue des arbres les feuilles fanées et desséchées ; ou bien un virus quelconque ronge et tue leurs racines.

Une guérison sérieuse ne sera possible que quand ce virus, qui a tout rongé, sera éliminé et que le corps sera si bien fortifié qu'il ne permette plus à des humeurs aussi funestes de prendre le dessus. C'est avec la mort-aux-rats que l'on détruit les rats. Dans quelle droguerie acheter le contre-poison que nous opposerons au poison de notre cas particulier ? Plus d'un le paierait à beaux deniers. L'on paie bien cher des médicaments chimiques, surtout quand ils sont nouveaux et inconnus ; mais à Celui qui nous prodigue ses dons on donne pour les remèdes naturels, qui sont les meilleurs, à peine un froid « *Deo gratias*, Dieu merci ! »

C'est dans le ruisseau limpide, dans la rivière, et à la fontaine que coule le remède si efficace, l'eau. Comment l'eau doit-elle guérir ? Ecoutez ! Quand la mère de famille veut blanchir sa toile, elle la trempe dans l'eau, l'arrose souvent et l'expose ensuite aux rayons du soleil. L'arrosement fréquent dissout les éléments bruts et le soleil les extrait tous. Quand la toile est blanchie d'un côté, le même procédé la blanchira de l'autre. Pour que le blanchissage soit complet, il faut que l'eau et les rayons du soleil y pénètrent d'outre en outre, de manière qu'il ne reste plus une tache qui ternisse l'éblouissante blancheur de la toile, orgueil de la mère de famille. C'est clair. Faisons-en l'application ! Le corps de notre malade avec son épiderme jaune ressemble véritablement à une toile non blanchie. Une partie des applications d'eau devra faire pénétrer petit à petit jusqu'au plus profond du corps le liquide destiné à dissoudre les matières brutes, c'est-à-dire les substances morbifiques, tandis que l'autre partie devra développer le calorique, qui, semblable aux rayons ardents du soleil, éliminera ce qui a été dissous. Autre chose encore. La maîtresse de maison se sert parfois de lessive, qui exerce sur la toile une action plus vive et plus prompte que l'eau. Nous aussi, nous pouvons préparer de ces lessives pour servir de résolutifs plus énergiques : nous faisons cuire dans l'eau différents végétaux, des plantes, et voilà une excellente lessive pour le blanchissage du corps, c'est-à-dire pour la guérison des maladies.

Revenons à notre cas. Le malade dut tout d'abord se revêtir du manteau espagnol; puis vint un bain de vapeur de la tête avec forte lotion, ensuite un bain de vapeur des pieds. Les deux bains de vapeur remplacèrent (on peut m'en croire) la meilleure lessive, mais ne purent se succéder qu'à des intervalles bien réglés. Car, plus le corps est traité avec ménagement, plus la nature supportera et plus elle aidera à éliminer les éléments morbides. Après cela le malade prit chaque jour, en alternant, soit un demi-maillot, soit, pour fortifier la nature, une affusion supérieure et inférieure, et chaque nuit une lotion entière, en sortant du lit. Ce traitement fut continué pendant 3 semaines. Pendant la quatrième et la cinquième semaine, le patient reçut tour à tour 2 demi-bains, un bain de vapeur de la tête et des pieds et le manteau espagnol; pendant la sixième semaine enfin 2 bains chauds avec des bains froids alternatifs, un demi-bain et une affusion supérieure et inférieure. Pour l'avenir je lui recommandai quelques lotions entières et l'affusion supérieure et inférieure une fois par semaine, ainsi que le bain chaud sans alternative une fois par mois.

Même dans ce cas scabreux l'eau ne démentit pas la confiance. Cette maladie si grave, qui aurait amené sans aucun doute une mort prématurée, disparut. Le teint frais, les forces perdues revinrent, le découragement fit place à un nouvel entrain pour les occupations ordinaires. La voix reprit son ampleur d'autrefois et me répéta souvent : « Que Dieu vous le rende ! » A Celui dont seul provient la santé et le succès elle chanta un joyeux « *Gloria*, Gloire à Dieu ! »

Un homme de quarante ans environ avait dans la jambe droite de telles douleurs rhumatismales qu'il était obligé de s'appuyer sur une canne pour parcourir les plus petites distances. De temps à autre il avait aussi des douleurs dans les bras et dans les épaules. Il employa toutes sortes de remèdes, mais en vain. Il eut recours enfin à l'eau, et au bout de 6 jours il se trouva passablement soulagé; il continua les applications et se rétablit complètement. Voici ce qu'il employa : 1) Pendant 6 jours journellement 2 affusions supérieures et 2 affusions sur les cuisses, 2 marches dans l'eau jusqu'au-dessus des mollets pendant 1-3 minutes, 1 affusion dorsale et 1 marche dans l'herbe; enfin un demi-maillot dans le courant de la semaine. — 2) Après ces 6 jours plus rien qu'une affusion supérieure avec affusion des genoux, alternant avec le demi-bain durant une minute.

Un jeune homme de vingt-huit ans me raconta : « Depuis deux ans il ne se passe pas une journée sans que je souffre. Le mal a débuté dans le dos, où j'éprouvais une vive cuisson. La douleur diminua peu à peu et se retira davantage dans la jambe droite. Je passe souvent des nuits entières sans pouvoir dormir 2 heures : tantôt c'est la chaleur qui me tourmente, tantôt c'est un sentiment de froid qui me prend. Dans les commencements j'ai consulté plusieurs médecins, mais sans résultat. On me faisait aussi parfois des injections qui calmaient les douleurs pour quelque temps; mais presque chaque fois celles-ci revinrent plus fortes. Comme les médecins ne pouvaient me guérir, j'ai eu recours aux charlatans, qui me firent des frictions et des ablutions avec des spiritueux. Tout ce que j'ai fait a été inutile. Maintenant je désirerais faire un essai avec l'eau. »

Je lui prescrivis le traitement suivant : 1) le matin à 8 heures une affusion supérieure avec 2-4 arrosoirs d'eau froide; 2) à 10 heures une affusion des cuisses; 3) à 2 heures de l'après-midi encore une affusion des cuisses et 4) dans la soirée une marche dans l'eau.

Voilà pour le premier jour. Second jour : le matin marche dans l'eau, à 10 heures affusion des cuisses, à 2 heures affusion dorsale et à 5 heures du soir bain de siège.

Troisième jour : le matin demi-bain, à 10 heures affusion supérieure, à 2 heures affusion des cuisses, à 5 heures marche dans l'eau.

Quatrième jour : le matin affusion des cuisses, à 10 heures demi-bain, dans l'après-midi affusion dorsale, le soir marche dans l'eau.

On continua ainsi pendant 12 jours, et le malade se trouva guéri. Pour fortifier le corps, que les douleurs avaient débilité, notre jeune homme dut encore chaque semaine, pendant un espace de temps considérable, prendre 1 ou 2 demi-bains et marcher 1 ou 2 fois dans l'eau.

Le comte de N. souffrait de rhumatisme depuis 35 ans. En 1854 il prit les eaux à Aix-la-Chapelle et en éprouva du mieux. La campagne de 1870 à 1871 lui attira de nouveau, par suite des nombreux bivouacs, de violentes douleurs rhumatismales sur tout le corps. Cette fois encore les eaux d'Aix-la-Chapelle lui firent beaucoup de bien. Mais voilà que survinrent des rechutes : le patient fit une saison à Aibling, puis retourna à Aix-la-Chapelle où, cette fois, les bains chauds de longue durée le débilitèrent énormément et le réduisirent à un état lamentable. Finalement, ne trouvant nulle part du soulagement, il prit le parti d'essayer la *cure d'eau.*

Le malade vint chez moi le 20 juin 1887, après avoir gardé le lit pendant 2 mois : il était criblé de rhumatismes dans les articulations des pieds, des genoux, des mains, des épaules, partout. Le bras droit était très enflé depuis les doigts jusqu'au-dessus du coude, les articulations ne remuaient plus ; les genoux, également enflés, refusaient tout service. Le personnage, grand et beau, était passablement épuisé par les longues douleurs.

Je lui prescrivis : 1) deux fois par semaine un maillot d'une heure et demie depuis les aisselles jusqu'aux pieds, maillot trempé dans une décoction de paille d'avoine, de fleurs de foin et de feuilles de pin, à la température de 30° R. ; 2) chaque matin et chaque soir enveloppement du bras enflé dans la même ou une semblable décoction pendant 1-2 heures ; 3) dans la semaine deux bains entiers aux herbes avec 3 alternatives ; 4) trois fois par semaine le châle pendant une heure.

Au bout de quinze jours le patient sentit un mieux très considérable. Il rentra chez lui et employa encore : 1) l'emmaillottement du bras comme ci-dessus ; 2) le bain entier aux herbes avec alternative, une fois par semaine ; 3) chaque semaine 3-5 bains de siège de la durée de 2 minutes.

Ce traitement amena le dégonflement complet du bras et des genoux, et rétablit le mouvement. Pour rendre la santé parfaite, le mois de septembre 1887 fut consacré aux applications suivantes : 1) bain chaud de la main, enveloppement de la main dans des fleurs de foin renflées et immédiatement après ablution froide de la main; 2) bain de siège, 3-4 fois par semaine ; 3) bain aux herbes avec 3 alternatives, une fois par semaine, et 4) affusion supérieure, 4 fois par semaine.

Le résultat de cette cure fut très favorable: le gonflement et la douleur quittèrent entièrement les articulations, la raideur et la gêne des mouvements disparurent, et l'état général de la santé devint excellent. M. le comte est si bien portant que, sans se fatiguer, il peut marcher des heures entières et prendre part, au grand étonnement de tout le monde, à des chasses qui durent 9 jours de suite. Il est un chasseur passionné.

Pour rester en bonne santé, il est obligé de faire tous les jours un exercice dans l'élément humide: un demi-bain, ou un bain entier, ou une promenade dans l'eau.

2. Goutte.

Si en automne vous allez à la campagne, vous verrez ça et là les gens répandre leur fumier. Dans ces derniers temps ils ont adopté une nouvelle méthode qui échauffe la bile et fait bouillonner le sang à tout vrai cultivateur: ils ne distribuent pas également, comme jadis, la nourriture au sol affamé; mais, par suite d'une routine inouïe, ils jettent au hasard à une motte 2-3 portions, tandis qu'ils en font jeûner d'autres pour toute une année. Tout ce travail ressemble au vilain jeu de la taupe. Cela produira au printemps des bourbiers putrides engendrant une végétation luxuriante, à côté d'un voisinage triste et maigre, qui à la suite de ce traitement injuste ne rapportera rien aux greniers.

Cette image convient parfaitement pour la maladie de la goutte. En effet, ce qu'est l'engrais au champ et à la prairie, la nourriture l'est à l'homme. Peut-on se demander un instant s'il y a inégalité entre les différentes conditions de la vie? L'un nage dans l'abondance journellement et à toute heure, pour l'autre c'est, bon an mal an, toujours le carême. De quel dîner parlez-vous? demandait quelqu'un : ce n'est pas un jeûne de 40, mais de 365 jours. Si journellement et à toute heure vous accordez trop à votre champ, c'est-à-dire à votre corps, si vous lui en donnez tant que la nature ne peut plus le maîtriser et que les organes sont impuissants à l'élaborer, quelle doit en être la conséquence? Les os, par exemple, ont besoin de soufre et de chaux pour leur structure. Or, par une nourriture substantielle et copieuse, on assemble peut-être tant de matériaux qu'on pourrait en faire et construire 2 ou 3 corps. Qu'arrivera-t-il et que doit-il arriver? Il en naîtra ici des bourbiers (du sang épais), là des marais (mauvaises humeurs), ainsi que des amas de sable, de décombres, de chaux et de pierres autour des os.

Les articulations se gonflent, l'inflammation s'y déclare, et c'est un supplice long et horrible jusqu'à ce que ces nodosités cartilagineuses et osseuses de la goutte soient pour ainsi dire consumées par la douleur elle-même et écartées d'une autre façon. Autant le tourment est intense, autant le monde a généralement peu de pitié des podagres bien nourris. Ce n'est pas chrétien, mais parfois très naturel. Les gens disent : « Il a eu la jouissance, il en porte maintenant les suites fâcheuses ! » En attendant les pauvres aussi, même les plus misérables, peuvent avoir la goutte. J'avais dans le temps un domestique pauvre et excessivement laborieux; il fut affecté de la goutte au plus haut degré. Chez lui la cause en était le manque de propreté: sa grande activité lui faisait négliger les soins hygiéniques. Un soufflet crevassé expulse l'air à travers les trous, au lieu de le chasser dans les tuyaux d'orgue. De même aussi les organes affaiblis et maladifs travaillent à l'augmentation de la tumeur, au lieu de produire de la chair, font croître le tophus (dépôt crétacé dans les articulations, aux extrémités osseuses), au lieu de nourrir les os.

La goutte peut provenir aussi de l'action du froid et de l'humidité, d'un excès de fatigue et d'autres causes. La goutte à l'état aigu tourmente beaucoup de monde, tandis que la goutte bénigne afflige des personnes innombrables. Les uns souffrent aux orteils, les autres à la tête, ceux-ci à l'extérieur, ceux-là à l'intérieur du corps.

Je guéris volontiers, et la plupart du temps c'est très facile, les gens simples et non encore trop amollis, qui sont dociles et ne se plaignent pas de chaque piqûre de puce. Mais chez les podagres des classes élevées je ne me fais jamais illusion. Ils sont pour moi un vrai supplice et ne se laissent presque jamais guérir par l'hydrothérapie; car ils n'obéissent point, parce qu'ils subissent déjà le double joug de la mollesse et de l' « hydrophobie »; autrement ils retrouveraient la santé comme les autres goutteux.

Un monsieur d'un rang élevé souffrait depuis 4 semaines de violentes douleurs aux pieds. Les amis le raillaient en le nommant membre de la frairie des podagres. Pour cette fois il fut guéri par la transpiration. Mais un an plus tard le mal revint et le cloua au lit pour 12 semaines. Il éprouva une vive chaleur et il transpira ferme; mais cette eau seule ne le guérit pas pour la seconde fois. Il me fit consulter en déclarant qu'il ferait tout ce que je désirerais, pourvu que cette affreuse infirmité ne revînt plus. La cure principale fut terminée en peu de semaines. De même que la chaux vive, arrosée d'eau, se tuméfie et tombe en poussière, ainsi disparurent sous l'action des différentes applications les tumeurs goutteuses. Dans la suite le patient reprit de temps en temps l'un ou l'autre exercice à l'eau et, autant que je sache, le mal ne l'a plus incommodé dans les dernières années. Le traitement appliqué est le même que celui du cas suivant.

Un prêtre me fit dire que ses pieds brûlaient comme du feu et que le mal était désespérant. Qu'y avait-il donc à faire? Je lui conseillai de faire infuser dans l'eau chaude des fleurs de foin, puis de les comprimer, de les étendre sur un linge, de mettre dessus les pieds endoloris et de bien entourer ce cataplasme aux herbes. Après 2 heures il dut renouveler le topique, c'est-à-dire tremper de nouveau les mêmes fleurs de foin dans la même décoction, les presser et les remettre. Il importe fort peu, la seconde fois, que les fleurs de foin soient appliquées à l'état tiède ou froid. Le malade suivit mon conseil pendant plusieurs jours. Dès la première demi-journée déjà les principales douleurs avaient disparu, et après 3 jours il n'en resta plus trace.

A défaut de fleurs de foin, on se servira de paille d'avoine et on trempera dans la décoction obtenue les maillots à mettre autour des pieds. Cette herbe aussi est pour les cas de goutte d'un excellent effet. Remarquez bien que dans ces affections j'exerce de préférence une action chaude ou plutôt résolutive.

Ici il faut prévenir contre une illusion. Le malade est disposé à croire qu'il est entièrement guéri, dès que les pieds ne le font plus souffrir. Ce serait une grande faute que de se relâcher en ce moment. Aux enveloppements des pieds doivent succéder au moins quelques applications sur tout le corps, afin d'en extraire le mieux possible tous les éléments morbides. Le manteau espagnol, employé 2-3 fois par semaine, pendant 1 heure et demie ou 2 heures chaque fois, rendra les meilleurs services dans les 3 premières semaines; le mois suivant on aura recours à quelques bains chauds préparés avec une décoction de fleurs de foin ou de paille d'avoine et suivi de 3 alternatives.

Un journalier s'était attiré une affection goutteuse très grave. Il prit 3 fois par semaine le sac trempé dans une décoction chaude de paille d'avoine; puis on lui prépara chaque semaine 2 bains à branches de pin (33-35° R.) avec 3 alternatives. Toutes les 2 nuits il se lava, en sortant du lit, avec de l'eau froide. C'est ainsi qu'il fut, en 3 semaines, passablement guéri; néanmoins il prit encore pour un certain temps, chaque semaine et en alternant d'une semaine à l'autre, soit 2 fois le sac soit une fois le bain chaud marqué ci-dessus. Régénéré, il put bientôt retourner à son travail, qu'il n'a plus quitté jusqu'à ce jour.

Un fontainier me montra les renflements articulaires de ses doigts et de ses orteils, qui parfois, comme il s'exprima, lui causaient une cuisson insupportable. — C'était la goutte provenant du froid humide. Tous les 2 jours un bain chaud, comme je viens de le décrire, tous les 3 ou 4 jours l'application du sac, voilà ce qui, en peu de temps, a complètement délivré notre homme de son infirmité. Quant aux mains, il les enveloppait pendant la nuit dans des fleurs de foin renflées.

Un pauvre père de famille ressentait des douleurs lancinantes dans les membres. Il ne sut si cela provenait de la goutte ou d'une autre affection, mais il en souffrait énormément au point qu'il ne put plus vaquer à ses occupations.

C'était juste l'époque de la fenaison. Je lui conseillai de monter à son fenil, de creuser là un trou dans le foin, qui se trouvait justement en fermentation, puis de se mettre dans cette tombe de foin et de se couvrir de foin chaud, de manière à n'avoir en liberté que la tête. Il le fit et, dans un quart d'heure, il transpira déjà tellement que son corps était tout en nage. Dans l'espace de 10 jours le paysan prit 6 fois cette sorte de bain de foin, qui le guérit totalement.

Je ne voudrais pas conseiller ce procédé à un chacun. Il n'y a que celui qui en a fait lui-même l'expérience qui connaisse l'effet puissant et résolutif de la vapeur du foin. C'est par cette méthode inoffensive qu'on peut souvent éliminer des affections anciennes et invétérées. Je suis d'avis qu'on obtiendrait le résultat le plus efficace de cette vapeur de foin si, immédiatement après le bain de vapeur, on prenait rapidement un demi-bain froid avec lotion du haut du corps. Cette dernière opération a une action extraordinairement confortante.

Tout cela n'est pas aussi bizarre ni aussi extravagant, que plus d'un s'imagine. Pour le prouver je ne citerai, entre beaucoup d'autres, que deux praticiens haut placés. Ces deux messieurs, gens de qualité, se sont si bien rétablis par une quinzaine de ces bains de vapeurs de foin, qu'ils ne pouvaient concevoir comment des moyens si ordinaires et des procédés si simples pussent produire un pareil changement, une telle régénération de l'organisme. Je n'hésite pas à affirmer que les rhumatismes légers, les crampes, qui sont ordinairement la suite de maladies graves, pourraient facilement être éloignés complètement par 2 ou 4 de ces bains de vapeur de foin.

Vous voyez, cher agriculteur, quels trésors vous possédez dans votre maison. Faites un essai! En été, au moment de la fenaison, quand vous êtes bien fatigué, jetez quelques poignées de foin ou de fleurs de foin dans l'eau bouillante, que vous laisserez devenir tiède. Un pareil pédiluve de 15 minutes vous enlèvera la fatigue de tous les membres.

Et si jamais vous éprouvez de la chaleur, une cuisson, des douleurs rhumatismales, alors soyez raisonnable. Vous accordez tous les jours cette herbe salutaire à vos ruminants ; laissez votre propre corps en goûter aussi une fois les salutaires effets !

Un aubergiste vint me raconter : « J'ai souvent des douleurs cuisantes dans la tête, surtout quand il y a un changement de temps, au point que je suis incapable de vaquer à mes affaires. Ces douleurs se transportent dans le dos, notamment dans le haut des cuisses ; mais quand elles se logent dans les pieds je ne puis plus marcher. Dès que je bois un verre de bière, elles montent à la tête. Comme j'en souffre tant depuis des mois, tout travail régulier m'est devenu impossible, et plus d'une fois déjà cela m'a dégoûté de la vie. »

Traitement : 1) dans la semaine deux bains chauds à paille d'avoine, à 30° R., d'une demi-heure chacun ; immédiatement après une lotion énergique ou un bain froid très court. 2) tous les jours une affusion supérieure avec une affusion de genoux. 3) dans la semaine trois lotions entières, aussi rapides que possible, en pleine transpiration ou, nuitamment, au lit. 4) tous les matins et tous les soirs une tasse de thé préparé avec 5-6 feuilles fraîches de sureau, cuites pendant 5 minutes.

Dans l'espace de 4 semaines le cabaretier fut entièrement guéri, si bien que ses amis le déclarèrent rajeuni de beaucoup. Pour prévenir le retour de sa maladie, il fut avisé de prendre tous les mois un bain pareil et de se laver en entier toutes les semaines 1 ou 2 fois, en pleine transpiration ou, nuitamment, en sortant du lit.

Un industriel me raconta un jour : « J'ai les deux pieds fortement enflés et raidis, et je ne suis jamais sans douleur ; je passe souvent des nuits sans dormir une heure. C'est surtout dans les membres que j'éprouve les plus violentes douleurs ; mes bras sont très raides et me font bien mal. J'aurais de l'appétit ; mais dès que je mange, cela me bouffit tellement, que la respiration en est gênée. Je ne puis presque plus marcher et j'ai tant de vertiges, surtout à mon lever, que je sais à peine où je me trouve. J'ai eu beaucoup de médecins et j'ai avalé une masse de potions ; mais, autant que je puis en juger, mon état n'a fait qu'empirer, si bien que j'ai déjà souvent souhaité la mort. »

Le patient était passablement fort et ressemblait plutôt à un brasseur bien nourri qu'à un industriel, quoiqu'il suivît un régime bien simple et qu'il ne bût, en somme, que peu de bière. Il avait à peu près cinquante ans. D'après le dire des médecins une hypertrophie du cœur devait être la première cause de toute cette misère.

En 5 semaines ce malade fut délivré de toutes ses nombreuses infirmités et il fut heureux d'avoir recouvré sa santé. Qu'est-ce qui l'a guéri ? 1) Les pieds furent, d'abord chaque jour, puis tous les 2 jours, plus tard tous les 3 jours, enveloppés dans des fleurs de foin, c'est-à-dire les fleurs de foin furent appliquées sur la peau à nu et entourées d'un linge chaud, pendant 2-3 heures. 2) Tous les 2 jours, plus tard tous les 4 jours, il dut se revêtir d'une chemise trempée dans l'infusion des fleurs de foin. Quand l'enflure des pieds eut disparu en grande partie, le malade reçut tous les jours une affusion supérieure, une affusion de genoux, ainsi que des demi-bains. Le traitement dura 5 semaines.

3. Tumeur blanche du genou.

Une personne d'une trentaine d'années eut une jambe fortement gonflée, depuis le dessus de la cheville jusqu'au-dessus du genou. Par moments la tumeur était très douloureuse, dure et brûlante. Pendant six mois la malade eut recours au traitement du médecin : entre autres elle se fit appliquer un appareil de plâtre, qui fut maintenu 12 semaines, puis un autre pendant 8 semaines. Son état empira tellement qu'elle ne put même plus poser le pied à terre; c'est surtout l'articulation du genou qui la faisait souffrir. Comme tout cela n'eut aucun résultat, on essaya d'appliquer, en forme de cataplasme, des fleurs de fenaison renflées, allant depuis le dessus de la cheville jusque vers le milieu de la cuisse. Les douleurs ainsi que le gonflement diminuèrent bientôt, et, ce dernier une fois réduit de moitié, on se mit aussi à administrer, tous les 2 jours, une affusion à la jambe souffrante. Au bout de 8 semaines le pied put de nouveau faire ses fonctions, et, peu de temps après, la fille fut à même de reprendre son très pénible travail.

III. MALADIES DES MUSCLES.

Eu égard à son siège spécial, comme à l'état symptomatique qui l'accompagne, on peut diviser l'affection rhumatismale en deux grands groupes, suivant qu'elle se trouve dans les articulations ou dans les muscles. De là le rhumatisme articulaire et le rhumatisme musculaire. Il a été question du premier dans le chapitre précédent. Parlons ici du *rhumatisme musculaire.*

Qui tentera d'énumérer tous les états rhumatismaux, dont on se plaint dans ce bas-monde? L'un a sa douleur rhumatismale à la tête, l'autre aux orteils, celui-ci au bras, celui-là dans les jambes, elle dans le dos, lui à la poitrine, etc... Le rhumatisme est véritablement le juif-errant dans le nombre des maladies.

Le cultivateur laborieux, le bûcheron, tous ceux qui font un travail pénible, ne savent rien ou peu de cette maladie, et cela, à mon avis, parce que ces gens-là sont souvent pris d'un rhumatisme, qu'ils parviennent à expulser une heure après. Il s'en montre peut-être des indices dans la matinée, et dans l'après-dîner le travail les chasse de nouveau.

Cette observation nous indique clairement de quelle manière le rhumatisme peut et doit être guéri.

Un vétérinaire se lamentait un jour chez moi, se disant incapable de remplir ses fonctions, puisqu'un horrible rhumatisme s'était glissé et cramponné dans son omoplate droite. Il avait été en transpiration et s'était imprudemment laissé refroidir. Il savait par expérience que le vilain mal ne le quitterait pas avant 6 semaines.

« Si vous voulez, monsieur le vétérinaire, vous en serez quitte après 24 heures », lui dis-je. Il se mit à rire, et nous finîmes par faire un pari. En me donnant la main, il s'engagea sur sa parole d'honneur à faire exactement ce que j'ordonnerais. Il rentra chez lui et se fit, par sa femme, énergiquement frotter le dos avec un linge sec, puis il se soumit à une affusion supérieure froide. Environ 8 heures plus tard, il prit un bain de vapeur de la tête, suivi d'une affusion froide. Les 24 heures n'étaient pas passées, il s'en fallut de beaucoup, quand déjà la dernière trace rhumatismale avait disparu. Le pari était gagné.

J'ai parlé cette fois de friction sèche, ce que je ne fais pas ailleurs ! Oui, et voici pourquoi : si le rhumatisme est la suite d'un changement subit de température, de la succession rapide du froid au chaud ou du chaud au froid, en ce cas les douleurs, qui ont leur siège tantôt à la surface de la peau, tantôt dans les profondeurs intimes, voire même, comme on pourrait le supposer, dans la moelle des os, proviennent la plupart du temps de troubles dans la circulation du sang, soit que le cours du sang ait pris une marche plus lente ou plus rapide, soit que des obstructions de sang, de légères inflammations etc..., aient été produites à tel ou tel endroit. Les embarras, les compressions etc..., qui en naissent, causent la douleur et doivent être éloignés par résolution, par élimination et par confortation des parties souffrantes. Quand le bâton ne suffit plus pour guider les chantres, le directeur se sert également de sa main gauche et de sa tête pour battre la mesure et redresser les voix rébarbatives. Quand dans la basse-cour l'oie ou le canard se mêle avec les poulets et que le « va-t-en ! » n'est pas écouté, la ménagère jette une pierre ou un objet quelconque après l'oie ou le canard. Ainsi quand le rhumatisme a une assiette plus profonde, se maintient plus longtemps, surtout quand il est étendu ou qu'il fait souffrir extraordinairement, c'est alors que j'associe la friction à l'eau. Car la friction développe le calorique plus vite, produit une distribution plus rapide du sang, etc... Si la partie malade était plus ou moins froide et qu'elle reçut l'affusion, sans qu'on eût préalablement stimulé et échauffé la peau, le rhumatisme se retirerait davantage à l'intérieur du corps, au lieu d'en sortir.

Un paysan avait de telles douleurs rhumatismales dans les deux pieds, qu'il ne pouvait plus marcher; les jambes lui faisaient horriblement mal. Il ne savait où il avait attrapé cette misère.

Le patient s'enveloppa, 2 fois par jour, dans un linge montant jusqu'aux aisselles et trempé dans une décoction chaude de fleurs de foin, et resta bien couvert dans son lit pendant 2 heures. Dix de ces maillots (inférieurs) en finirent parfaitement avec le rhumatisme.

Un autre cultivateur souffrait tellement aux hanches, qu'il ne put pas même être emmaillotté. Il fut immergé dans un bain à paille d'avoine, à 33-35° R. et avec 3 alternatives, pendant 25 minutes et 2 fois par jour. Après 72 heures il était guéri.

Je pourrais citer des cas innombrables de rhumatismes de la tête. Je les ai guéris en traitant le moins possible la tête elle-même, mais en administrant aux pieds des bains chauds et des bains de vapeur. Si on vient à refroidir la tête, le mal empire; si, au contraire, on vient à l'échauffer, le sang afflue davantage. La série des applications à employer est celle-ci : 1) bain chaud (avec sel et cendres), 2) châle, 3) bain de vapeur des pieds, 4) bain de vapeur de la tête avec une affusion froide, 5) de nouveau châle. Ces applications, une par jour, guérissent le plus fort rhumatisme à la tête, survenu par suite d'un courant d'air, d'un refroidissement, d'une transition rapide du chaud au froid.

Aucun rhumatisme ne doit être négligé; il pourrait être le commencement de graves et de nombreuses maladies des poumons, des yeux, des oreilles, etc... ou donner occasion à des inflammations, à une intoxication, à des abcès, etc...

Un étudiant, qui avait trop bu et s'était, dans cet état, exposé à l'air frais, eut subitement un rhumatisme à la poitrine. Il s'imagina que ce fâcheux contretemps ne ferait pas de tort à sa bravoure et à sa jeunesse et qu'il disparaîtrait de soi-même. Mais le bobo se transforma en une grave maladie accompagnée d'une toux sèche, dont le caractère inspirait de l'inquiétude à toute la famille. Deux mois plus tard, cette vie si florissante et d'un si brillant avenir était éteinte. Ah! si le jeune homme s'était lavé chaque jour 4-5 fois la poitrine et le bas-ventre avec de l'eau froide, le malheureux aurait été hors de danger au bout de 2 jours.

Anne-Marie, tenue à un travail assidu et pénible, eut une enflure tout autour du genou. Pendant plusieurs jours elle n'y fit point attention; plus tard, quand les douleurs devenaient vives, elle appliqua dans son ignorance d'épaisses compresses froides. Elle ne s'en trouva pas mieux; au contraire, le genou empira, et elle alla consulter un médecin. Celui-ci prescrivit un onguent, mais les frictions demeurèrent sans résultat. Pour comble de malheur, l'os de la jambe, au-dessous du genou, prit une courbure intérieure. Afin d'empêcher la raideur, le médecin ordonna de bien frictionner chaque jour la jambe avec du sain-doux, pendant 2 semaines, et plus tard de la laver avec de l'acide phénique; mais le genou devint de plus en plus malade. Enfin il entoura le membre d'un appareil de plâtre et promit, jusqu'à l'enlèvement, une guérison certaine. Or, après 9 longues semaines l'appareil fut enlevé, mais la pauvre domestique ne put ni marcher ni même se tenir sur la jambe. Ce malheureux état persista jusqu'à ces derniers temps.

Ces tumeurs et indurations aux os et autour des os ne peuvent être guéries que par résolution au moyen de fomentations de fleurs de foin renflées (en forme de cataplasmes), appliquées toujours à l'état chaud et pendant un espace de temps assez long. Une fois la résolution opérée, le sang pénétrera de nouveau dans ces parties, pour les nourrir et y ramener les forces. Notre malade, après avoir employé pendant huit jours la dite fomentation, fut à même de se tenir sur la jambe; et 8-10 semaines plus tard elle put marcher sans gêne.

Un monsieur de qualité vint me dire : « Je suis, depuis la tête jusqu'aux pieds, rempli de rhumatismes et de crampes, et j'ai toujours un catarrhe, tantôt plus fort, tantôt plus faible, soit que je me trouve dans la chambre ou au dehors; je ne sais plus comment faire. La plupart du temps le sommeil me fuit, ainsi que l'appétit; si cela dure encore un peu de temps, je serai obligé de résigner mes fonctions. Il y a longtemps que je porte chemise et caleçon de laine (système Jæger). Sur cette chemise j'en porte une autre de futaine de laine, la meilleure étoffe que j'aie pu obtenir. Je porte de même un second caleçon de laine de la plus solide qualité, puis un gilet de drap avec une épaisse doublure de laine, ensuite un pantalon de drap, enfin un habit et un pardessus. Mon corps tout entier est généralement froid et couvert d'une sueur fétide, odeur de goudron. Il n'y a peut-être pas une créature plus malheureuse au monde que moi. »

Comment faut-il traiter par l'eau un malade de cette catégorie? Tout d'abord une affusion supérieure doit purifier la peau crasseuse, puis vient une affusion de genoux avec lotions. Ces applications furent répétées 6 fois en 3 jours, donc 2 fois par jour. Au troisième jour on jeta la première chemise et le premier caleçon, puis le patient prit un demi-bain et, une heure après, une affusion supérieure. Au cinquième jour le deuxième caleçon fut échangé contre un caleçon de toile. Au septième jour la seconde chemise de laine fit place à une chemise de toile; le gilet muni de manches évacua également le terrain, tandis que les demi-bains alternaient journellement avec 2 affusions supérieures et inférieures. — Au bout de quinze jours l'organisme était quitte de tout rhumatisme et de toute crampe, la peau transpirait comme chez tout le monde, le sommeil et l'appétit se présentèrent d'eux-mêmes, et le fonctionnaire fut heureux de pouvoir reprendre, en bonne santé, son service d'autrefois. Il répétait parfois : « Si moi j'avais empiré tellement ma petite infirmité, je ne pourrais que me fâcher contre moi-même; mais je n'ai rien fait sans l'avis des plus célèbres médecins. »

« Toute la partie supérieure de mon corps, dit un autre malade, est pleine de rhumatismes : le côté droit n'est jamais exempt de vives douleurs, et si parfois j'y éprouve un petit mieux, c'est que la douleur se transporte dans une des deux épaules ou même dans les deux à la fois. Je deviens alors tellement raide, que je ne puis plus remuer les épaules. Quand, au contraire, la douleur se loge dans l'estomac, c'est comme si tout se tordait en moi, et alors je ne puis rien manger du tout. La douleur se fait le plus vivement sentir au derrière de la tête, du côté gauche. Mes pieds ne parviennent plus à se réchauffer. C'est ainsi que ma vie devient de plus en plus misérable, et je ne suis plus à même de remplir les devoirs de ma charge. Les médicaments que j'ai déjà employés m'ont coûté beaucoup d'argent, sans me rendre le moindre service. Depuis au delà d'un an je porte, sur l'avis du médecin, des chemises de laine, ce qui n'a fait que me rendre plus sensible.

Traitement : 1) Mettre 3 fois par semaine, pendant une heure et demie, une chemise de grosse toile, trempée dans une eau dans laquelle des fleurs de fenaison ont été en ébullition ; 2) appliquer 2 fois par semaine un maillot, trempé également dans une décoction chaude de fleurs de fenaison et descendant depuis les aisselles jusqu'en bas ; 3) se lever de nuit 2 fois par semaine, se laver entièrement avec de l'eau froide et se remettre au lit sans s'essuyer. — Après 2 semaines de ce traitement je prescrivis : 1) de prendre journellement une affusion supérieure et une affusion de genoux ; 2) de se promener chaque jour dans l'eau pendant 2-4 minutes et de se donner ensuite du mouvement ; et 3) de se laver entièrement 2 fois par semaine.

Au bout de 4 semaines notre patient était délivré de son infirmité, mais continuait toujours à prendre 2 demi-bains par semaine.

Le directeur d'une maison d'éducation écrit : « Je souffre constamment de douleurs indicibles aux bras, aux épaules et aux pieds. Tantôt je suis comme enveloppé totalement de rhumatismes, tantôt ce ne sont que des parties individuelles qui souffrent. L'asthme se maintient presque toujours ; il est parfois si fort que je crains d'étouffer. En outre j'ai des congestions. Rarement je jouis d'une heure de satisfaction. — J'ai été magnétisé et électrisé, et j'ai employé d'autres remèdes, tout en vain. C'est le traitement par l'eau qui, en 10 jours, m'a enlevé toute douleur, et de mon infirmité je ne sens plus que des traces insignifiantes, que, j'en ai la ferme conviction, de légères applications finiront par emporter complètement. »

Le traitement avait été : 1) Chaque jour une affusion supérieure et deux affusions des cuisses; 2) au second jour le manteau espagnol; 3) à partir du quatrième jour un demi-bain, au lieu de l'affusion supérieure, et 4) un bain de vapeur de la tête par semaine.

Un homme de quarante-six ans raconte : « Je souffre toujours quelque part, soit au flanc droit, soit au haut de l'épaule. La douleur ne reste jamais longtemps à la même place : si elle se met dans la tête, je suis pris de vertiges et l'eau découle de l'œil droit en grande quantité; si elle se loge dans la jambe, celle-ci se raidit complètement; si elle s'en prend à ma poitrine, je ne puis presque plus respirer. Je souffre ainsi depuis des années. J'ai parfois trouvé du soulagement, mais jamais la guérison. »

Ce malade fut guéri en 5 semaines par le traitement qui suit : 1) demi-maillot d'une heure et demie, 3 fois par semaine; 2) lotion entière, en sortant du lit, 4 fois par semaine; 3) deux fois affusion supérieure.

Après quinze jours le traitement fut modifié. Le patient prit : 1) chaque jour une affusion supérieure et une affusion des genoux; 2) un demi-maillot et deux lotions totales par semaine.

Pour conserver sa santé, il s'habitua à prendre chaque semaine un demi-bain et deux affusions supérieures avec affusions des genoux.

IV. MALADIES DU TISSU CELLULAIRE.

Le tissu cellulaire est le théâtre de nombreuses et très fréquentes maladies. Aucun tissu n'en offre de plus caractérisées. En passant en revue les divers états morbides du système cellulaire, nous parlerons de l'*inflammation*, des *abcès*, du *panaris*, de l'*hydropisie* et du *cancer*.

I. Inflammation en général.

Voici un bambin qui sait à peine marcher; il voit sa mère faire de la lumière. Il se donne toutes les peines du monde pour attraper une allumette, il veut également faire du feu. Le petit malfaiteur y réussit et devient ainsi, avec une simple allumette, la cause d'un grand incendie. Toute la maison avec ce qui s'y trouve est réduite en cendres.

Des milliers d'hommes reposent en paix au cimetière. Il s'était allumé dans leurs corps un débris de matière morbide, et l'étincelle s'était convertie en flamme. Le sang affluait de toutes parts vers la partie échauffée et fournissait au feu de nouveaux aliments. C'était de l'huile sur la braise, la flamme devint un grand incendie. On n'avait peut-être pas pris les bonnes dispositions pour éteindre le feu, et la pauvre demeure de l'âme humaine se consumait misérablement. Des milliers d'animaux périssent ainsi tous les ans, et un nombre d'hommes non moins considérable subit le même sort. Comme cela marche vite parfois! Votre gorge a pris feu quelque part, elle est enflammée. Par hasard un petit vent frais survient, joue le rôle du soufflet de forge et attise le feu ; les vaisseaux sanguins fournissent de nouveaux aliments, et en peu d'heures toute la gorge est en flammes. N'est-ce-pas ainsi que les choses se passent? Que faire? Que font les hommes quand il y a un incendie? Ils crient au feu, et cherchent tout d'abord à sauver ce qui est à sauver. Puis ils éloignent, s'il en est temps encore, du foyer de l'incendie tout ce qui pourrait alimenter le feu et ils font marcher la pompe jusqu'à extinction du feu et de l'eau. Comprenons-le et profitons-en.

S'il se déclare en quelque endroit une inflammation, tâchez de refouler au plus tôt l'afflux du sang et de préserver de l'inflammation le sang qui n'est pas encore échauffé. Agissez en même temps sur la partie enflammée, pour diviser et détourner, autant que possible, le sang accumulé dans la fournaise.

Il n'y a pas longtemps; au moment où j'allais m'endormir dans mon lit, le bois se mit à prendre feu dans mon poêle. « Quelle fatalité! me dis-je ; c'est la moitié de la nuit qui sera perdue pour mon sommeil, jusqu'à ce que toute cette masse de bois ait fini de craqueter et de pétiller. » Mon voisin fut plus avisé. « Ce n'est pas cette crépitation que je veux ; c'est le repos qu'il me faut », murmura-t-il. Et que fit-il? Il sortit le bois du fourneau, morceau par morceau, et c'en était fait du feu. Voilà qui est clair!

Revenons maintenant à l'inflammation de la gorge. Tâtez vous les pieds, peut-être ils sont froids comme la glace. C'est souvent le cas. Le sang abonde davantage là où la chaleur est grande. Il a, par conséquent, déserté en quelque sorte les pieds et s'est précipité vers le foyer de l'incendie, à la gorge. Enveloppez vos pieds dans des linges que vous aurez trempés dans l'eau mêlée d'un peu de vinaigre, et vous ne tarderez pas à ressentir une grande chaleur. Le maillot des pieds attire le sang vers les extrémités inférieures, et voilà une partie du combustible enlevée au feu. Continuez ensuite de détourner toujours le sang de la partie supérieure du corps, et cela au moyen d'un grand linge que vous tremperez comme le maillot des pieds et que vous appliquerez sur le ventre. Ce linge vient-il à s'échauffer beaucoup, il faut le tremper de nouveau dans de l'eau froide, et cela aussi souvent qu'il devient chaud et que la chaleur est forte. Cette seconde application enlève à la gorge menacée plus de combustible que la première; à présent vous pourrez vous attaquer à la gorge même, qui est le véritable foyer. Plongez un linge dans l'eau la plus froide possible et entourez-en le cou, mais ne laissez pas votre linge devenir trop chaud[1], retrempez-le chaque fois qu'il s'est échauffé considérablement.

Si vous le laissez devenir bien chaud, il se formera par le fait même plus de chaleur à la gorge, et le sang, qui a été éloigné ou qui reste encore à éloigner, affluera de nouveau vers le cou et menace de raviver le feu. Si vous partagez ma manière de voir on ce point, qui a déjà été beaucoup discuté,

[1] Mon expérience de 30 ans m'autorise à dire cela. Celui qui laisse les compresses toute la nuit peut constater le lendemain que le mal a empiré, au lieu de diminuer. On aime alors à alléguer la vaine excuse que la compresse avait été mal entourée. Non, la plupart du temps la raison est toute autre. Lisez, pour plus de détails, le chapitre *Maillots de cou*.

vous serez bientôt, après une courte pratique, votre propre et meilleur médecin. Vous sentirez, mieux que n'importe qui, d'où le calorique a été chassé et à quel moment il faut renouveler la compresse ou le maillot. C'est sur votre propre sensation que vous réglerez et répéterez les applications d'eau. Le degré de chaleur vous guidera : le thermomètre marque-t-il zéro, c'est-à-dire, le feu est il éteint, vous resterez tranquille ; si, au contraire, il monte, c'est-à-dire si le feu augmente, vous aurez hâte de recourir de nouveau à l'eau pour éteindre.

2. Abcès.

Les inflammations peuvent se produire non seulement à l'intérieur du corps, mais aussi à la surface extérieure. Elles forment, en particulier, la suite presque inséparable des différents abcès. Quand il y a un incendie quelque part, le voisinage accourt. Quand le feu est sur un point du corps, ne serait-ce que le plus petit, les parties voisines ne restent pas indifférentes. Un globule de sang se hâte d'avertir l'autre ; et les curieux, qui affluent, se brûlent les doigts et autre chose encore. Surgit-il sur un membre quelconque, p. ex. sur un orteil, un petit abcès, ne fût-il pas plus gros qu'une lentille, immédiatement on a mal non seulement à l'orteil, mais encore à une partie plus ou moins considérable du pied ; parfois la douleur s'étend même jusque dans le haut du corps. Cela me fait l'effet de quelqu'un qui, pendant la nuit, met une allumette en feu : le petit brin de bois projette sa lumière bien loin dans la cour.

Anna a horriblement mal au pouce. On n'y voit pas grand'chose : il est légèrement enflé et un peu plus rouge que les autres doigts. Ce n'est pas seulement au pouce, mais encore sous l'épaule qu'elle éprouve une vive douleur. « Fais attention, après un peu de temps, ton corps tout entier ne se trouvera plus bien ! Il doit y avoir quelque chose là dessous. » Ainsi lui dit son père. Mais oui, il doit y avoir quelque chose là dessous et là dedans. Naturellement la fille enveloppe soigneusement son pouce[1] et observe pendant 3-6 jours ce qui pourra bien en résulter. Il devient gros, la main aussi se tuméfie, un gros abcès se forme, et elle en éprouve un mouvement spasmodique dans le doigt, dans le bras, dans le corps. Il se passe beaucoup de temps jusqu'à ce que toute la matière puriforme en soit sortie et que le pouce de la main malade soit guéri.

Comment la jeune fille aurait-elle dû soigner son pouce d'après ma méthode ? Dès qu'elle remarque que le doigt non lésé lui fait mal, elle doit faire comme sa mère qui, ne voulant pas qu'un tout petit feu de l'âtre prenne de grandes proportions, souffle dessus ou l'éteint à l'aide d'un peu d'eau. Peut-être arrivera-t-elle ainsi à son but.

Quand ce n'est pas seulement le doigt, mais aussi la main qui fait mal, alors le feu est plus grand, il a envahi et le doigt et la main. Est-il permis, dans ce cas, de tenir la main sous le tuyau de la fontaine pour calmer et pour éteindre le feu ? Pas le moins du monde ! Car le mal ne consiste pas seulement dans le feu, dans la chaleur, qu'il s'agit d'éloigner, mais plutôt dans les humeurs morbifiques qu'il faut

[1] L'enveloppement tient chaud et chauffe encore davantage. Par là l'affluence du sang vers l'endroit enflammé est augmentée et il se passe du temps jusqu'à ce que tout le sang arrêté au foyer de l'incendie soit converti en pus.

dissoudre et éliminer. Il faut donc envelopper le doigt et la main dans un linge mouillé d'eau froide, et renouveler ce maillot aussi souvent qu'il devient chaud. Sans doute le doigt sera malade, c'est-à-dire que le pus se fera jour au dehors ; mais tout ce que l'emmaillottement aura extrait, n'aura pas besoin de se convertir en pus, et il y a certes une grande différence entre un abcès de la grosseur d'une noisette et un abcès qui a les dimensions d'une noix ou davantage encore.

Si la sensation du malaise s'étend à tout le corps, en ce cas nous prescrivons tous les jours, pendant un certain temps, le manteau espagnol. L'état général ne tardera pas à s'améliorer.

3. Panaris.

Les gens de la campagne connaissent tout particulièrement une espèce d'abcès sous le nom de *panaris*, qui est une inflammation phlegmoneuse des doigts. Le traitement d'un doigt malade de cette façon nous montre une fois de plus combien les hommes sont aveugles et agissent sottement. Ils s'y prennent avec si peu de bon sens qu'ils paraissent, pour un moment, avoir perdu la raison. Les remèdes qu'on emploie contre le panaris sont les uns plus insensés que les autres ; chacun veut connaître un onguent spécifique, et quand les onguents sont épuisés, on a recours à toutes sortes d'autres moyens cabalistiques. Il y a des gens superstitieux qui, avant toute médication, cherchent à attraper une taupe : car s'ils parviennent à la tenir vivante et à la laisser mourir dans la main, mais seulement entre pouce et les autres doigts, c'en est fait du pana-
Quand enfin on a assez graissé et frictionné,

assez jasé et hâblé, employé tous les remèdes bizarres des commères et des charlatans; quand, après de longues semaines de douleurs inénarrables, le panaris est devenu mûr et crève, et que le pus s'en échappe épais et dur, alors on s'imagine avoir fait merveille. Est-il possible de pousser plus loin la bêtise humaine?

Qu'est-ce donc qu'un panaris? Rien autre chose qu'un grand abcès, qui est à traiter suivant la méthode marquée plus haut. La plupart du temps le panaris se manifeste chez les gens dont le corps renferme beaucoup de matières puriformes. Voilà pourquoi il faut agir non seulement sur le doigt et la main, mais aussi sur l'organisme tout entier. Pour la main et le doigt on emploie le maillot, c'est-à-dire on emmaillotte le doigt, à 2, 3 ou 4 tours, d'un linge trempé dans une décoction de prêle des champs, pour empêcher la carie du petit os, tandis que la main et le bras sont enveloppés, à 2 tours, dans un linge mouillé avec une décoction de fleurs de foin ou de choux (ce qui vaut mieux que l'eau pure). Le maillot doit être renouvelé toutes les fois que la chaleur ou les douleurs augmentent. Une action favorable sur le corps tout entier sera exercée, chaque jour, par 1 ou 2 demi-maillots et le manteau espagnol de la durée d'une heure. Quand la première semaine sera passée, les maillots ne seront plus appliqués que tous les 2 ou 3 jours. Quant aux affusions supérieures et inférieures, il faut y aller avec précaution et ne les employer que plus tard comme confortants, quand on aura assez résous et éliminé. Sitôt que le doigt sera mûr, c'est-à-dire quand il devient bleuâtre et mou d'un côté, il ne faudra pas hésiter à l'ouvrir et à le comprimer, et ne pas s'effrayer du sang qui s'écoule avec le pus. Ce sang devrait tout de même se convertir en pus, et ainsi il n'y a pas de mal que cette élaboration lui soit épargnée et que le doigt soit allégé pour autant. La peur d'ouvrir trop tôt un abcès est passablement superflue dans le traitement par l'eau (grande propreté) ; elle est fondée, au contraire, quand on traite par le moyen des onguents.

La guérison du panaris peut être effectuée aussi de la manière suivante, que, pour gagner du temps, j'ai employée souvent : on immerge, 2-3 fois par jour, le doigt et l'avant-bras dans un bain chaud (pas trop chaud) de fleurs de foin pendant une demi-heure, tandis que l'emmaillottement du doigt, du bras et du corps est le même que pour le procédé antérieur.

Le jardinier André avait le pouce de la main droite dans un état horrible. Enormément tuméfié, le doigt tout entier avait perdu le derme, il était comme une masse de chair mortifiée et recouverte de pus, et l'os apparaissait en plusieurs endroits. Le médecin avait déjà déclaré que, pour sauver la vie du patient, il faudrait lui amputer la main. Je regardai cette main et je me dis : « Grand Dieu ! pussé-je sauver la main à ce malheureux ! » J'examinai davantage le cas et je réfléchis : l'os mis à nu (la principale chose pour moi) a une très bonne apparence, il n'est donc pas encore entamé ; le pouce, si affreusement enflé et dégoûtant, est comme un cloaque dans lequel le corps déverse ses humeurs corrompues ; ces matières âcres augmentent l'enflure, rongent la chair et empoisonnent tout ce qu'elles touchent. Il faut donc que sur le pouce à moitié pourri j'exerce une action plus énergique que sur le corps, afin qu'il cesse de s'empoisonner et de se gangrener soi-même. Après avoir réfléchi, je me mis à agir.

Le pouce et toute la main reçurent des maillots trempés dans une décoction de fleurs de foin et de prêle (les 2 herbes étant infusées ensemble); je renouvelai ces maillots 4-5 fois par jour. Le corps malade fut gratifié tous les jours d'un demi-maillot et chaque semaine 3 fois du manteau espagnol. Je fis arroser chaque jour le doigt ulcéré avec de l'eau d'alun très étendue, qui enleva toute cette ordure superflue. Il ne s'était pas passé 4 semaines que déjà le doigt et la main se trouvaient hors de danger : il se forma autour de l'os, qui en réalité n'avait pas la gangrène, une nouvelle masse charnue, en tout semblable au pouce des plus beaux jours de la vie, hormis l'ongle. Le brave homme put de nouveau, comme par le passé, vaquer à ses travaux de jardinier. Il vécut encore de longues années.

4. Cancer.

Une maladie bien fréquente de nos jours, c'est le cancer, qui présente plusieurs formes et plusieurs variétés. Il n'y a presque pas une partie du corps qui ne puisse être rongée par le cancer ou les tumeurs cancéreuses. Quand ce mal a pris de l'extension, je n'ose plus rien faire avec l'eau : le sang et les humeurs sont alors déjà trop altérés.

Le cancer est contagieux, surtout quand dans le sang et les humeurs d'un individu il existe déjà une prédisposition congéniale ou acquise.

Je connais des époux qui ont fait visite à une tante atteinte du cancer à la langue. N'ayant eu le moindre soupçon de cette terrible maladie, ils furent épouvantés tous deux à la vue des horribles ravages causés par ce mal. Chez la femme, la moitié de la langue prit une enflure morbide dans l'espace de 3 jours; chez l'homme, la lèvre inférieure s'enflamma et devint ulcérée. «Nous avons gagné le mal», gémirent-ils en venant chez moi : ils avaient la mort dans l'âme. Je cherchai à les encourager et à les dissuader de leur manière de voir. Puis je leur conseillai de bien laver, un jour, à 4 reprises différentes toute la bouche, surtout les parties atteintes, avec de l'eau d'alun; de répéter la lotion, au second jour, avec de l'eau d'aloès, et de continuer ainsi un certain temps; en outre, de prendre, tous les 2 jours, un bain de vapeur de la tête et de mettre, alternativement avec le bain de vapeur, un maillot au cou.

Les deux personnes furent débarrassées de leur infirmité. Je n'aurais moi-même pas cru qu'une grande terreur pût provoquer, par l'effet de la contagion, cette épouvantable maladie. J'appris plus tard qu'un médecin avait réellement déclaré que les deux malheureux avaient gagné le cancer.

J'ai eu plusieurs cas de maladies cancéreuses, soit au début seulement, soit déjà un peu avancées. Tout mon traitement consistait exclusivement à purifier le sang et les humeurs, et je suis arrivé, sans peine, à guérir tous ces cas.

Les régions d'élection du cancer sont principalement la poitrine, les lèvres, les joues, la langue, l'estomac, etc.

Parlons dès maintenant du cancer de l'estomac, qu'on rencontre souvent. Mais disons de suite que les vomissements fréquents, la cuisson dans l'estomac, etc..., ne sont pas des symptômes certains du cancer stomacal.

Les personnes atteintes de cette infirmité ne doivent absolument rien manger d'aigre; elles doivent saler, poivrer et épicer peu leurs aliments. Une nourriture très ordinaire et une boisson plus ordinaire encore, surtout le régime lacté, voilà leur meilleur remède.

Au reste, le traitement des petits ulcères extérieurs nous indique la manière de guérir les ulcères dans l'intérieur du corps. Je puis très bien guérir un ulcère, une tumeur, un abcès au doigt, en l'entourant assidûment d'un morceau de linge trempé dans l'eau : cela déterge et guérit. Pourquoi des plaies internes ne devraient-elles pas guérir aussi, si, pendant un certain temps, on absorbe chaque demi-heure une cuillerée d'eau, ou si, l'on se fait préparer une infusion de plantes médicinales pour en prendre une cuillerée par heure ou par demi-heure, au lieu de vider la tasse d'un seul coup? Faites-en l'essai avec l'infusion d'absinthe et de sauge, séparément ou mélangées à parties égales. Ou bien encore prenez une petite pincée de poudre d'aloès, faites dissoudre dans un quart de litre d'eau et goûtez cette médecine, une cuillerée par heure. Mais, remarquez-le bien, il ne faut se servir de cette dernière médecine que pendant une demi-journée chaque fois et avec des interruptions de 2-3 jours.

Un excellent remède domestique, dont le plus pauvre n'est pas privé, c'est l'eau de choucroute, que vous trouverez dans chaque tinette remplie de choux en tout ou en partie. On mélange une cuillerée de cette eau de choucroute avec 6-8 cuillerées d'eau ordinaire, et de ce mélange on prendra une cuillerée par heure. En règle générale cette potion a de l'effet, et, lors même qu'une fois elle n'aurait pas de succès, elle ne sera jamais préjudiciable. Une pareille médecine est toujours plus utile est plus sûre que toutes les drogues plus ou moins empoisonnées. Une infusion de plantain ne serait pas à dédaigner non plus.

Comme moyens externes je recommande aux malades de cette catégorie d'appliquer sur le bas-ventre, pendant une heure et demie ou deux heures, une compresse pliée en 2 ou en 4 et trempée dans une décoction de fleurs de foin, de prêle, de branches de pin, plutôt que dans l'eau ordinaire.

Si, au contraire, les tumeurs cancéreuses ont pris racine et se sont développées dans l'estomac, il ne faut plus songer à une guérison. L'œuvre de destruction fera alors son chemin et ne se laissera plus arrêter que par la mort.

5. Hydropisie.

Quand la pluie continue de tomber longtemps et que le soleil se montre peu, l'eau finit par ne plus s'infiltrer dans certains terrains et n'est pas absorbée par les rayons solaires. Il se forme alors des flaques et des mares, où l'eau stagnante s'altère, pourrit et exerce finalement une influence peu favorable à la végétation, qui doit prospérer à l'entour.

Il en est à peu près ainsi dans le corps humain au moment où l'hydropisie va prendre. Cette maladie se développe principalement dans l'organisme dont le sang et les humeurs sont trop aqueux et n'ont plus de forces vitales. Or, c'est le sang qui nourrit tous les organes ; il est la source de vie, où toutes les parties constitutives du corps puisent ce dont ils ont besoin, Mais un sang malade, semblable à l'eau croupissante du margouillis, ne peut pas fournir les substances qui donnent de la vie et des forces. De là la chair mollasse, les vaisseaux flasques et les obstructions, signes précurseurs de l'hydropisie.

Les dehors décèlent clairement l'état pathologique : les personnes jeunes paraissent subitement âgées; un tel, une telle a vite vieillie, comme on dit; le teint est flétri; les muscles et les nerfs pendent aux os, comme les cordes rompues à l'instrument; en différents endroits, notamment autour des yeux, il se forme des kystes séreux (poches d'eau). On n'a qu'à toucher la peau du malade, et on sentira les globules d'eau céder et se retirer sous le doigt. Le corps tout entier porte une quantité de ces sacs, comme s'il mendiait du sang, tandis qu'il ne reçoit que de l'eau.

Il y a plusieurs sortes d'hydropisies. Se produit-il des obstructions entre la peau et la chair, nous sommes en présence de l'hydropisie sous-cutanée ou *anasarque*. Si c'est l'abdomen qui est inondé dans un ou plusieurs endroits, c'est l'hydropisie du ventre ou *ascite*. L'épanchement séreux envahit-il le cœur, on a affaire à l'*hydropéricarde*; tandis que l'hydropisie de la poitrine ou *hydrothorax* est l'accumulation de sérosité dans une ou dans les deux plèvres (membranes qui tapissent l'intérieur de la poitrine); etc...

L'hydropisie se déclare volontiers à la suite d'un grand nombre de maladies; dans ces cas le malade ne fait généralement pas long feu. Pour beaucoup de personnes l'hydropisie est la messagère de la mort et du tombeau; elle est quasiment la dernière lame qui fait chavirer la barque déjà brisée de la vie. C'est surtout aux convalescents de la scarlatine que l'hydropisie s'en prend, si la guérison n'a pas été complète, s'il est resté des principes virulents dans le corps, qui n'a pas eu assez de forces pour s'en débarrasser parfaitement. Le corps entier se met alors à se tuméfier.

Si l'hydropisie a déjà fait de grands progrès et atteint un haut degré, il est rare qu'on puisse espérer la guérison, parce que le sang est beaucoup trop appauvri. Au début, tant que la décomposition n'est pas encore avancée, on arrive souvent à guérir promptement, en cherchant à évacuer l'eau par des moyens internes et externes. Des exemples feront connaître la méthode d'opérer cette guérison.

Une femme de la campagne, âgée d'environ quarante-huit ans, voit enfler tout son corps ; elle ne peut plus marcher qu'avec peine ; l'affaiblissement est déjà considérable, la respiration pénible. — Je lui conseille de faire macérer du romarin dans le vin et de boire chaque jour 2 verres (un quart de litre en tout) de ce liquide. Ce vin aromatisé réconforta extraordinairement, comme elle disait, la malade et fit partir beaucoup d'eau. Extérieurement elle employait journellement, plusieurs jours de suite, le demi-maillot, chaque fois pendant 1 heure et demie, et pendant 4 semaines chaque jour 2 demi-bains, d'une minute chacun, avec lotion du haut du corps. — La paysanne guérit et put de nouveau, sans aucune gêne, vaquer à toutes ses occupations.

Un garçon de douze ans avait eu la scarlatine et, de l'avis de tout le monde, en était guéri. Six semaines après il eut l'hydropisie, tout son corps s'enflait. — Une chemise trempée dans l'eau salée et portée, 3 jours de suite, chaque fois pendant 1 heure et demie, lui rendit la santé parfaite.

Une femme de cinquante-quatre ans fut prise de l'hydropisie du ventre. Les pieds, les jambes et le corps étaient, comme on me rapportait, extrêmement enflés. — J'ordonnai à la fille de la malade de faire bouillir chaque jour, pendant 3 minutes, 2 pincées de racines d'hièble réduites en poudre et mélangées avec un demi-litre d'eau, et de lui donner cette décoction, en 2 ou 3 portions, à différents intervalles de la journée. En outre je fis appliquer, pendant 1 semaine, chaque jour un maillot inférieur de la durée d'une heure. Pendant les 10 jours suivants le maillot ne fut employé que tous les 2 jours, et tous les 3 jours seulement pendant les 2 semaines qui suivirent. — La malade évacua de grandes quantités d'urine et se trouva en parfaite santé après 3 semaines.

J'ai reconnu que dans l'ascite[1] les racines d'hièble fournissent le meilleur remède interne. Dans l'hydropéricarde et l'hydrothorax, je préfère le romarin. — Comme applications d'eau dans l'hydropéricarde je recommande les compresses supérieures et inférieures 1 fois par jour, pour l'usage interne le vin de romarin, comme il est dit plus haut, à la dose d'un quart de litre par jour.

George, un homme de trente-six ans, vit tout son corps prendre, dans l'espace de 8 jours, une disten-

[1] Les graines de genièvre, infusées et bues sous forme de thé, passent pour un excellent remède domestique. Cette infusion exerce une action bonne, mais toujours faible. L'effet des racines d'hièble est beaucoup plus fort et plus durable.

sion remarquable. Les pieds, les jambes, les mains, le cou et la tête étaient tuméfiés, et sous la peau se trouvait accumulée une masse d'eau. — Il se revêtit du manteau espagnol pendant 8 jours, 2 fois par jour ; pendant les 9 jours suivants 1 fois par jour, et pendant les 10 derniers jours 1 fois seulement tous les 3 jours. « Je suis devenu tout espagnol, disait-il en riant. Le climat n'était pas tout à fait espagnol, mais il m'a fait du bien. Je me sens très bien rétabli. »

Un cabaretier m'écrivit : « Tout mon corps est passablement enflé. Le médecin prétend que j'aurai l'hydropisie. J'ai déjà pris beaucoup de médecines ; mais le mal empire de jour en jour. Ma jambe gauche, surtout la cuisse, a pris une très forte distension. La jambe droite commence aussi à grossir. La soif me tourmente beaucoup ; mais la bière l'augmente davantage, et l'eau ne l'étanche pas non plus. Faut-il que je meure, ou existe-t-il encore un remède pour moi? »

Je lui répondis d'employer le traitement qui suit : « 1) Chaque jour 1 affusion supérieure et 1 affusion de genoux ; 2) pendant la semaine 3 demi-maillots, durant 1 heure et demie et le linge plié en 4 ou en 6 ; 3) chaque nuit une lotion totale, en sortant du lit et en se recouchant sans s'essuyer. — Continuez ce traitement pendant 3 semaines, puis écrivez de nouveau. »

Les nouvelles furent très favorables et, pour la suite, je lui ordonnai les applications suivantes : 1) chaque semaine 3 demi-bains, d'une minute chacun ; 2) chaque semaine 3 affusions dorsales ; 3) le manteau espagnol 2 fois, pendant 1 heure et demie ; 4) tous les jours 1 tasse de thé, à prendre en 3 portions et préparée avec des grains de genièvre pilés et un peu de prêle, le tout cuit pendant 10 minutes.

Six semaines plus tard le malade était complètement remis. Trois mois après la cure, le cabaretier, qui comptait cinquante ans, m'écrivit qu'il se portait à merveille, que le sommeil et le meilleur appétit étaient revenus.

N'oublions pas de placer ici une observation importante, puisque c'est précisément à propos de cette maladie que les débutants dans l'hydrothérapie pourraient se tromper et tromper les autres. *Dans l'hydropisie il ne faut jamais employer l'eau à l'état chaud*, ni sous forme de bains de vapeur ni sous forme de bains chauds. La maladie aurait par là une avance extraordinaire, puisque l'eau chaude rend mou et flasque, et que la mollesse et l'indolence des organes offrent le plus de danger dans l'hydropisie. *Les applications d'eau les plus froides sont les meilleures* dans ce cas; seulement il ne faut pas trop les prolonger et ne jamais aller à l'encontre des prescriptions; car, quand le sang est appauvri, la chaleur naturelle est faible.

V. MALADIES DE LA PEAU.

Comme membrane d'une texture bien compliquée, la peau jouit de propriétés vitales très actives et est exposée à des maladies aussi nombreuses que variées et complexes. Parlons dans ce chapitre de la *sueur*, des *éruptions*, de la *scarlatine*, de l'*érysipèle*, des *dartres*, de l'*eczéma*, de la *variole*, de la *vaccine*, de la *gale*, de la *diphtérie*, des *brûlures*, des *ulcères aux pieds et aux jambes*.

1. Sueur.

A. Sueur fétide des pieds. — « Ah! quelle fatalité que cette sueur des pieds, qui depuis si longtemps s'attache à mes pas et me poursuit partout ! » Ainsi s'exclament beaucoup de personnes, bien beaucoup. « Qu'est-ce donc ? demande-t-on, — si souvent les pieds tout froids, puis un picotement, une cuisson, et cette odeur ! »

Oui, c'est fatal, mais plus fatales encore sont les suites qu'on provoque parfois, ou même la plupart du temps, en faisant cesser la sueur des pieds. Je connais un monsieur à qui, pour chasser cette sueur, on a conseillé de laver les pieds avec de l'eau froide plusieurs fois par jour. Le résultat en fut que la sueur diminua et finit par disparaître complètement. Mais les suites ? Une maladie gênante et dangereuse vengea la disparition de la sueur des pieds. Je demande à tout homme raisonnable : Est-ce possible autrement ? Quiconque veut faire sortir le renard de son repaire, ne bouchera pas la tanière. Les passereaux siffleraient un pareil chasseur, et les lièvres lui feraient un pied-de-nez !

La sueur des pieds consiste simplement dans les humeurs putrides, qui empestent et putréfient à moitié les vaisseaux où elles sont renfermées. C'est là la raison de cette terrible odeur que fuient les hommes et même les animaux, et qui isole les malheureux qui en sont atteints.

Que faire ? Si un vêtement est tombé dans le goudron et répand au loin une mauvaise odeur, on ne s'avisera pas, pour le purifier, de le nettoyer de temps en temps avec une éponge. On fera, au contraire, une bonne lessive, qui le pénétrera d'outre en outre et en extraira la gluante substance. De même aussi, on ne se rendra maître de la sueur des pieds qu'en expulsant, par une action résolutive et éliminatrice, toutes les humeurs pourries et pourrissantes, à quelque profondeur qu'elles se soient infiltrées. En outre, il faut guérir et fortifier la peau et les vaisseaux, en tant qu'ils ont été altérés.

Le meilleur et le plus sûr traitement consiste à envelopper les deux pieds de linges trempés dans une décoction de fleurs de foin ou de branches de pin. Ces deux plantes ont une action sanitaire et confortante, et ces fomentations attirent et absorbent les éléments putrides. Prenez 5-6 de ces fomentations en 10 jours ; après cela chaque jour, pendant 2 semaines, un bain de pieds chaud (montant jusqu'aux mollets et durant 10 minutes) avec 3 alternatives, suivies chacune d'une ablution froide qui ne dure pas plus d'une minute. Dans la suite il suffira d'un maillot de pieds ou d'un bain de pieds (opérations qui viennent d'être mentionnées), une fois par semaine. Quand la sueur aura cessé, on ne saurait mieux faire que de se promener, de temps à autre, pieds nus dans l'herbe mouillée pendant un quart d'heure. Si vous ne le pouvez, alors le soir, avant d'aller vous coucher, arpentez votre chambre nu-pieds pendant quelques minutes. Vous ne pouvez croire combien l'air rafraîchit, réconforte et endurcit les pieds ainsi dénudés, dégagés des bas de laine et jouissant de quelques instants de liberté. *Probatum est !* l'exercice fait le maître !

B. Sueur malsaine. — Il n'y a pas seulement la sueur des pieds qui sente mauvais ; on rencontre parfois aussi une sueur fétide du corps. Un monsieur de rang élevé transpirait tellement chaque nuit, qu'au réveil son matelas était trempé, que l'oreiller et la couverture dégouttaient : une croix bien lourde, dont il se lamentait tous les soirs, à l'heure du coucher.

A cette affliction s'associait un autre inconvénient, non moins gênant : malgré tous les soins avec lesquels il s'emmitouflait, notre patient ne pouvait, dans la saison de l'hiver, se défaire du sempiternel catarrhe. Avec cela la transpiration continuelle; l'odeur des habits se faisait sentir au loin. Certes, une infirmité bien incommode ! Et puis, que de recettes de la pharmacie !

Dans un cas pareil il ne faut pas songer à une prompte guérison; il ne peut être question que d'un rétablissement progressif, d'une confortation lente du corps épuisé par tant de sueur, d'une élimination continue des humeurs morbides. Le malade ne doit pas s'impatienter. Le nôtre a prouvé ce dont l'emploi permanent et exact de l'eau est capable. La récompense de sa persévérance fut la santé parfaite. Cela ne me suffit pas, dira un de mes lecteurs; car, si je me trouvais dans le cas, que devrais-je faire? Mettez 3 fois par semaine, lui répondrai-je, le manteau espagnol. Si vos occupations ne le permettent pas pendant la journée, mettez-le en guise de chemise de nuit, pendant une heure et demie ou deux heures. Lavez-vous 2-3 fois par semaine ou, si vous avez des insomnies, comme notre patient, faites-le 2-3 fois dans la même nuit, en sortant du lit. Si vous étiez en transpiration, lavez-vous d'autant plus énergiquement, mais en toute hâte, recouchez-vous aussitôt sans vous essuyer et couvrez-vous bien. Il serait préférable, si faire se peut, de ne pas dormir dans une chambre entièrement froide. Remarquez-le bien : c'est par le manteau espagnol que vous devez commencer les applications. Quand vous aurez éprouvé ses bienfaisants effets, la reconnaissance vous obligera — pour votre plus grand avantage — à le porter au moins une fois par semaine, chaque fois pendant une heure et demie ou deux heures. Si vous ajoutiez une lotion totale par semaine, vous en tireriez également du profit. Je pourrais nommer un grand nombre de personnes qui, ayant déposé le préjugé d'après lequel «de pareilles applications ne peuvent faire que du mal», sont devenues les amis de l'eau, après en avoir été les ennemis. Comme le bichon résiste, se met à gémir et à haleter, quand je vais le jeter à l'eau! J'ai vu beaucoup de ces héros. Eux qui jadis pataugeaient et claquaient des dents, sont néanmoins devenus peu à peu d'excellents nageurs.

C. Sueur abondante. — Il y a des natures qui transpirent facilement et beaucoup, qui sont tout mouillées au moindre effort et qui par conséquent, abstraction faite de la faiblesse et de la fatigue, sont très exposées aux catarrhes, aux refroidissements, aux inflammations.....

Un employé vint me trouver un jour et dit en gémissant qu'il ne se portait pas bien, qu'il souffrait d'une respiration très pénible et que les médecins supposaient qu'il avait le foie et les reins malades. «Pour comble de malheur, ajouta-t-il, je ne supporte aucune médecine, et je vomis chaque cuillerée que j'ai absorbée.» — «Pour comble de bonheur, voulez-vous dire, répondis-je à ce patient, dont les habits sentaient le bouquin de très loin. Vous êtes en moiteur, n'est-ce pas ? le matin à votre réveil, et vous transpirez beaucoup en marchant.» — «Mais oui, d'où savez-vous cela ?» répliqua-t-il tout étonné. Au lieu de satisfaire sa curiosité, je lui donnai le conseil de faire remplir une baignoire, afin que, rentré chez lui tout couvert de sueur, il pût se déshabiller rapidement et s'asseoir dans le bain jusqu'au niveau de l'épigastre, en se lavant vite et ferme le haut du corps. Toute l'opération ne doit pas durer une minute. «Puis, dis-je, sortez de l'eau, habillez-vous promptement, sans vous essuyer d'abord, et promenez-vous en chambre pendant un quart d'heure.» — «Quoi ! s'écria le fonctionnaire, vous vous moquez de moi, Monsieur le curé ! Dieu m'en garde ! Cela provoquerait certainement un coup d'apoplexie à l'heure même ! Combien de fois n'ai-je pas été prévenu contre la moindre humidité et le moindre refroidissement, et voilà que vous voulez me faire entrer dans une baignoire pleine d'eau froide ! N'est-ce pas une amère dérision ?»

Je restai calme ; mais il fallut toute mon éloquence pour le persuader de l'innocuité de mon procédé. Je lui dis entre autres choses : « Quand vous rentrez chez vous tout en nage, tellement que l'eau salée vous découle du front et du visage et que vos doigts restent collés les uns aux autres, craignez-vous de vous laver les mains et la figure ? »

— « Oh ! non : je le fais chaque fois. »

— « Y avez-vous jamais trouvé le moindre inconvénient ? »

Il réfléchit un moment, craignant sans doute ma conclusion, et proféra alors un *non* bien catégorique.

— « Eh bien ! continuai-je, accordez une fois ce

bienfait à tout votre corps en transpiration; promettez-moi de le faire, à tout le moins une fois. »

Après un moment de silence, il me le promit. Quinze jours plus tard je le rencontrai de nouveau.

— « Ah ! ça, vivez-vous encore ? Comment est-ce allé ? »

— « Je vous suis bien reconnaissant, Monsieur le curé. Toute peur est partie. Comme cette opération me fait du bien ! Pourrai-je la répéter souvent ? »

Oui, elle lui a fait du bien : toutes ces misères corporelles lui furent peu à peu enlevées. Il vit encore, approche des quatre-vingts. Si toutes les personnes, à qui j'ai donné le même conseil si bienveillant, avaient été aussi dociles — bien souvent hélas ! on se moque de moi, on me rit au nez — elles auraient échappé à beaucoup d'amères souffrances, elles auraient reculé le terme de leur existence et vivraient peut-être encore aujourd'hui. La conservation d'un bâtiment n'est pas difficile, pourvu que chaque année on l'examine d'un bout à l'autre et qu'on répare tous les défauts du toit et des murs. Les caprices de tous les jours, les travers d'esprit, la mauvaise humeur, ce sont des défauts de structure pour votre pauvre corps, et combien de fois par semaine, par mois, par an l'homme ne se trouve-t-il pas dans ces sombres et méchantes dispositions ?

La plupart du temps toutes ces bizarreries, ces états extraordinaires ont leur source dans de petits malaises, dans des embarras intérieurs du corps. Ce sont des lézardes aux murs ou de la mousse sur le toit de la fragile tente de votre âme : cela n'est pas dangereux, mais incommode, et la bonne humeur, la gaîté, le contentement intérieur se perdent bien souvent pour cette raison. D'autres fois ces inconvénients finissent par être préjudiciables au corps et à l'esprit, ils dégoûtent de la vie. La seule et unique application, telle que le susdit fonctionnaire la pratiquait, suffit pour modifier les dispositions de bien des hommes et pour leur rendre la bonne humeur. Plus d'un se moquera de cette observation: mais peu m'importe, cela ne détruira pas la vérité.

Voici une autre observation, que je vais placer ici. Il n'y a peut-être rien au monde que beaucoup d'hommes, même des hommes intelligents, redoutent tant que l'emploi de l'eau froide en pleine transpiration. Ce préjugé provient sans doute de ce que telle ou telle personne qui, se trouvant en nage, s'est rendue dans une atmosphère froide ou s'est exposée à un courant d'air ou s'est mouillée d'une façon quelconque, a ruiné sa santé pour toujours. Je l'accorde volontiers; car, en ce point comme en tant d'autres, ce n'est pas la chose même qui importe seule et en première ligne, mais c'est le *comment* qui est de conséquence, c'est-à-dire la manière dont l'application de l'eau est faite. Voici à ce sujet mes principes basés sur une bien longue expérience :

a) Si on est mouillé soit par la sueur soit par la pluie, il ne faut pas s'exposer au froid ou au courant d'air. On en pâtirait.

b) Si on sent du froid, il ne faut rien entreprendre avec l'eau.

c) Si on est trempé par la pluie, il faut changer de vêtements le plus vite possible.

d) Si, au contraire, on transpire, soit à cause d'un état maladif, soit par suite d'une marche ou d'un effort de travail, il est permis de prendre un bain froid ou de se laver entièrement à l'eau froide, mais en y employant aussi peu de temps que possible, et, sans s'essuyer, il faut mettre des habits secs et se donner du mouvement jusqu'à entière dessication de la surface cutanée. Puissent les esprits les plus rétifs se calmer enfin et comprendre !

2. Eruptions de la peau.

Sous cette dénomination nous entendons tout cet ensemble de boutons, de pustules, de taches, de rougeurs qui se forment à la peau et qu'on ne saurait bien définir, mais qui souvent viennent et disparaissent dans l'espace d'une nuit ou d'une journée. On n'y fait point ou peu attention. Parfois cependant ces éruptions peuvent devenir incommodes, c'est qu'alors elles tourmentent la poitrine, le dos, les bras, les jambes ou d'autres parties du corps. On peut avoir à les endurer de longues années, sans que pour cela on devienne malade, ou que l'on soit gêné sensiblement dans ses occupations. Je connais des personnes dont l'esprit se troublait toutes les fois que les éruptions disparaissaient. J'ai même connaissance de 2 cas de folie furieuse, arrivés à la suite de la cessation subite des éruptions. L'emploi d'un traitement, tel qu'il est marqué pour les abcès et les dartres, provoqua de nouveau l'éruption et fit cesser les troubles cérébraux. Ainsi ces riens ne sont tout de même pas à négliger ; ils peuvent avoir, si l'on n'y prend garde, surtout au point de vue de la propreté, de grosses et graves conséquences. Outre les troubles de l'esprit, il y a la consomption, la phtisie, les maladies du foie et des reins et d'autres encore qui peuvent en naître. Là où le principe morbide et son virus se logent, ils gâtent, rongent, détruisent tout.

Si vous êtes molesté de la sorte, je vous conseillerais de faire, en temps opportun, alors que vous ne ressentez encore aucun des susdits effets, chaque semaine (1 fois tous les 3 jours) quelques légères applications d'eau. Ce sont d'après l'ordre d'emploi : les lotions froides entières, le manteau espagnol et le demi-maillot. Ne vous effrayez pas, si après l'une ou l'autre de ces applications les éruptions deviennent plus fortes. C'est une bonne preuve de l'efficacité du remède. Gardez-vous bien de suspendre les applications; continuez, au contraire, avec d'autant plus de courage.

Si vous suivez ce conseil, vous éprouverez la vérité de l'adage : la fin couronne l'œuvre, c'est-à-dire la fin du traitement bien appliqué sera la cessation de l'éruption. Que chacun juge, en toute impartialité, s'il vaut mieux employer pour ces sortes de dépurations et d'abstersions les horribles et abominables onguents, appelés lait de beauté, baume merveilleux ou autrement, plutôt que l'eau pure et cristalline. Quelle utilité peut-il donc y avoir à toutes ces drogues prônées et annoncées dans presque tous les journaux? Plus d'un et plus d'une rougiraient de honte, si ses collègues, ses amis ou sa parenté savaient que lui aussi, qu'elle aussi a eu recours au charlatan. Et cependant, je le sais, tout cela ne sert à rien. Le monde a frictionné et le monde frictionnera. *Mundus vult decipi*, ce qui veut dire que le monde continuera à graisser et à frictionner. *Habeat sibi!*

Un cultivateur raconte : « Depuis plus de deux ans j'ai une éruption à la figure et à tout le corps. Parfois l'on voit peu de chose; mais ensuite cela devient très fort à tel ou tel endroit. Au reste, je me porte bien; mais si cette éruption devait s'étendre davantage, comme elle en a l'air, je ne sais ce qui m'adviendra. J'ai usé déjà d'un grand nombre et d'une grande variété de remèdes, tout en vain. »

Je lui prescrivis le traitement suivant : 1) deux bains chauds à paille d'avoine par semaine, pendant 15 minutes, suivis chacun d'un bain froid d'une minute ou d'une lotion énergique. 2) trois fois par semaine une lotion froide entière, pendant la nuit ou au lever. 3) tous les jours une pincée de poudre blanche, qui est décrite dans la pharmacie. Continuer ainsi pendant 3 ou 4 semaines, puis se laver 1 ou 2 fois par semaine tout le corps ou prendre un demi-bain.

3. Scarlatine.

La fièvre scarlatine fait, chaque année, une ou deux apparitions et de nombreuses victimes Ordinairement elle s'attaque aux enfants, mais ne ménage pas non plus les adultes. Les prodromes sont : mal de tête, pression exercée sur l'estomac et la poitrine, courbature, alternative de froid et de chaud. Quelque grand que soit le nombre des enfants que cette maladie enlève, le remède cependant n'est pas difficile. La plupart du temps les enfants sont mis hors de danger dans l'espace de 2 jours; pour les adultes il faut un peu plus de temps. La fièvre scarlatine peut être guérie facilement de deux manières différentes.

Si un enfant, soit qu'on le porte encore sur les bras ou qu'il aille déjà à l'école, présente tous les symptômes de cette maladie, alors plongez une chemise dans l'eau chaude mêlée d'un peu de sel, tordez-la un peu, pour que l'eau n'en dégoutte plus, et mettez-la à l'enfant, qui se trouve au lit. Enveloppez le patient dans une couverture de laine, pour que l'air n'ait aucun accès, et laissez-le tranquillement couché pendant une heure. Puis ôtez la chemise à l'enfant, dont le corps sera semé de rougeurs exanthématiques. Si la chaleur devenait trop forte, lavez l'enfant tout entier, mais promptement, et remettez-le au lit. Dans les cas difficiles, où la chaleur augmente et où le malade devient anxieux, la chemise mouillée peut être mise 2-3 fois en un seul jour, voire même 4 fois. Cela dépend uniquement de la chaleur et de l'intensité de la fièvre. La chaleur et la fièvre diminuent-elles, on peut prolonger les intervalles qui séparent les renouvellements de la chemise trempée. Observez que pour ces applications ultérieures, on emploie toujours l'eau froide mêlée de vinaigre, et qu'il faut soigneusement — mais jamais trop — envelopper et couvrir le malade. La chemise mouillée étant éloignée, on lui met une chemise propre. Par ce traitement on guérit complètement la scarlatine dans l'espace de 4 ou, tout au plus, de 6 jours.

Intercalons ici une remarque. L'enfant a rarement de l'appétit; ne lui imposez pas de manger. (Comme l'éruption perce à l'extérieur, de même aussi elle existe à l'intérieur.) La soif est ordinairement forte. L'eau est toujours le meilleur moyen de l'étancher. On peut mélanger avec elle un peu de sucre ou un peu de vin (blanc ou rouge). Les enfants de la campagne préfèrent le lait. Songez au principe : boire peu, mais souvent. Je ne crois pas qu'un enfant, traité de cette manière, aille mourir.

Louis, un garçon de 10 ans, ne peut plus parler, tant la fièvre est intense. La figure est rougie, il se plaint d'avoir mal partout. Comme la chaleur est forte et l'anxiété grande, on lave Louis une fois par heure, et cela pendant 2 jours. Au troisième jour, le petit se remet déjà à manger. La lotion n'a plus lieu que 2 fois par jour. Le cinquième jour, Louis se sentit à son aise; le lendemain il se promena dans la chambre et bientôt après il fréquenta de nouveau les autres enfants.

Marie, âgée de vingt ans, ne peut plus marcher, souffre d'un violent mal de tête, se sent fatiguée, les membres brisés. Elle a une toux sèche et une pression terrible sur la poitrine. Elle est saisie d'anxiété, ne sait que faire, ne peut quitter le lit un instant. Elle a un dégoût de toute nourriture, mais elle ne saurait boire assez.

Marie aura la scarlatine à un degré très élevé. Que faire? A chaque heure il faut lui laver énergiquement le dos avec de l'eau froide, dans laquelle on a jeté un peu de sel; de même aussi la poitrine et le ventre. Quand elle est ainsi lotionnée — en toute hâte — il faut la couvrir convenablement, mais pas trop lourdement.

Ces lotions furent continuées pendant 2 jours, tandis qu'elle n'a rien mangé du tout, mais bu d'autant plus : la gorge brûlait toujours. La scarlatine disparut en laissant des écailles, des croûtes. La soif diminua. La malade doit, pendant 2-4 jours encore, être lavée 2 fois ou, si la chaleur persiste, 3 fois par jour. Marie était quitte de la scarlatine 3 jours plus tard.

Jean, un garçon de treize ans, n'a plus de vie depuis quelques jours et plus d'ardeur au travail; la gaîté d'autrefois a disparu. Voilà que tout d'un coup le corps entier se met à enfler, la tête et les pieds grossissent, le ventre se gonfle d'une façon inquiétante. L'enfant aura l'hydropisie. Que faire ? Il s'est relevé de la scarlatine il y a 6 semaines, mais celle-ci n'était pas arrivée à son développement régulier.

Le malade a mis, en 8 jours, 6 fois une chemise trempée dans l'eau chaude salée et s'est fait envelopper chaque fois dans une couverture de laine. Au bout de 10 jours il fut de nouveau gai et bien portant. Disons à cette occasion que, si la fièvre scarlatine n'est pas foncièrement guérie et qu'il reste des éléments morbides dans le corps, l'hydropisie en naît volontiers ; mais elle se laisse traiter et extirper par les susdits procédés.

Crescence, une femme de soixante-cinq ans, est alitée depuis 2 jours : elle se plaint d'un violent élancement dans le dos, d'une cuisson et d'un picotement à la poitrine. Parce qu'elle a eu affreusement froid, dit-elle, elle s'est couchée et se sent maintenant toute réchauffée. Elle ne peut pas manger, mais souffre de la soif. Voici ma recette pour cette malade : « Lavez-lui le dos avec de l'eau froide une fois par heure pendant le premier jour, tandis qu'elle-même peut se laver la poitrine et le ventre. Le lendemain la même opération n'est plus nécessaire que 4 fois, et au troisième jour 2 lotions suffiront. » On se conforma à ma prescription, et la malade sentit, le quatrième jour, un mieux considérable. Les mêmes opérations furent encore répétées plusieurs fois pendant 3 jours, et la santé était revenue. La malade a mangé peu, elle a bu de l'eau et du lait caillé.

Une fille d'environ vingt-quatre ans, très bien portante jusqu'ici et passablement forte, fut atteinte de la scarlatine. L'éruption augmenta dans l'espace de huit jours à tel point qu'on a vu peu de cas semblables. La malade demanda immédiatement à être traitée par l'eau, qui lui inspirait beaucoup de confiance, d'autant plus que sa sœur avait été guérie d'une grave maladie par les procédés hydrothérapiques. On lui conseilla de se laver ou de se faire laver, à chaque heure, le dos, la poitrine, le ventre, puis les bras et les jambes. L'intervalle d'une heure lui parut trop long. La fièvre devint si intense que, plus de 5 jours durant, il fallut réitérer la lotion chaque demi-heure. La personne n'a presque rien mangé, elle buvait peu et à petites doses. La fièvre ne fut, malgré l'emploi très exact de l'eau, vaincue qu'au bout de 10 jours; l'éruption disparut en différents endroits, mais eut besoin de deux semaines pour s'effacer complètement, et la santé fut refaite entièrement.

Quel eût été le sort, je le demande, de cette malheureuse, si dans une fièvre aussi ardente, dans un feu pareil qui consumait le corps, on n'eût administré, pour l'usage interne, que des potions par cuillerées? Quel rafraîchissement cela aurait-il produit? Que chacun réponde soi-même et n'oublie pas que dans ces fièvres l'organisme intérieur est tout à fait inactif. De cette guérison de la fièvre scarlatine à un si haut degré on peut conclure à la guérison de cette même maladie à des degrés moins élevés. L'eau, exactement employée, en délivre sûrement et facilement.

4. Erysipèle.

L'érysipèle est un virus qui s'amasse entre la peau et la chair et cherche une issue quelque part.

Il peut se manifester à la jambe, au bras, à la tête, ou à toute autre partie du corps. Il est toujours accompagné d'une grande tension, comme si la peau était trop étroite et devait éclater. Parfois il tarde longtemps à se présenter à la surface, et souvent il fait souffrir beaucoup. Quand il se montre, on voit d'abord se former de petites vésicules renfermant un liquide violacé; ces vésicules se multiplient à l'infini, grandes et petites, dont le poison ronge des parties entières de la peau. L'érysipèle peut devenir dangereux et amener la mort, s'il n'arrive pas à se développer à l'extérieur, s'il produit à l'intérieur une intoxication du sang, qui s'étend rapidement, puisque le sang afflue à la partie enflammée. Bien souvent on remarque que l'érysipèle, s'il se développe à l'extérieur, s'éloigne de l'endroit primitif et se loge intérieurement à une autre place. Ces sortes de cas conduisent ordinairement à la mort.

J'ai connu un domestique qui eut un érysipèle au bras. Il n'ajouta pas d'importance à son « petit bobo », comme il disait. L'érysipèle disparut, mais prit place, un peu plus tard, dans le cerveau et le malade ne tarda pas à succomber.

Je connais de même un ecclésiastique qui eut un érysipèle à une jambe. Je ne sais comment il l'a soigné. Mais l'érysipèle disparut, et le patient s'en crut délivré. Or, le parasite reparut bientôt, cette fois à l'arrière-bras. Il disparut de nouveeu, mais pour se transporter dans la tête. Après 4 jours l'ecclésiastique était mort.

Tous ceux qui ont observé attentivement cette maladie, auront certainement vu un certain nombre de cas de mort arrivés par suite du manque de soins, parce qu'on a négligé l'érysipèle.

Dans le traitement il faut avant tout bien faire attention, pour que l'érysipèle n'aille pas voyager. C'est à la partie où il se montre d'abord qu'on doit au plus tôt l'attaquer, pour l'affaiblir et pour extraire les éléments morbifiques. Il faut aussi, autant que possible, empêcher ou diminuer l'afflux du sang.

Si vous avez un érysipèle au pied ou à la jambe, prenez un demi-maillot, qui coupera les vivres à la partie atteinte. Après le demi-maillot vous envelopperez la jambe, au haut de l'érysipèle, vers le corps, d'un autre maillot. On peut aussi attaquer l'érysipèle directement, en trempant un linge usé et très souple dans l'eau chaude, en couvrant la partie enflammée et en enveloppant le tout d'un linge sec ou d'un molleton. Cette fomentation résoud et élimine.

Quelqu'un a-t-il un érysipèle au bras, c'est encore le cas de chercher à détourner le sang par un demi-maillot; puis il prendra un châle et le renouvellera plusieurs fois, suivant l'intensité de l'inflammation. Si, au contraire, il s'en prend directement à la partie malade, comme il est dit pour l'érysipèle de la jambe, personne ne pourra le blâmer.

L'érysipèle apparaît-il à la tête, la compresse supérieure fera une énergique révulsion vers le bas et un maillot do cou diminuera promptement les éléments érysipélateux. Quand ces applications auront été pratiquées plusieurs fois, on pourra agir directement sur la partie atteinte, d'abord au moyen de l'eau chaude et, sitôt qu'une grande portion des éléments morbifiques aura été détournée (ce que la diminution de la rougeur et de l'enflure indiquera), au moyen de l'eau froide. Les applications de l'eau se feront toujours sous forme de compresses de toile ou de maillots (de tête).

« Mon mari va avoir un érysipèle à la face : il a une forte fièvre ; toute la figure est enflée et rouge comme du feu, et sur tous les points de sa surface apparaissent de petites vésicules. Cela fait pitié de l'entendre gémir ». Ainsi se plaignit un jour une femme. — « Allez vite lui appliquer un châle trempé dans l'eau chaude, lui répondis-je ; après trois quarts d'heure enlevez ce topique, retrempez-le et appliquez-le de nouveau. Répétez cette opération 3 fois, ce qui prendra à peu près 3 heures. Trois ou quatre heures plus tard, vous tremperez dans l'eau fraîche un linge plié en quatre, vous le tordrez convenablement et vous le lui appliquerez sur le bas-ventre pour une durée de 3 heures ; mais après chaque heure il faut enlever le linge, le replonger dans l'eau fraîche et le remettre en place. Au bout des 3 heures, quand la fomentation sera enlevée, vous ferez coucher le malade, pendant 1 heure, sur un drap plusieurs fois plié, plongé dans l'eau froide et bien tordu. Ces 3 applications peuvent être ainsi pratiquées tour à tour, jusqu'à ce que toute la chaleur soit calmée et que la matière morbide soit éliminée. Quant aux plaques érysipélateuses de la figure, on se contentera, quand la tension de la peau devient trop gênante, de lotions à l'eau tiède. Si la soif est bien grande, l'eau pure ou sucrée sera la meilleure boisson, mais seulement à petites doses. »

Autre manière de guérir l'érysipèle : On applique au malade 2 fois par jour le châle, pendant 3 heures chaque fois, mais en renouvelant après chaque heure ; pendant le reste de la journée on lave, chaque fois après trois quarts d'heure, le dos, la poitrine et le ventre, ou bien (ce qui vaudrait mieux) le corps tout entier du malade avec de l'eau mêlée d'un peu de vinaigre, opération qui ne doit jamais durer au delà d'une minute. Si la fièvre baisse considérablement, il suffit d'administrer la lotion toutes les 2-3 heures, plus tard 1 fois seulement par jour. Si l'on s'est servi d'eau chaude avec vinaigre dans les commencements, on pourra prendre plus tard de l'eau froide. Pour les vésicules ou bulles de la face, on ne peut les laver de temps en temps qu'avec de l'eau tiède.

C'est suivant ces deux méthodes que déjà plusieurs malades ont été guéris de l'érysipèle, sans qu'il en résultât un préjudice quelconque.

Joséphine, âgée de vingt-deux ans, très bien portante et vigoureuse, est prise d'une violente fièvre à la suite d'une lassitude subite. A la surface extérieure elle est toute brûlante, à l'intérieur elle éprouve des frissons, souffre de la soif et manque absolument d'appétit. Au début, toutes les fois que la chaleur augmentait, on la lavait avec de l'eau chaude, puis avec de l'eau froide, sur le corps tout entier, cela pendant 3 jours. Les frissons cédèrent alors, toute la tête se gonfla et l'érysipèle apparut d'une façon excessive : la figure se couvrit de grandes vésicules et la bouche surtout enfla fortement. — Pendant 4 jours on pratiqua les lotions 6-10 fois par jour et l'on appliqua également le châle 2 fois par jour, les 2 premières fois à l'état chaud, puis à l'état froid. Au bout de 3 jours survint une grande sueur, qui dura 2 jours, et alors Joséphine était guérie ; pendant la période de transpiration on entreprit la lotion

2 fois par jour. La sueur arriva d'elle-même et les lotions la favorisèrent beaucoup. Le traitement dura 8 jours. La malade n'a pris aucune potion. Quant à la tête, elle n'a fait, pendant les 3 derniers jours, que se laver la figure 2 fois par jour avec de l'eau tiède.

Un ecclésiastique de M. m'écrit : « J'étais pris d'un érysipèle très considérable à la face, sans doute à la suite d'un refroidissement. La chaleur du corps était grande, la sueur abondante, la figure considérablement enflée. Dans cet état je me faisais laver 4 ou 5 fois par jour, en pleine transpiration et avec de l'eau froide, la poitrine, le ventre, le dos et les bras, parfois aussi les jambes, mais jamais la figure. Plus tard les lotions furent moins nombreuses. Le résultat de ce traitement fut très heureux : je m'en trouvais bien, et la santé fut rétablie. La fièvre était déjà passée au bout de 4 jours, et dès le 9e jour je pus de nouveau quitter la chambre. Comme je continuais encore, pendant quelque temps, à transpirer durant la nuit, je me levais, me lavais tout le corps avec de l'eau froide, mettais une chemise fraîche et me recouchais aussitôt. J'avais eu dans le temps la même maladie ; mais cette fois-là je ne fus guéri qu'après 4 semaines de traitement, tandis que cette fois-ci l'eau me remit sur pieds dans l'espace de 9 jours. »

5. Dartres.

Il y a des milliers de personnes qui sont affligées d'affections dartreuses, qu'elles l'avouent ou qu'elles ne l'avouent pas. Les dartres, ces parasites extrêmement incommodes, se glissent volontiers sous les cheveux, sur le dos, la poitrine, etc... Elles ne redoutent pas non plus le grand jour et s'attachent comme des sangsues aux bras, aux pieds, surtout dans l'intervalle des doigts. Les affections dartreuses peuvent être un héritage, mais aussi l'effet d'une vie déréglée, d'une mauvaise nourriture et d'une mauvaise boisson, qui gâtent les humeurs.

Il est très grave et très dangereux d'attaquer cet hôte malpropre par des moyens caustiques, servant soit aux lotions ou frictionnements (savon vert, etc.), soit à l'usage interne (mercure, arsénic, etc...). Il est facile de faire rentrer les dartres, mais alors les suites peuvent devenir très fâcheuses, abstraction faite des ravages que causent à la surface et à l'intérieur de la peau les remèdes caustiques.

Voici ma méthode de guérir les dartres : *A l'extérieur je n'emploie que l'eau tiède* à l'effet d'enlever la crasse. Tout le reste est mauvais et nuisible. Pour l'usage interne je demande *des aliments faciles à digérer*, simples, non recherchés, mais de nature à fournir des humeurs saines et à améliorer les humeurs existantes. Il faut s'abstenir, autant que possible, de tout ce qui est aigre, bien salé et épicé, et de toute boisson alcoolique. Il y a dans le sang assez de matières âcres. Quant au traitement hydrothérapique, voici : administrez à la tête du malade, au premier jour, un bain de vapeur de la tête, et faites-lui prendre le manteau espagnol ; au second jour vient le bain de vapeur des pieds et le maillot inférieur ; au troisième jour, de bon matin, encore le manteau espagnol et, dans l'après-midi, le demi-maillot. Le quatrième jour sera un jour de repos. Au cinquième, le malade se tiendra au lit et se lavera en toute hâte, toutes les deux heures, le corps à l'eau froide. S'il était empêché d'agir ainsi, il pourra se lever, mais devra alors prendre la lotion 3 fois par jour, le matin, à midi et le soir, pour se donner ensuite du mouvement ou se mettre à un travail manuel. Les applications d'eau diminueront de force et de fréquence au fur et à mesure que la formation des dartres, c'est-à-dire la transsudation et l'exhalaison des humeurs morbides, cessera et qu'une nouvelle peau se formera.

Ajoutons ici une observation : la différence entre les dartres humides et les dartres sèches n'a pas d'importance pour le mode du traitement. Je présume que les deux dénominations désignent une seule et même chose. Les dartres sèches sont celles qui sont accompagnées d'un écoulement moins sensible, de sorte que le liquide écoulé se réduit aussitôt en croûte sur la surface cutanée. Les dartres humides sont celles qui coulent davantage : elles sont pour ce motif d'autant plus désagréables, dangereuses et difficiles à guérir.

Les suites de dartres refoulées et rentrées (en général des humeurs morbides et morbifiques) sont incalculables. Les suites les plus immédiates sont de graves maladies, qui amènent la langueur et plus tard la mort; parfois aussi, ce qui est pire, cette langueur conduit à l'aliénation mentale, comme l'expérience le prouve

Un théologien avait à la joue gauche une plaque ronde, comme tracée au compas. La plaque consistait dans une croûte qui couvrait la chair vive et s'ouvrait plusieurs fois à l'heure pour laisser écouler 2 ou 3 gouttes de pus. La figure du patient était pleine; à la tête on remarquait plusieurs petites pustules. Il avait consulté plusieurs médecins et employé différents remèdes, mais sans résultat. Je lui demandai s'il s'était blessé quelque part, et sa réponse négative, à laquelle il ajouta que l'affection était venue d'elle-même, me fit tout comprendre. Le teint pâle et maladif de la figure, plus encore que l'écoulement d'une masse de pus, acheva de m'enlever tout doute. La matière virulente provenait du corps.

Il y a quinze et vingt ans, nombre de personnes établissaient et entretenaient artificiellement des exutoires, appelés communément *cautères* ou *fonticules*, aux bras ou aux jambes. C'était comme des cloaques dans lesquels le corps déversait le superflu, toutes les humeurs morbides; c'est pourquoi l'ulcère suppurait toujours. Dans notre cas particulier la nature vigoureuse s'était elle-même creusé une ouverture et l'avait pourvue d'un couvercle correspondant.

Pendant 2 semaines le malade dut prendre, tous les 2 jours, un bain de vapeur de la tête et autant de fois un bain de vapeur des pieds; puis vint le tour du demi-maillot et du manteau espagnol, de façon qu'il y eut 2 ou même 3 applications d'eau par jour. A l'intérieur ce fut le thé de sauge, d'absinthe et de menthe qui contribua à amener un prompt succès. Bientôt il se forma sous la croûte une peau nouvelle et tendre, preuve bien certaine de la guérison, c'est-à-dire de la complète résolution et élimination de tous les éléments morbides. Au bout de 3 semaines, on pouvait à peine distinguer sur laquelle des deux joues s'était trouvée la plaque.

•

Une fille de vingt-cinq ans raconte : « J'ai de fortes éruptions à toute la tête, un grand nombre de petites pustules sous les cheveux; mes oreilles sont remplies de grosses écailles et, quand de temps à autre elles tombent, mes oreilles n'ont plus de peau. J'ai par-ci par-là très mal à la tête, tandis que d'autres fois je ne sens rien du tout. Mes yeux brûlent comme du feu, et il s'en échappe la plupart du temps un liquide chassieux. Depuis longtemps je ne puis plus respirer par le nez. J'éprouve sur tout le corps une démangeaison et une brûlure si fortes qu'elles me réveillent souvent pendant la nuit. »

Traitement : 1) Dans la semaine deux bains chauds préparés avec une décoction de paille d'avoine, à 30 degrés, avec deux alternatives : d'abord 15 minutes dans le bain chaud, puis une minute dans l'eau froide ou une lotion froide entière; 2) deux bains de vapeur de la tête par semaine, pendant 20-25 minutes; 3) deux lotions entières par semaine; 4) prendre 2 fois par jour 25 gouttes d'absinthe dans 8 à 10 cuillerées d'eau.

Au bout de 4 semaines, les dartres et ce qu'il y avait d'éléments morbides dans tout le corps étaient passablement éloignés ; mais, pour achever l'élimination et pour fortifier la nature, on employa encore 2 autres semaines, pendant lesquelles furent faites la moitié des susdites applications.

Un négociant assez obèse, âgé d'environ quarante ans, me raconta ce qui suit :

« Depuis deux ans j'ai de grandes dartres aux avant-bras et aux mains (les doigts exceptés), ainsi qu'aux jambes ; j'ai également des taches au dos et à la poitrine. Cela fait que maintes fois je ne puis dormir la nuit qu'une ou deux heures. Au reste, j'ai bon appétit et je suis fort. »

Je lui prescrivis les applications suivantes : 1) Une lotion entière chaque nuit ; 2) chaque semaine deux bains chauds (28° R.) à paille d'avoine, pendant une demi-heure, avec lotion entière après chaque durée de 14 minutes et à la fin du bain ; 3) chaque jour une affusion supérieure, suivie immédiatement d'une affusion des genoux; 4) chaque jour deux pincées de poudre blanche.

Au bout de 4 semaines notre homme revint parfaitement guéri ; mais, pour prévenir le mal dans la suite, il dut se laver entièrement, dans la nuit, 2 fois par semaine, et prendre par mois un bain comme ci-dessus. Il me répondit : « Quand même ces applications ne seraient pas nécessaires, je les pratiquerai quand même pour conserver la force et la fraîcheur qu'elles m'ont procurées. »

6. Eczéma-dartre du cuir chevelu.

Une jeune paysanne raconta : Depuis environ deux ans déjà j'avais sans cesse des éruptions à la tête, même sur toute la figure, tantôt plus, tantôt moins ; sous les cheveux se formaient beaucoup d'abcès, grands et petits, d'où découlait un liquide âcre. J'éprouvais fréquemment de fortes démangeaisons à tout le corps ; à l'intérieur je constatais une chaleur continue.

Après avoir pris beaucoup de remèdes, surtout des purgatifs, sans être guérie, j'ai eu recours au traitement par l'eau, qui m'a complètement rétablie dans l'espace de 6 semaines, au moyen des applications suivantes : 1) je dus 3 fois par semaine me lever nuitamment, me laver le corps tout entier et me recoucher immédiatement après ; 2) revêtir 2 fois par semaine une chemise trempée dans l'eau salée ; 3) administrer chaque semaine un bain de vapeur à la tête, pour la guérir radicalement et la fortifier ; 4) mettre une fois par semaine la chemise mouillée et me laver entièrement 1-2 fois par semaine ; 5) pour l'usage interne je pris 2 fois par jour 20 gouttes d'extrait de genêt dans un verre d'eau.

7. Variole.

La variole est en grand ce que la scarlatine est en petit. La première est plus infectieuse que la seconde ; vulgairement appelée petite vérole, elle est bénigne chez les uns, maligne chez les autres. Le traitement est le même pour les deux variétés. L'on dit communément que si la vérole ne sort pas, le malade en meurt. Il faut par conséquent mettre tous ses soins à attirer le virus à la surface de la peau le plus vite possible, afin de prévenir ainsi le pire des empoisonnements à l'intérieur et d'effectuer une prompte élimination.

Six personnes malades de la petite vérole bénigne furent guéries par des lotions répétées aussi souvent que la chaleur devenait très forte et l'angoisse presque insupportable. Au commencement il fallait opérer toutes les heures, plus tard toutes les 2 heures, plus tard encore seulement 2-3 fois par jour. Au septième jour les six malades était totalement guéris. Ils n'ont à proprement parler rien mangé, ce qui vaut mieux ; et ils ont bu passablement, ce qui ne peut nuire, à condition que l'on ne boive que par petites portions. Remarque importante pour tous les malades : boire beaucoup à la fois n'éteint guère la soif, mais augmente l'angoisse.

Moi-même je m'étonnais souvent combien les simples lotions attirent toujours la petite vérole à la surface cutanée. Elle est caractérisée par de petites élevures pointues, surgissant au-dessus de la peau, à la façon des grenouilles qui sortent la tête de l'eau. Qu'on lave sans la moindre appréhension! Plus on procède vite et exactement, plus les pustules se développent rapidement et plus l'humeur purulente est expulsée promptement. Avant de pouvoir former des ulcères, le virus est, pour ainsi dire, enlevé et éloigné par le lavage.

Encore une chose. Procurez au malade le bon air frais, qu'on lui refusait et qu'on craignait tant jadis : qu'il y ait toujours une ouverture, quelque petite qu'elle soit, pour le laisser pénétrer.

La lotion doit se faire en toute hâte, ne jamais durer au delà d'une minute. De cette façon la petite vérole peut être guérie chez les adultes aussi facilement que la scarlatine chez les enfants. Remarquez encore que l'application la plus douce est la meilleure.

Quatre personnes souffraient de la petite vérole. Elles en furent guéries en se servant, à la place des lotions, de la chemise mouillée 2-3 fois par jour. Le manteau espagnol aurait fait le même service. Au bout d'une heure la chemise était enlevée, pour n'être reprise que lorsque la chaleur et l'angoisse devenaient de nouveau considérables, ce qui, dans les derniers jours, n'arrivait qu'une ou deux fois. Au bout de huit jours tout le traitement était terminé, et des terribles cicatrices couturées, qui défigurent maint visage pour la vie, on ne vit la moindre trace.

Frédéric ne peut plus marcher ; ses membres sont fatigués et brisés. Sa mine fait peur. Un fort mal de tête et des envies de vomir s'emparent de lui; la poitrine est extrêmement oppressée. — On appelle le médecin. Il déclare qu'il y a là les symptômes certains de la petite vérole, qui a besoin de 3 jours encore pour se développer; en attendant une purge ne peut pas nuire; quand au reste, il n'y a rien à faire. Frédéric ne fut pas satisfait de cette ordonnance. Comme il avait entendu parler de l'hydrothérapie, il se fit apporter dans la chambre une baignoire, tout près de son lit, et on y mit de l'eau. Après chaque heure il se lève, se met dans le bain et se lave à l'aide d'une grosse serviette ; le travail se termine chaque fois en peu de temps, une minute à peine. Dans l'espace de 18 heures le malade s'est baigné 18 fois, n'a rien mangé, s'est contenté de boire de l'eau. Frédéric fut donc rétabli et radicalement guéri de sa petite vérole avant que le médecin revînt.

Je viens d'apprendre qu'un de mes amis, fidèle à mes conseils, a guéri en peu de jours, de la même façon, 4 ou 5 personnes qui avaient été prises subitement de la fièvre et qui avaient été en danger d'être atteintes de la petite vérole.

Si la petite vérole, la scarlatine, des maladies éruptives règnent quelque part et qu'il s'en montre quelques symptômes, il ne faut pas tarder à appliquer le traitement. La méthode d'expectation, pour savoir ce qui va en résulter, est toujours périlleuse. Le feu se répand et consume rapidement les forces. Si on éteint sans retard, on éteint aisément. Attendre quelques jours, c'est s'exposer à venir trop tard.

Sitôt qu'un enfant ou un adulte se plaint de céphalalgie, d'oppression, de gêne dans la respiration, de toux, et qu'il affirme que son courage et ses forces sont brisés, ce sont autant d'indices que le moment des applications est arrivé. Même dans les cas où l'on se tromperait, ces applications ne pourront jamais porter préjudice.

Je vais répéter ici les règles générales qui se rapportent au traitement des maladies éruptives :

Les lotions doivent être aussi courtes que possible et s'étendre à tout le corps du patient.

Après l'application, il faut se couvrir avec soin, se garantir de l'air extérieur, sans rien exagérer pourtant. On doit veiller à ce que l'air soit toujours renouvelé (bonne aération), mais éviter de faire arriver l'air directement au visage du malade.

Réitérez exactement les lotions toutes les fois que la chaleur et l'angoisse augmentent.

Ne pressez jamais un malade, surtout pas un malade gravement atteint, de manger. L'estomac indiquera par le sentiment de la faim quand il est de nouveau disposé au travail. Il laisse intacte la nourriture qui lui a été imposée; celle-ci gêne et est parfois un obstacle principal à la guérison, parfois la seule cause d'une rechute.

Quelles sottises ne fait-on point, à cet égard, bien souvent par ignorance, surtout à la campagne ! Un chacun s'approche du malade et, dans un zèle mal éclairé, quoiqu'avec la meilleure intention, force le malade à manger et à boire. L'on apporte au malade toutes sortes de douceurs qui, dans l'état du moment, font l'effet du poison. L'on fait des bévues incroyables et l'on commet, sans le savoir, des crimes contre la santé.

Si l'appétit s'annonce, si le malade demande du solide ou du liquide, donnez-lui très peu de nourriture, des aliments simples (peu salés et peu épicés), adoucissants et faciles à digérer, et jamais jusqu'à entière satiété. Comme accessoires je recommande notamment des fruits bien cuits. De l'eau, un peu de vin dans l'eau, du lait, voilà ce qu'il y a de plus bienfaisant. Gardez-vous, pour approvisionner le malade, d'aller chez le confiseur ou le pâtissier.

Dans bien des endroits on a commencé à employer l'eau comme remède contre l'épidémie de la variole, malheureusement d'une façon beaucoup trop rude et trop saisissante dans bien des cas. Il serait à désirer que l'emploi de l'eau se répande davantage et que son application devienne plus douce, pleine d'égards; l'on pourrait sauver ainsi la vie à bon nombre d'hommes.[1] Fondé sur l'expérience que j'ai acquise, j'ose avancer qu'aucun malade atteint de la variole, qui n'a pas en outre une autre maladie encore, n'en mourrait (à peu d'exceptions près). Quand je lis combien de centaines et de milliers d'hommes sont enlevés dans le courant d'une année par cette maladie ou plutôt par les fièvres qui la précédent et l'accompagnent, je suis saisi chaque fois d'une grande tristesse. Le moyen d'éteindre est là, mais bien souvent on n'emploie pas une seule goutte à calmer et à étouffer le feu. Comprenez-vous? Puisse la vertu curative de l'eau être enfin reconnue et utilisée!

La guérison de la petite vérole au moyen de l'eau a encore l'avantage particulier que le virus ne pénètre jamais profondément; voilà pourquoi, après

[1] L'on brise la force du taureau le plus furieux par un petit anneau qu'on lui met aux narines. On peut le mener où l'on veut. L'application d'eau la plus modérée ressemble à l'anneau que l'on insère, pour ainsi dire, dans les narines de la maladie la plus dangereuse.

ce traitement, les cicatrices caractéristiques de la vilaine maladie ne défigurent jamais le visage pour toute la vie.

Les lotions, que nous avons prescrites dans les cas ci-dessus, peuvent être remplacées par le manteau espagnol, que l'on met 2 fois par jour, 3 fois dans les grandes fièvres, chaque fois pendant une heure ou une heure et demie. Il ne faut jamais oublier, après chaque application, de laver soigneusement le manteau, parce qu'il contient chaque fois une quantité de matières infectes.

Une autre application, qu'on peut employer aussi, consiste, après que le patient s'est mis au lit, à tremper dans l'eau un gros linge plié en double, à l'appliquer sur la poitrine et le bas-ventre en forme de compresse supérieure, et à faire suivre ensuite, de la même manière, la compresse inférieure. En cas de forte chaleur, on peut répéter cette application 2-3 fois dans l'espace d'une demi-journée.

8. Vaccine (accidents de la).

Un paysan bavarois vint me raconter : « J'ai à la maison un enfant dont le corps est tout enflé. Les pieds sont très gros, le ventre a le double de la circonférence qu'il devrait avoir, la tête, comme le haut du corps, tout est enflé. Voilà 9 mois que le petit n'est plus bien portant, et le mal empire de jour en jour. Il lui arrive par-ci par-là de petits abcès qui s'ouvrent promptement et se referment tout aussitôt; puis je vois en venir d'autres en des endroits différents. J'ai consulté trois médecins à Munich et d'autres ailleurs, et j'ai cherché du secours partout où je pensais en trouver, toujours en vain. »

J'ai donné à ce paysan les conseils suivants :

Faites bouillir des fleurs de foin pendant une demi-heure, trempez dans la décoction une chemise en toile, tordez-la, revêtez-en votre enfant, enveloppez-le dans une couverture de laine et laissez-le dans ce maillot pendant une heure et demie, Renouvelez cette opération 2 fois par jour. Tous les 3 jours vous laisserez dans le liquide du bain une grande quantité de fleurs de fenaison. Les bains doivent avoir une température assez élevée pour que l'enfant y aille avec plaisir et y reste volontiers pendant 25-30 minutes.

Après quinze jours de ce traitement l'enfant se trouva passablement rétabli, fut gai et prit de l'appétit. Les applications ultérieures furent : tous les 3 jours un maillot, comme ci-dessus, pendant une heure; le 4ᵉ jour un bain chaud, au sortir duquel une légère et rapide lotion. — L'on procéda ainsi 10-14 jours, puis l'enfant était complètement guéri.

Un monsieur raconte : « Je n'ai jamais été malade de ma vie. Il y a dix ans, la petite vérole sévissant dans mon entourage, je me fis vacciner comme bien d'autres. Le vaccin ne fit pas d'effet, mais la place de l'inoculation au bras droit resta toujours un peu rougie, et à l'entour se produisit un petit exanthème. Pendant huit ans je remarquais seulement que l'endroit enflammé s'aggrandissait, et maintenant, après dix ans, ce herpès humide m'incommode tellement que je ne trouve aucun repos pendant des nuits entières. Ces dartres se développent tantôt à un bras, tantôt à l'autre, et la même alternative a lieu aussi aux pieds. J'ai employé beaucoup de remèdes, les onguents du plus fort poison sur la surface cutanée, et pris une quantité de médecines, tout sans résultat. »

Traitement : Il est sûr que, dans ce cas, le sang et les humeurs sont viciés, et les éruptions ne sont en somme que ces humeurs viciées, qui se font ainsi jour. Il faut donc agir sur le corps tout entier, résoudre et éliminer tout ce qu'il y a de morbide dans le sang et les humeurs. Donc : 1) 3 fois par semaine se lever dans la nuit, se laver tout le corps et se recoucher sans s'essuyer. — 2) bien laver chaque jour 2 ou 3 fois les parties affectées avec une décoction de fenugrec. En place du fenugrec, on peut se servir avec avantage d'aloès dissous dans l'eau chaude, sur 1 litre d'eau 1 cuillerée à café d'aloès. — 3) mettre 2 fois par semaine le manteau espagnol.

Quand ce traitement aura duré 2-3 semaines, on se contentera, à l'avenir, d'un bain chaud suivi d'un bain froid, à prendre tous les huit ou tous les quinze jours. Il serait bon, pendant cette cure, de prendre tous les jours 2 fois une infusion d'absinthe, à la dose de 3-4 cuillerées.

9. Gale.

La gale, cette infirmité abhorrée, peut exercer beaucoup de ravages à l'extérieur et à l'intérieur du corps. Il est surtout déplorable que, pour se débarrasser de cet hôte malfaisant, on ait souvent recours à des moyens qui, au lieu de guérir, font beaucoup de tort et réduisent le corps maltraité à l'état le plus pitoyable. Qui pourrait nommer tous ces onguents graisseux, préparés avec du soufre, de l'eau-de-vie et je ne sais quoi encore? Ces dégoûtantes pommades réussissent tout au plus à fermer radicalement les pores, à empêcher par la crasse la transpiration, si nécessaire au bien-être du corps, à refouler la sueur et l'évaporation dans le corps, à empoisonner ainsi le sang et les humeurs et à amener de graves maladies, parfois la mort. Cela n'est pas exagéré ; c'est désolant, quand on sait avec quelle facilité et promptitude on pourrait, sans aucun danger, guérir la gale.

Un homme de vingt-huit ans, bien constitué, vint un jour chercher assistance chez moi. Son aspect me fit aussitôt songer à une planche vermoulue d'outre en outre. Il n'avait trouvé du secours nulle part. On ne savait au juste ce qui lui manquait. Je lui demandai, s'il n'avait jamais eu la gale. Il répondit affirmativement et ajouta : « Mais elle fut guérie en 3 jours. » Ce n'est pas ainsi que je veux guérir, moi ; Dieu m'en garde !

C'est justement dans ces maladies dégoûtantes qui, plus que toutes les autres, permettent de conclure à une intoxication qu'il faut appliquer le principe suivant : Ce qu'il y a de superflu dans le corps doit en être expulsé. Pratiquer le contraire, ce serait à peu près comme si on cultivait la vermine dans les habits et les cheveux, l'escarbot dans les parterres, les souris dans le champ. C'est d'après le susdit principe que se règlent les applications propres à attirer et à éliminer ce qu'il y a de morbide dans le corps, en même temps qu'elles fortifient l'organisme pour s'en faire un aide puissant.

Notre malade prit tout d'abord, à 3 jours consécutifs, un bain chaud (33° R.) fait d'une décoction de branches de pin[1], avec 3 alternatives. L'usage du savon lui rendit d'excellents services, pour

[1] L'extrait de feuilles de pin serait bon. Moi, comme tout paysan et les pauvres gens, je me contente des branches de pin, qu'on a facilement à sa disposition.

ouvrir les pores de toutes parts et en éloigner la crasse. Il faut une bonne fois nommer les choses par leurs noms, quand même — je n'en puis rien — certains nerfs en sont désagréablement affectés. Aux bains s'ajoutaient encore, dans la première semaine, des lotions totales de nuit, en dehors du lit, et un quatrième bain chaud avec ablution froide, afin de fortifier; dans la seconde semaine, un bain chaud avec ablution froide, et un demi-bain froid avec lotion de la partie supérieure du corps; dans la troisième semaine un bain froid entier; dans la suite quelques bains chauds par mois. Si le rétablissement devait tarder, on pourrait continuer à pratiquer les deux dernières applications. Même un bain chaud par semaine ne pourrait que produire de bons résultats.

Au bout de 6 semaines, notre misérable patient était guéri et put enfin choisir un état. La forte santé se maintient, il n'a plus senti la moindre atteinte du mal qui l'avait tourmenté jadis. Voilà comment on traite la gale rentrée.

Si l'on se trouve extérieurement atteint de la gale, il faut prendre aussi un bain chaud à 33-34° R. et se frotter vigoureusement avec du savon, de préférence avec du savon vert, qu'on peut se procurer dans toute pharmacie. Après 15 minutes de bain, il est temps de se laver avec de l'eau pure (froide ou chaude) et avec du savon de toilette ordinaire. Si le malade pouvait s'immerger sur-le-champ dans un second bain chaud, mais dont l'eau a été renouvelée, et faire succéder de nouveau la lotion chaude ou froide, il en ressentirait d'excellents effets.

Comme la gale est excessivement contagieuse et se communique par le linge, les vêtements, etc...

il est important, après les bains, de changer le linge du corps, les vêtements et les draps de lit. Autrement toutes les applications seraient inutiles.

De cette manière on peut guérir la gale en 3-4 jours.

10. Brûlures.

L'incendie se déclara dans la demeure d'un paysan. Le propriétaire, occupé à sauver ses effets, tomba dans le feu et se brûla tellement les mains et le visage, qu'il en était tout à fait défiguré. Le médecin lui appliqua des emplâtres sur les endroits endommagés, notamment sur le cuir chevelu totalement dévasté. La peau et la chair se détachèrent des doigts et de l'avant-bras. Désespéré et souffrant horriblement, le malheureux appelait la mort, tandis que le médecin déclarait la guérison impossible.

Le hasard voulut que le curé de la paroisse fût justement absent. Je le remplaçai pendant 3 jours, ce qui m'amena auprès du malheureux. Il me fit pitié et je cherchai le moyen de le soulager au moins un peu, afin qu'il pût mourir tranquillement. Je fis donc éloigner tous ces petits et raides emplâtres, je préparai à la hâte, en agitant avec une plume, une marmelade composée de blanc d'œufs, d'huile de lin et de crême aigre, et j'appliquai, pour couper l'accès à l'air extérieur, une épaisse couche de cet onguent sur les parties endolories. Puis je mis dessus de vieux morceaux de toile, usés, bien mous et trempés dans l'eau froide; enfin je couvris le tout d'un linge sec, en l'adaptant d'une façon bien unie. Après chaque intervalle de deux heures, le linge sec fut soulevé avec précaution et le linge humide, au moyen d'une éponge, de nouveau humecté doucement, mais abondamment, pour l'empêcher de sécher et de s'attacher à la peau. Matin et soir on enlevait tout l'appareil, pour ajouter en toute hâte de la nouvelle bouillie à la vieille. On a de la peine à croire combien il fallut peu de temps pour le rétablissement du jeune père de famille. Dès la première application je conçus de l'espoir, sans rien dire toutefois : car dès le premier quart d'heure les affreuses douleurs baissèrent un peu, et les convulsions si dangereuses, dont l'imminence s'annonçait déjà par les palpitations inquiétantes de tout le corps, ne se déclarèrent pas. — Pour l'usage interne, je fis donner deux fois par jour une cuillerée d'huile d'olive, qui rafraîchit. L'huile de salade aurait fait le même service. Sous la couche de l'onguent se forma bientôt une peau nouvelle. L'extrême propreté — après les premières journées de souffrance on lavait journellement plusieurs fois les plaies avec de l'eau tiède, pour les déterger et en éloigner toutes les matières puriformes — contribua pour sa part à la guérison. Après quinze jours le paysan se trouva presque remis. Le médecin lui-même déclara qu'il regardait ce retour à la santé presque comme un miracle : il n'aurait jamais cru à la possibilité de guérir de si énormes brûlures.

Un domestique se brûla horriblement le haut du corps par une flamme d'alcool, si bien que l'un des bras, la moitié de la poitrine et un côté de la tête étaient tout couverts de plaques noires, jaunes et rouges, et que la peau se laissait enlever partout. L'aspect était affreux, et le malheureux souffrait des douleurs désespérantes. Le même traitement, indiqué dans le cas précédent, le sauva : au bout de 4 semaines il put retourner à son travail

Soustraire les parties brûlées à l'air extérieur, maintenir les compresses à l'état humide, renouveler l'onguent réfrigératif, observer une grande propreté, voilà les conditions essentielles de la guérison sûre et rapide des brûlures.

Comme remède domestique contre les brûlures superficielles — c'est spécialement important pour les cuisiniers et les cuisinières — on a en première ligne la choucroute et le liquide contenu dans la tinette. La choucroute est appliquée toute fraîche sur la partie brûlée, tandis que l'eau de la tinette sert à mouiller la compresse. Si le liquide de la tinette à choucroute est trop âcre et mordicant, on pourra l'étendre avec de l'eau ordinaire. Il y a des personnes qui donnent la préférence aux pommes de terre, qu'elles râpent et appliquent sous forme de cataplasme ; d'autres aiment mieux l'huile de lin, ou d'autres huiles, qu'on applique une fois et qu'on recouvre d'un plumasseau d'ouate. Tous ces petits moyens sont bons.

Une personne occupée à la cuisine eut le malheur de se brûler, avec de l'eau bouillante et au feu qui s'élevait en flammes, une main et un bras jusqu'au coude. Le médecin accourut immédiatement ; mais, malgré tous ses soins, il ne put guérir la plaie. Après bon nombre de semaines, la personne en question eut recours aux moyens que je viens d'indiquer ci-dessus : ils calmèrent les douleurs dès le premier jour et amenèrent peu à peu la guérison

Traitement : 1) toute la partie brûlée fut recouverte d'une couche épaisse de l'onguent composé d'huile et de glaire, puis bandée avec un linge humide ; dans les premiers temps l'appareil fut renouvelé deux fois par jour. 2) Ce qu'il y avait de mortifié, de gangrené et de puriforme fut résous et éliminé par une application de fleurs de foin renflées. Il se forma, pendant la guérison, plusieurs abcès, qui furent traités par une décoction de fenugrec. Ce sont ces moyens, employés alternativement, qui sauvèrent une main qu'on avait regardée comme perdue.

II. Ulcères aux pieds et aux jambes.

Un pauvre journalier avait durant des mois une jambe ulcérée, l'ulcère mesurant la longueur d'un doigt et une largeur de 2-3 pouces. Il se trouvait encore à la fleur de l'âge, mais souffrait presque toujours de grandes douleurs et ne pouvait que rarement dormir quelques heures. Il avait le teint très malade, et tout courage lui était tombé. Je lui conseillai d'appliquer sur les parties lésées du fenugrec cuit et étendu sur un morceau de linge, en forme de cataplasme, de couvrir celui-ci, depuis le haut de la cheville jusqu'au-dessus des mollets, par des feuilles fraîches de tussilage et mettre les bas par-dessus. Tous les matins et tous les soirs il dut renouveler le cataplasme et les feuilles et prendre en outre, toutes les deux heures, 2 cuillerées d'une infusion de fenugrec. Avec cela il put, sans interruption, vaquer à ses occupations. Au bout de deux semaines les deux tiers de la plaie étaient guéris, et notre homme avait le teint sain et frais, ne ressentait plus de douleurs, et pouvait bien dormir. Trois semaines plus tard la jambe était totalement guérie. Pour prendre le fenugrec en infusion, on en met une petite cuillerée dans une chopine d'eau, on fait cuire une minute, on décante et on en fait usage par cuillerées. Cette potion enlève la chaleur intérieure et exerce son action curative *ab intus.*

Un fonctionnaire se plaint d'une jambe ouverte depuis longtemps, qui le gêne extrêmement dans ses occupations. « La plaie au-dessous du mollet, dit-il, est considérable et il s'en écoule journellement beaucoup de pus ; ce qui me paraît encore plus effrayant que la plaie et l'inflammation, c'est la couleur de la jambe, qui est tout à fait livide. J'ai consulté plusieurs médecins, qui, entre autres choses, me firent boire beaucoup d'eau minérale. Tout fut inutile. »

Cet homme, âgé d'environ 45 ans, a une forte constitution, une prédisposition à l'obésité, le teint assez cramoisi; je reconnus immédiatement le buveur de bière. Les coins des yeux étaient troubles, les yeux eux-mêmes un peu jaunes, les oreilles très foncées. Je lui demande si, pour le reste, il se porte bien. Il répondit: « Il ne me manque absolument rien, j'ai le meilleur appétit possible, je ne suis pas un buveur, mais volontiers je bois mes 2-4 verres de bière par jour. Mon mal est localisé, c'est un de de ces ulcères cutanés qu'on rencontre si souvent. »

Tous les malades de cette catégorie (l'exception est aussi rare qu'un corbeau blanc) ne se plaignent jamais que de douleur à la partie suppurante et trouvent qu'il faudrait la faire cicatriser pour guérir. C'est le procédé contraire qui est le meilleur. Guérissez d'abord le corps, éliminez-en toutes les humeurs morbides, et l'embouchure du cloaque, la plaie de la jambe, se fermera d'elle-même. En effet, il n'y a pas, à mon sens, d'aveuglement plus funeste et de sottise plus nuisible que de vouloir guérir un ulcère, de fermer une porte par laquelle seule l'organisme malade peut encore trouver son salut. Dans les montagnes les eaux se ramassent, puis font une brèche et donnent naissance à une source limpide. Il en est de même dans plus d'un corps : les humeurs morbides affluent vers un point, s'y accumulent et s'y pressent jusqu'à ce qu'il en résulte une rupture à la peau. La nature elle-même indique comment elle peut et veut pourvoir. Nous lui lions, pour ainsi dire, mains et pieds; nous lui fermons, par nos onguents, les chemins par lesquels le secours doit venir. Étonnez-vous alors si tout cela aboutit à la catastrophe!

Je conseillai au fonctionnaire de prendre tous les jours, durant une quinzaine, un maillot inférieur pendant une heure et demie, de se laver énergiquement le haut du corps 2 fois par jour, et d'administrer à sa tête un bain de vapeur de la durée de 20 minutes, 1 fois par semaine. Ces applications devaient purifier le corps et le rendre en même temps assez fort pour éliminer les humeurs mauvaises. Au bout de quinze jours le malade revint; ses premières paroles furent : « J'ai dit dernièrement que je n'étais pas malade ; à présent je sais que j'étais très malade. Je ne pouvais plus monter les escaliers qu'avec peine, tellement la respiration était pénible. J'étais sans cesse boursoufflé d'une façon extraordinaire. Lorsque, plein d'anxiété, j'en parlai au médecin, il me fit remarquer que j'avançais peu à peu en âge. A présent je me trouve tout autre, comme régénéré. La respiration est facile et je me sens à l'aise. La morosité m'abîmait jadis, à présent je suis de nouveau gai et j'ai plus d'appétit que jamais. Qu'on ne m'ait pas dit cela plus tôt! Dans ces quinze jours j'ai évacué une quantité énorme d'urine, et mon corps, surtout l'abdomen, est extrêmement allégé; déjà les douleurs de la jambe diminuent et l'ulcère semble également se cicatriser. Que dois-je faire pour guérir la jambe complètement! »

L'employé prit dans la suite 2 maillots inférieurs par semaine, de la durée d'une demi-heure chacun, et une puissante affusion supérieure par jour. Quant au pied, il y appliqua 3-4 fois par jour un morceau de linge mouillé dans l'eau tiède ; en dehors de cela il ne dut absolument rien faire pour la jambe. Une fois que la source n'est plus alimentée, elle tarira et l'écoulement cessera de soi-même. Deux semaines après, le fonctionnaire revint tout joyeux : le corps sain avait de nouveau une jambe saine. Depuis lors il n'a jamais cessé de louer la vertu curative de l'eau. Une personne guérie d'une pareille infirmité doit — cela est très important — pour empêcher l'accumulation de nouveaux éléments morbides, continuer un certain temps encore de prendre l'une ou l'autre des applications bienfaisantes. Elle n'a qu'à choisir parmi celles dont elle s'est trouvée le mieux.

Agathe avait mal depuis des années à une jambe, qui s'ouvrait de temps en temps, pour se refermer ensuite d'elle-même. Je ne dirai plus rien des inévitables onguents, cela ne ferait que me fâcher. Un médecin promit la guérison à la malade, pourvu qu'elle voulût se soumettre fidèlement à ses prescriptions. La jambe fut placée de telle manière qu'elle se trouva dans une position plus élevée que le bas-ventre. Les douleurs cessèrent presque instantanément. On appliqua sur la plaie, je ne sais quoi, et on pansa. La malade sentit un mieux considérable, plus de douleur au membre malade, la guérison faisait de grands progrès. La plaie se ferma. Tout à coup Agathe sentit une lourdeur dans la tête, un peu de vertige; toutefois elle n'y attacha guère d'importance. Dans la nuit cependant elle fut prise d'une telle prostration que le médecin, appelé en toute hâte, déclara qu'un marasme foudroyant avait envahi la malade, qui s'en allait rapidement. A minuit elle dut encore être administrée. Elle resta pendant 5 jours sans mouvement, sans connaissance, respirant péniblement. Au 6e jour la présence d'esprit se rétablit, elle put articuler quelques mots. Spontanément elle entoura elle-même de maillots humides son corps et sa jambe malade. Le lendemain la jambe se mit à enfler considérablement et commença à faire mal. Mais la tête s'en trouva d'autant mieux. Agathe remit courageusement les maillots sur le ventre et sur la jambe. Celle-ci s'enflamma vivement et au bout de 5 jours la plaie se rouvrit. Agathe fut traitée par l'eau, comme je l'ai décrit plus haut, et revint à sa santé d'autrefois.

Mais que signifiait donc la crise par laquelle elle a dû passer? Ce n'était pas du tout un marasme. Le gamin qui se met sur sa tête y fait affluer le sang. Les humeurs, détournées du pied (par la position élevée) et poussées vers le haut, montèrent à la poitrine et à la tête et occasionnèrent le fatal accès. Les maillots les ramenèrent dans les régions inférieures, l'eau rouvrit la plaie, et les éléments morbides, en retrouvant leur ancienne issue, laissèrent la poitrine respirer librement et la tête jouir de ses facultés.

Prenez garde à tout cela, si vous êtes affligé de pareilles infirmités! Je le sais bien, beaucoup de médecins de la nouvelle école jugent différemment.

Ils tiennent à leurs idées ; quant à moi, je ferai de même, je tiendrai aux miennes. Toute solution de continuité à la peau, que la nature s'est creusée elle-même pour expulser ce qui est superflu et malsain, je l'appelle, aussi longtemps qu'elle suppure, une assurance sur la santé et la vie. Qui ne connaît nombre de cas où les gens sont morts rapidement après que des plaies aux jambes s'étaient fermées? Qui ne sait que, si un ulcère pareil vient à se cicatriser dans la vieillesse, la mort n'est plus bien loin? Dans une lettre, que j'ai sous les yeux, je lis textuellement : « Mon mal de jambes reprend. Depuis qu'il est revenu, je suis quitte des douleurs rhumatismales à la tête et aux dents, dont je souffrais horriblement il y a quinze jours. J'ai toujours l'une ou l'autre partie de mon corps en souffrance. Chez moi domine un double mal : j'éprouve de violentes douleurs ou dans le corps, surtout aux dents, ou bien aux jambes, si bien que je ne saurais dire lequel des deux est le plus atroce. De plus, si l'un de ces deux maux ne se développe pas avec une force et une intensité considérables, je ne me trouve pas bien dans tout le corps. » Voilà cette communication.

De même que le mercure dans le baromètre monte et descend, ainsi il y a des maladies qui changent de siège, qui se déplacent d'un endroit du corps à l'autre. La goutte et l'érysipèle sont de ces parasites ambulants, auxquels s'associe l'infirmité en question. Celle-ci toutefois ne se trahit pas au dehors, comme la goutte et l'érysipèle, mais voyage à l'intérieur par des chemins secrets.

C'est par une triple attaque qu'il faut procéder contre ces ennemis perfides.

Dans notre cas particulier le demi-maillot attaque

les tirailleurs, c'est-à-dire il emporte tous les matériaux qui voyagent de la tête aux pieds ou des pieds à la tête. Employé fréquemment, il les élimine et leur enlève ainsi la possibilité de circuler dans le corps. En seconde ligne, il agit également sur la partie souffrante, parce qu'il saisit au passage les éléments qui en viennent et qu'il les empêche d'y retourner. Le bain de vapeur des pieds, suivi de l'affusion inférieure, se prend à l'une des ailes de l'ennemi, à l'ulcère même, sur lequel il exerce une action résolutive et éliminatrice. Les lotions froides, ou, à leur défaut, le manteau espagnol, dressent les batteries contre le centre, contre le corps tout entier; mais c'est pour lui rendre des services d'ami. Les lotions fortifient le corps pour qu'il puisse contribuer à une rapide guérison.

Les applications d'eau seraient donc à pratiquer dans l'ordre suivant : le demi-maillot, deux lotions entières dans la même nuit, puis encore le demi-maillot, le bain de vapeur des pieds et enfin le manteau espagnol. Comme armée auxiliaire à l'intérieur, on prendra la tisane de centaurée, de sauge et de menthe. Les deux premières herbes sont des dépuratifs, la menthe avec son principe amer vient en aide au suc gastrique.

Je vais citer encore deux autres méthodes de guérir les ulcères aux jambes et aux pieds : la première pourra peut-être rendre service à plus d'un paysan, à l'homme du peuple, qui n'est pas organisé pour les bains; la seconde conviendra même au monde distingué.

Un petit paysan bien nourri, d'un air malin et clignant des yeux, vint me dire : « Monsieur le curé, j'ai aussi un ulcère à la jambe; n'avez-vous pas également pour moi une petite eau? » — « Mais oui, mon cher ami, lui répondis-je. Faites ce que je vais vous dire : rentrez chez vous et étendez sur votre lit un tapis de laine ou un très gros drap. Puis cherchez parmi vos sacs à blé le plus vieux, le plus usé et partant le moins raide. Plongez-le hardiment dans l'eau froide, tordez-le un peu et entrez-y dans le costume d'Adam, ou, si vous préférez, revêtez-vous du sac comme d'un élégant pantalon. Après cela sautez vite sur votre couche et couvrez-vous chaudement de la couverture de laine ou du drap grossier et du lit de plumes. » Les yeux clignotants devinrent grands comme des roues de charrue et se mouillèrent déjà, rien que par horreur de l'eau : le brave homme eut de la chair de poule. « Et cela, continua la sévère sentence, pour le premier essai, 1 fois par jour pendant une semaine; le séjour dans le sac durera chaque fois 2 heures. »

L'homme des champs partit en suant; néanmoins il fit ce que je lui avais dit. Dans l'espace de 50 jours il pratiqua 25 fois l'opération singulière du sac, et sa jambe fut rétablie. Il tressaillait de joie, moins d'avoir sa jambe guérie, que d'avoir retrouvé dans le sac son humeur si enjouée. Il revint me remercier, et je lui conseillai de répéter à l'avenir son exercice l'une ou l'autre fois. Je n'eus pas besoin de le lui dire deux fois. « C'est par un sentiment de joie et de reconnaissance, s'écria-t-il, que je vais continuer l'histoire du sac toute une année. » Et il a tenu parole.

Autant ce traitement-là inspire de l'effroi aux nerfs faibles (ce n'est cependant pas si terrible), autant celui-ci est court et noble. Ecoutez : on prend *a)* 2 fois par semaine un bain chaud avec une triple alternative — le meilleur serait le bain à paille d'avoine; *b)* de même 2 fois par semaine le maillot inférieur d'une heure et demie, ou bien le manteau espagnol de la même durée.

Pour votre gouverne je signale le cas suivant : Un monsieur assez gros et très bien portant, qui n'avait guère son semblable, eut une bien gênante ulcération à une jambe. Il fit appel au traitement par l'eau et en usa pendant 12 jours. Il ne put assez s'étonner combien il s'en trouvait bien. « Mais cette ennuyeuse plaie à la jambe, dit-il, ne voulez-vous pas me la guérir? » Je lui répondis : « Quiconque vous la guérira, vous abrégera la vie; pour moi je ne le ferai jamais, au grand jamais. » Cela le peina, et il partit. C'était en automne. Au printemps suivant il se rendit, comme je l'ai appris plus tard, à une station d'eaux minérales et, rentré chez lui, il usa de différents remèdes pour boucher la plaie. Il réussit et, durant 6-8 semaines, il s'en félicitait. Mais voici qu'il se forma un énorme abcès à la partie supérieure de la colonne vertébrale, au milieu du dos. Les médecins le prirent pour un anthrax et firent une incision. Au lieu de trouver du pus, ils heurtèrent contre une forte et grosse plaque. En 12 jours une infection purulente du sang mit fin à cette vie si florissante. Les exemples de ce genre abondent.

J'arrivai dans une maison. Le jeune propriétaire était, sur la prescription du médecin, en train de tenir son pied jusqu'au genou dans l'eau à la plus haute température possible. Les douleurs déjà fortes furent considérablement augmentées par l'eau chaude. Le pied se trouva enflé du double depuis la cheville jusqu'au mollet, et l'enflure au-dessus de la cheville se colora et s'enflamma au point que la peau menaçait de crever. Je ne comprends pas ce que l'eau chaude, qui serait capable d'échauder à moitié une personne bien portante, doit faire dans une inflammation déjà si vive d'un membre, surtout si elle est appliquée, non pas seulement une fois et pour un moment, mais souvent et pendant un temps relativement long. Le patient exaspéré déclara qu'il n'en pouvait plus et qu'on devait emporter l'eau. Je fis tranquillement exécuter ses ordres ; après cela je lui conseillai de prendre, en place du liquide bouillant, de l'eau de choucroute, d'y plonger un morceau de linge bien mou et de l'appliquer directement sur l'endroit le plus enflammé; puis de prendre un second linge, plus grand, très mou aussi, de le tremper dans l'eau froide, de l'enrouler autour de la jambe, depuis la cheville jusqu'au mollet (par-dessus naturellement une couverture sèche), et de renouveler les deux fomentations froides aussi souvent que la jambe recommencerait à brûler et à faire mal. Le jeune patient fit selon mon conseil, et au bout de 2 jours il put de nouveau marcher. La tumeur éclata. Pour résoudre plus vite et attirer au dehors les matières puriformes, il enveloppa l'endroit blessé dans une pochette de toile remplie de fleurs de foin renflées par la cuisson. Au bout de 8-10 jours la jambe était guérie et fit de nouveau ses fonctions avec une fidélité et une vigueur rajeunies.

Un monsieur de condition me raconta : « J'éprouve chaque année un mal de pieds qui dure 2-3 semaines, puis je me porte de nouveau très bien pour toute l'année. Mes pieds sont toujours un peu sensibles. Avant que le mal me prenne, ils sont brûlants, et quelquefois je sens un violent picotement. Puis pieds et jambes se gonflent assez fortement jusqu'aux genoux. Dès que la tuméfaction commence, la douleur diminue un peu, je demeure néanmoins incapable de travailler n'importe quoi. Ne peut-on pas remédier à cette infirmité? »

Ma réponse fut : « Oui, au moyen des applications suivantes : 1) Tremper 1-2 fois par semaine des bas de toile dans une infusion de paille d'avoine, les mettre à l'état d'une température agréable, les envelopper d'un linge sec et garder ce maillot pendant 2 heures; cela peut se faire le soir. 2) Appliquer 1 fois par semaine un demi-maillot trempé dans l'eau froide et le garder pendant une heure et demie. Ce traitement, suivi pendant 5-6 semaines, obviera certainement à votre infirmité. »

Un campagnard arrive et montre ses pieds enflés, qui, depuis le bas jusqu'aux genoux, sont durs au toucher et couverts de grandes taches livides. Ces jambes gonflées lui font très mal et l'empêchent, des nuits entières, de fermer l'œil. En outre, depuis que cette enflure existe, il est morose, mélancolique, au point que souvent déjà il a souhaité la mort. De plus, mauvais appétit, mine très malade.

Traitement : Dans la première semaine prendre deux bains de vapeur des pieds, un seul dans chaque semaine qui suivra. 2) Mettre chaque semaine, pendant une heure et demie, une chemise trempée dans une infusion de paille d'avoine. 3) S'emmaillotter 2 fois par semaine tout entier, depuis le dessous des bras, pendant une heure et demie. 4) Entourer chaque nuit les jambes jusqu'aux genoux de linges trempés dans l'eau où l'on a fait bouillir 2 cuillerées de fenugrec. — C'est justement cet emmaillottement qui, par son action résolutive, a le plus contribué à atténuer les douleurs et à les faire disparaître. Pour l'usage interne, il prit une décoction de fenugrec, 2 pincées par chopine d'eau, à boire en 3-4 portions dans le courant de la journée.

Une femme avait depuis des années mal aux jambes, dont l'une s'ouvrait de temps en temps et laissait écouler une grande quantité de pus ; plusieurs semaines après, la plaie se cicatrisait de nouveau. Comme un tout chacun désire avoir la santé, de même cette femme voulut être délivrée de son mal. Elle employa les moyens suivants : 1) Lotion entière 3 fois par semaine, en se levant de nuit et en se recouchant immédiatement après. 2) Manteau espagnol, une fois par semaine. 3) Enveloppement des jambes, depuis le matin jusqu'à midi ou jusqu'au soir, dans un linge mouillé d'une décoction de fleurs de foin et fortement tordu, par-dessus une couverture de laine ou un molleton. 4) Sur la partie endolorie, longue et large de 3 doigts environ et dépourvue de peau, elle mit du fenugrec cuit et étendu sur des morceaux de linge, ce qui attire les éléments malsains, enlève la chaleur et la douleur et, les substances morbides étant évacuées, opère la guérison. Tous les 2 ou 3 jours elle appliqua à nu sur la jambe malade des fleurs de foin (renflées, puis séchées un peu) à l'état chaud, mais pas brûlant, durant 2 heures. 5) Pour l'usage interne, elle prit tous les jours une pincée de poudre grise et une tasse de thé fait de 4 ou 5 feuilles vertes de sureau.

VI. MALADIES DU SANG.

Ce chapitre serait sans contredit le plus étendu, si nous devions décrire ici toutes les altérations que subit le sang, soit dans sa nature, soit dans sa circulation. Mais nous ne rattacherons directement à l'état du sang que les affections bien caractérisées, comme l'*anémie* et la *chlorose*, l'*hémorragie*, l'*infection purulente*, le *scorbut* et la *pyémie*, la *consomption* et l'*adynamie* ou prostration des forces.

I. Anémie et chlorose.

Comme le corps entier est formé par le sang et qu'il tient du sang sa taille, sa force et sa consistance, il faut que l'homme, qui veut rester bien portant et vivre longtemps, ait du sang en bon état et en quantité suffisante. La nature apprête le sang nécessaire moyennant les aliments et la boisson, et l'on peut dire à bon droit : Qui a du bon sang, est bien portant ; qui a beaucoup de sang, est résistant ; là où s'élabore peu de sang ou un mauvais sang, peuvent se produire toutes les maladies possibles.

Pour une bonne sanguification il faut avant tout un air bien conditionné, beaucoup de lumière, une nourriture capable de donner du bon sang, le mouvement nécessaire, l'activité du corps. Si ces conditions indispensables font défaut, le sang viendra à diminuer et, si les aliments ne sont pas bons, il se formera en outre un sang malade.

Il peut encore y avoir anémie quand on a perdu du sang à la suite de blessures, de saignées ou d'une autre manière. Si on est pauvre de sang, on est faible ou malade. La chlorose est une image de l'anémie. Le visage du chlorotique est blême, pâle, souvent jaunâtre, brunâtre; les lèvres surtout et les gencives sont altérées; les paupières sont ternes, et ainsi prédominent partout la faiblesse, la maigreur, le manque de chaleur, le corps penché, — image de la maladie. Les autres conséquences sont : battements de cœur, respiration pénible (surtout en montant un escalier), mal de tête, douleurs lombaires, syncope, spasmes, crampe d'estomac, mauvaise digestion. Les personnes chlorotiques ont souvent du goût pour des aliments qui ne peuvent ni profiter à la nature ni donner du bon sang.

Le seul remède connu contre l'anémie consiste à se tenir autant que possible à l'air frais, à séjourner peu dans la chambre, et celle-ci ne doit jamais être trop chauffée; l'habillement de l'anémique ne doit être que modérément chaud, mais assez ample, pour que l'air puisse s'infiltrer partout. Le malade évitera le plus possible un air épais (comme celui de la cave), un local fermé, les chambres enfumées. Il ne prendra qu'une nourriture bonne et facile à digérer : du lait, du bon pain, de la panade et des aliments farineux. Il ne mangera que peu à la fois : 2-4 cuillerées de lait, et cela souvent, voilà ce qui lui convient le mieux. Puisqu'il y a peu de suc gastrique, la nourriture se digère lentement et devient par conséquent préjudiciable à l'estomac. Le mouvement et le travail à l'air libre (mais pas trop se fatiguer) contribuent à augmenter la masse du sang, et partant ramènent la santé.

Les applications d'eau sont les suivantes : se lever de nuit 3-4 fois par semaine, se laver tout entier et se remettre aussitôt au lit; se tenir dans l'eau jusqu'au-dessus des mollets durant 1 minute; et immédiatement après, plonger également les bras dans l'eau 2-3 fois par semaine.

Si la personne chlorotique est très faible et a peu de chaleur naturelle, il ne faut employer au début que de l'eau chaude, tant pour les lotions que pour les bains; l'eau peut être animée de sel ou de vinaigre. Pour favoriser l'appétit, il est très bon de prendre 3 fois par jour 2-3 cuillerées de thé d'absinthe. Un autre excellent remède contre la chlorose consiste à prendre 2 fois par jour une pincée de craie en poudre dans 4-6 cuillerées d'eau.

Si l'état général s'est amélioré par les applications indiquées, alors on pourra prendre, au lieu de lotions et de bains de pieds, 2-3 demi-bains par semaine; l'affusion supérieure et l'affusion des genoux, pas trop souvent employées, rendent service également.

Une pauvre fille de service n'aura pas facilement les pâles couleurs (chlorose).

Anémie chez un enfant. Une mère m'amène un petit garçon de 5 ans. Il a de l'embonpoint et une très bonne tenue; il est par conséquent bien membré, mais si pâle de figure, que son teint est plutôt celui d'un mort que celui d'un vivant. L'enfant ne montre ni vie ni entrain, et, privé d'appétit, n'a pas non plus de forces; bref, il est si pauvre de sang, et tout son organisme est si paresseux, qu'il a plutôt l'air d'un vieillard. Plusieurs médecins l'ont traité, mais sans résultat. Deux médecins ont prescrit du vin tant et plus; cependant l'état est resté le même, et le petit a pour le vin, comme pour toute nourriture, la plus grande répugnance. Qu'y a-t-il à faire?

1) Mettre tous les jours à l'enfant une chemise mouillée d'une eau chaude dans laquelle on a fait bouillir des fleurs de foin. 2) Laver tous les jours l'enfant tout entier avec de l'eau et du vinaigre. 3) Autant que possible le faire marcher nu-pieds dans la chambre; l'envoyer aussi au grand air; lui donner une nourriture simple et ordinaire, de l'eau, du lait (toujours en petites portions, 2-3 cuillerées).

Continuer ainsi pendant quinze jours. Au bout de ce temps : 1) le faire marcher chaque jour pendant 3-5 minutes dans l'eau jusqu'au-dessus des mollets, mais pas trop froide; 2) le laver 1 fois par jour tout entier avec de l'eau et du vinaigre; 3) lui mettre 1 ou 2 fois par semaine une chemise trempée dans l'eau salée ou dans une décoction de fleurs de foin.

Continuer ces applications aussi pendant quinze jours, puis les réduire de moitié.

2. Hémorragie.

Le mot hémorragie s'applique généralement à tout écoulement de sang hors de ses vaisseaux. La *gastrorragie* est l'hémorragie de l'estomac, tandis que *l'hématémèse* désigne plus spécialement le rejet du sang par le vomissement.

A. — Crachement et vomissement. — Se présente-t-il une hémorragie, la question est de savoir si le sang provient de l'estomac ou des poumons. L'on peut conclure à une hémorragie pulmonaire (crachement de sang, *hémoptysie*), lorsque le sang est rendu au milieu d'un accès de toux et qu'il est d'un rouge vermeil et écumeux; c'est, au contraire, une gastrorragie (vomissement), si le sang est rejeté par un effort de vomissement, qu'il ait un teint rouge-brun foncé, une couleur marc de café, et qu'il soit grumelé et caillé. Les hémorragies sont toujours effrayantes et demandent des précautions, parce qu'elles impliquent des dangers plus ou moins grands.

Si le sang vient de l'estomac, qui sait quelle petite artère est en souffrance, si et quand le vomissement va se renouveler. La négligence en ce point pourrait amener l'anémie ou une autre maladie grave. Il faut donc chercher à guérir aussitôt la partie blessée, et le vomissement du sang stomacal n'a pas d'importance.

Le crachement du sang des poumons est plus dangereux, souvent très dangereux. Il faut, par conséquent, porter remède le plus vite possible.

Dans les deux variétés d'hémorragies, la tisane de prêle des champs est toujours le premier remède, à cause de sa vertu astringente. Si le sang s'échappe par les fosses nasales, il faut aspirer souvent, autant que faire se peut, de cette infusion à travers le nez. Si le sang sort par la bouche, prenez toutes les 2-3 minutes quelques cuillerées de cette même infusion. En règle générale, elle calme très rapidement. Même après que l'hémorragie a cessé entièrement, il faut encore, pendant un certain temps, prendre du thé de prêle. Je ne connais personnellement aucun cas où la prêle n'ait promptement porté secours.

Si l'hémorragie vous prend quelquefois, il faut en rechercher les causes. Ou bien le poumon est malade, et alors le patient est à ranger dans la catégorie des phtisiques; ou bien il y a un trop grand afflux de sang à la tête, et alors il doit être supprimé (cf. Congestions); ou encore il provient d'abcès existants dans l'estomac.

L'hémorragie qui a pour cause la lésion de quelque vaisseau ou organe primordial du sang, nous ne la traitons pas ici, puisque, dans ces cas, tout secours est ordinairement inutile. La plupart du temps c'est la mort subite.

B. — SAIGNEMENT DU NEZ. — Un mot, à présent, sur le saignement du nez *(epistaxis)*. Beaucoup de personnes saignent très fréquemment du nez, mais n'y attachent aucune importance, parce qu'elles s'en trouvent bien. Malgré tout, cet état est et demeure un état maladif, auquel succédera infailliblement, tôt ou tard, une grave maladie. Sans parler du reste, il en résulte, petit à petit, l'anémie, l'appauvrissement ou l'affaiblissement du sang, etc..., et avec cela l'état que l'on connaît : Peur, crainte, frayeur, inquiétude, scrupules de toutes sortes. Pour l'hémorragie nasale on recommande souvent, comme moyen sédatif, d'effrayer à l'improviste la personne atteinte, de lui verser de l'eau dans la nuque et de faire prendre à sa tête des positions variées.

Je suis opposé à toutes ces manœuvres, qui souvent produisent l'effet contraire. La seule chose qui me paraisse être juste, c'est de chercher à donner à la circulation du sang une marche régulière, de détourner l'abondance du sang de la tête vers l'abdomen et les pieds ; ces derniers sont, dans de pareils cas, ordinairement pauvres de sang, d'où résultent dans la suite toutes sortes de faiblesses et d'infirmités.

Voici ce qui aide à attirer le sang vers les régions inférieures : d'abord, 2-3 fois par semaine, un bain de pieds chaud, animé de cendres et de sel, 15 minutes durant ; une marche sur les dalles mouillées, également 2-3 fois par semaine, et 2-3 demi-maillots. Une fois la nature fortifiée, l'affusion supérieure, l'affusion inférieure et les demi-bains avec lotion du haut du corps (une seule application par semaine) rendront d'éminents services.

Il y a un saignement de nez qui n'est pas seulement grave, mais qui amène facilement la mort. Une fille de quinze ans, à la période de développement, perdit, en l'espace de 2 heures, tout son sang, qui s'échappait du nez à grands flots ; l'écoulement se termina par la mort.

Il m'est arrivé à moi-même de voir une fille de seize ans perdre par le nez, dans l'espace d'une heure et demie, à peu près trois cuvettes pleines d'un sang pur. Il survint une pâleur mortelle et un assoupissement, qui inspirèrent les plus vives inquiétudes. Je fus appelé en toute hâte, à 2 heures de la nuit, pour préparer la jeune fille à la mort. Tous les remèdes domestiques étaient épuisés, et le médecin faisait défaut. Sans perdre de temps, je lui fis couler la moitié d'un sceau d'eau sur la tête, l'autre moitié sur la partie supérieure de l'échine. Presque instantanément le flux du sang s'arrêta. La fille resta couchée, pendant plusieurs heures, tranquille, mais plus ou moins sans connaissance, par suite de sa faiblesse. A peine fut-elle remise un peu, que le saignement du nez recommença. L'affusion fut répétée et eut le même effet. Pour enlever la faiblesse (l'appétit et la soif faisant totalement défaut), la malade prit, toutes les demi-heures, 2-3 cuillerées de lait. Au bout de 2 jours l'on put recourir aux soupes de santé, qui, alternant avec le lait et prises par portions minimes, vinrent peu à peu en aide à ce corps excessivement débilité. L'affusion supérieure fut appliquée régulièrement tous les jours. Les saignements ne revinrent plus, et bientôt se déclara un très bon appétit. Dans l'espace de 4 à 6 semaines l'état de la malade s'améliora visiblement; 6 mois plus tard elle éprouvait bien encore quelque faiblesse à l'intérieur, mais à l'extérieur elle paraissait florissante comme jadis. — Le commencement du développement peut bien, comme dans le premier exemple, avoir été la cause des saignements.

C. Hémorragie utérine. — Un père de famille vint me raconter : Ma femme souffre depuis longtemps d'un flux de sang et va mourir ; à mon retour elle sera peut-être déjà morte. Les médecins n'y peuvent plus rien. N'y a-t-il donc aucun remède?

Je lui donnai le conseil suivant : 1) Donnez à votre femme du thé de prêle, tous les quarts d'heure une cuillerée pour commencer, plus tard deux cuillerées par jour ; 2) qu'elle mette sur le bas-ventre, pendant 2 heures, un linge trempé dans un liquide moitié eau et moitié vinaigre, en le renouvelant toutes les 20 minutes.

Le flux de sang s'arrêta presque aussitôt, et la femme n'eut plus à employer la fomentation qu'à 2 reprises, pendant une demi-heure chaque fois. Pour refaire son sang, elle a, avec le meilleur succès, ajouté à sa nourriture ordinaire 2 cuillerées de lait par heure. Au bout de 4 semaines elle put reprendre ses occupations de ménage.

Il est à remarquer que ces applications ne sont à employer que dans les cas urgents, en attendant l'arrivée du médecin.

3. Infection purulente.

Une mère de famille s'était égratignée, d'une façon tout à fait insignifiante, à un doigt; elle ne savait si c'était avec un clou ou un éclat de bois. Elle se coucha, le soir, sans regarder de près à son petit mal, qui lui semblait si peu de chose. Dès la première nuit elle se réveilla, éprouva au doigt une crampe douloureuse, un grand malaise, un besoin de vomir. Sa lésion se trouvait à la main gauche, tandis que la jambe droite était déjà prise aussi de douleur et de crampes. La main enfla fortement jusqu'au coude et devint rouge comme du feu, et dans l'espace de 10 heures se développa dans le bras entier une douleur presque insupportable. Les veines, d'un rouge tout foncé, ressortaient démesurément jusqu'au coude. Il n'y avait pas de médecin dans l'endroit; il y avait péril en demeure, l'intoxication allait prendre le dessus. Déjà la rougeur dépassait le coude et s'étendait à la moitié de l'arrière-bras.

L'on infusa des fleurs de foin dans l'eau bouillante, et toute la main fut enveloppée dans ces fleurs de foin aussi chaudes que possible. Tout le bras, avec son maillot, fut plongé dans l'infusion chaude des fleurs de foin et y resta durant 8 heures. Le topique exerça une action attractive, à la façon d'un emplâtre épispastique, et réussit ainsi à tirer du sang les matières purulentes. Voilà donc de nouveau une preuve qu'il faut agir au plus vite quand les signes d'une infection du sang se déclarent. Peut-être qu'au bout d'une ou de deux heures la mère de famille eût été victime de la mort. Il est à remarquer que même la langue commençait déjà à prendre une couleur livide. Au bout de 36 heures la peau de la surface de la paume s'était tellement détachée de la chair qu'on aurait pu la peler. Une fois que les crampes du doigt eurent disparu, tout mal cessa naturellement par le fait même.

Joseph tua une vache et se fit, avec le couteau ensanglanté, une profonde blessure dans le pouce. Il n'y prit point garde, jusqu'à ce qu'il éprouva de vives douleurs et que la main enfla tellement, qu'il ne pût plus qu'avec peine remuer les doigts. La chaleur augmenta, et bientôt se déclarèrent des taches jaunes et bleuâtres aux doigts et à la main. Le médecin lui prescrivit des lotions et des ligatures. Mais les douleurs, atteignant déjà le coude, devinrent de plus en plus insupportables, et le malheureux sentit très bien qu'une inflammation spasmodique se développait à l'intérieur, comme du feu.

On m'appela. Je conseillai d'administrer, 4 fois par jour, des bains de vapeur à la main et au bras, de la durée d'une demi-heure chacun. Dans l'intervalle de ces bains de vapeur, le patient enveloppait la main et l'avant-bras dans des fleurs de foin renflées. [1]

Au bout d'une heure et demie ou de deux heures, c'est-à-dire toutes les fois que la douleur augmentait d'une manière sensible, les fleurs de foin furent renouvelées, c'est-à-dire renflées et appliquées derechef. Ce procédé n'eut pas seulement un effet sédatif, il amena la guérison complète. Dès le soir de la première journée la propagation de l'horrible phlegmasie gangreneuse s'arrêta, et, au bout de 4 jours, toute inflammation avait disparu.

Un monsieur se coupa un cor au pied, qui était enflammé. Il ne se souciait de rien ; mais, peu de

[1] Les fleurs de foin, renflées dans l'eau bouillante, sont comprimées et étendues sur un linge ; puis le malade pose dessus la main et l'avant-bras, qui alors sont entourés comme d'un cataplasme et enveloppés chaudement.

jours après, l'inflammation devint telle, qu'on y remarqua tous les symptômes de l'empoisonnement du sang. Beaucoup de personnes, qui avaient déjà vu des choses semblables, crurent le malheureux perdu.

Mais voilà qu'il se mit à prendre chaque jour 2 bains de pieds dans une décoction de fleurs de foin (ces dernières doivent rester dans le liquide) et à entourer les pieds de linges trempés dans une décoction de prêle et renouvelés après la première heure. Cette seconde application fut répétée plusieurs fois par jour, durant chaque fois 2 heures. Comme le corps portait déjà des indices de l'intoxication (inappétence, mauvais teint), on ajouta journellement aux susdites applications partielles une lotion du haut du corps et un maillot inférieur d'une heure et demie. En peu de jours le patient fut mis hors de danger, et il fut guéri en 10 jours. En dehors des moyens externes, il prit chaque jour 2 tasses d'une tisane faite d'un mélange d'absinthe et de sauge.

Ces petites infirmités des pieds exigent beaucoup de prudence. Je ne connais pas de meilleur préservatif que la fréquente promenade à pieds nus (ne serait-ce, au besoin, que dans la chambre, p. ex. 15-30 minutes avant le coucher) et les pédiluves, réitérés souvent, à eau froide pour les personnes fortes, à eau tiède pour le monde plus faible. Les soins de propreté à donner aux pieds forment un chapitre important dans l'hygiène générale du corps.

Un ecclésiastique, qui croyait être trop corpulent, voulut, au moyen d'un onguent iodé, que le médecin lui avait prescrit, réduire son cou aux dimensions ordinaires. Pour arriver plus vite à son but, il fit un usage immodéré de sa pommade. En peu de temps son corps vigoureux maigrit tellement que le poids diminua de moitié. Le médecin le déclara perdu, parce que l'iode avait empoisonné le sang.

Dans ces cas désespérés on ne manque pas de recourir au curé-hydropathe ! Je le dis sans pointe et sans amertume ; c'est pour plaisanter. Je prescrivis au malade des bains chauds à décoction de branches de pin, 28-30° R., suivis d'une ablution froide ; des compresses supérieures et inférieures ; l'affusion supérieure et inférieure; le demi-maillot, trempé dans une décoction de branches de pin : chaque jour 2 applications dans l'ordre indiqué. En outre, le patient dut se promener nu-pieds dans l'herbe mouillée par la rosée. Pour l'usage interne il prit journellement une pincée de craie réduite en poudre ou de chaux éteinte, délayée dans un demi-litre d'eau et partagée en 2-4 portions ; de même chaque jour 1 ou 2 cuillerées d'huile de Provence, et à côté de tout cela une nourriture simple et substantielle.

Cette fois encore l'eau a fait son office admirablement.

4. Scorbut et pyémie.

Le scorbut désigne une affection caractérisée par des ecchymoses livides sur la peau et des tuméfactions fongueuses. La pyémie est l'infection du sang avec abcès, le mélange du pus avec le sang, d'où résulte une décomposition de ce dernier.

En revenant d'un sermon de carême je visitai un confrère. J'avais par hasard appris en route qu'on s'attendait à sa fin prochaine. J'entrai. L'ecclésiastique me raconta : « J'ai 25 trous et plaies sur mon corps. Vous voyez ici au visage 5 petits emplâtres ;

j'en ai 20 autres sur le reste du corps. Il se produit très rapidement de petits abcès contenant un liquide brunâtre. Si j'applique un petit emplâtre, il tient un jour; à l'enlèvement, il y adhère ordinairement un peu de chair morte. Je souffre de la sorte depuis des mois et je n'obtiens plus de soulagement. Ce qui m'est encore plus intolérable que les ulcères du corps, c'est l'horrible dégoût que je sens dans la bouche et que je ne saurais décrire à personne. Cher confrère dans le sacerdoce, avez-vous un bon conseil pour un malheureux? Alors hâtez-vous de le lui donner, il me semble qu'il n'y a pas de temps à perdre. »

Je conseillai au malheureux de prendre, toutes les 2 heures, 4 à 6 cuillerées de thé de sauge et d'absinthe, afin de lui enlever le dégoût du palais. Puis je le quittai, en n'espérant le revoir que dans l'éternité.

Au bout de 5 jours, je vis arriver un messager, qui apporta non point la nouvelle de la mort, mais la bonne nouvelle que le dégoût du palais avait disparu et que le malade avait déjà des envies de manger. Comme le premier conseil avait si parfaitement réussi, on me priait d'en donner un second. Je lui prescrivis de s'administrer ou de se faire administrer journellement, pendant quinze jours, des lotions entières à eau froide, en employant pour chaque lotion aussi peu de temps que possible. Je fus de nouveau informé que l'état du malade s'améliorait, que l'appétit allait en augmentant. J'ordonnai alors de prendre chaque jour, pendant quelques semaines, une des deux applications : un jour, le manteau espagnol; le lendemain, la lotion entière. Au bout de quinze jours le curé recommença à dire sa sainte messe. A partir de ce moment il prit toutes les semaines un bain de fleurs de foin à la température de 28° R., suivi immédiatement d'une lotion froide, et chaque jour soit un demi-bain froid (avec lotion du haut du corps), soit un bain entier (alternant jour par jour). Mon confrère se rétablit complètement et vécut encore vingt-quatre ans, en remplissant avec joie et entrain ses fonctions de curé jusqu'à la fin de sa vie.

Un homme vient me dire : «Je suis malade depuis deux ans et demi, et personne ne peut me soulager. Il y a deux ans, mes pieds se sont enflés fortement et sont devenus tout bleus jusqu'aux genoux. A chaque jambe il se forma 2 trous, d'où s'échappa beaucoup de sang et de pus. Quand les pieds allèrent mieux, le bras droit enfla fortement, devint également tout bleu, et il s'y forma de même des trous. Le bras est à présent rétabli ; mais j'ai une tumeur et des douleurs dans le dos, au haut des reins. Parfois le ventre est très gonflé et j'y éprouve de grandes douleurs. Cependant mes souffrances morales sont plus grandes encore que les souffrances physiques dont je vous parle. Il paraît que souvent déjà j'ai déliré. Si cela était permis, j'aurais maintes fois déjà mis fin à mes jours. On a dit souvent que je suis ensorcelé. Quoiqu'il en soit, je ne puis plus devenir plus misérable. »

Je prescrivis : Faites une décoction de paille d'avoine, trempez-y un sac à blé et entrez dans celui-ci comme dans un pantalon, jusqu'aux épaules. Faites-vous envelopper ensuite dans une couverture de laine, restez ainsi pendant 2 heures et, après cela, allez à vos affaires aussi bien que vous le pourrez.

Le second jour vous tremperez dans un liquide pareil, chaud comme la veille, une grosse chemise; vous la tordrez, vous la mettrez et vous vous ferez envelopper dans une couverture de laine. Le troisième jour vous prendrez un demi-maillot trempé de même dans une décoction chaude de paille d'avoine, et vous le garderez pendant une heure et demie. Continuez ainsi pendant quinze jours.

Au bout de ce temps, toutes les tumeurs avaient disparu, une jambe était guérie, l'autre avait encore une petite ouverture; l'appétit revint et le paysan dut employer alternativement les 3 applications, chaque jour une autre. En 3 semaines tout était rentré dans l'ordre, corps et esprit.

5. Consomption.

Nous connaissons beaucoup de gens qui prennent de l'embonpoint dans un espace de temps extraordinairement court. On a peur en général de cet état, parce que l'opinion commune, qui souvent a son fondement, est que la plupart de ces personnes ne vivent pas longtemps. J'en connais, au contraire, beaucoup d'autres, hommes, femmes et enfants, chez qui l'opposé a lieu, à savoir que leur forces diminuent à vue d'œil. Ils ressemblent à l'herbe des champs, qui aujourd'hui verdit et demain se fane, et ce qu'il y a de plus étrange, c'est que ces malades bien souvent n'éprouvent aucune douleur. Ils ne se plaignent, en général, que de lassitude, du manque de bonne humeur, d'un très grand appétit, ou de l'absence d'appétit. Si, dans ce cas, l'on ne remédie pas sans retard, ces plantes, déjà à moitié fanées, se dessécheront peu à peu complètement et s'éteindront comme la faible lumière d'une veilleuse épuisée. Peut-être s'y ajoutera-t-il encore une maladie aiguë, qui se hâtera de mettre fin à la mèche fumante. Des malades de ce genre, pour emprunter une image à la vie ordinaire, me font l'effet d'une maison qui a été bâtie avec de la mauvaise chaux et du mauvais mortier et qui ne tardera pas à se déjoindre et à tomber en ruines. Un tel est mort de la maladie de Bright, dit-on souvent. C'était l'affaissement d'un corps fragile et ruineux. Plusieurs appellations pour une seule et même chose. Dans ces cas c'est peine perdue de bien manger et de bien boire. Allez donc crépir une maison délabrée et menaçant ruine! tout homme raisonnable en rira. La consomption se distingue de la phtisie en ce que celle-ci procède d'un organe, soit du poumon, soit de la poitrine ou du larynx, etc... et marche en s'étendant de plus en plus, tandis que celle-là est plutôt un affaissement général, un dépérissement, une ruine du corps entier. Souvent on cherche le siège ou le point de départ de la consomption dans les reins, dans le bas-ventre; avant la section il est bien souvent impossible de déterminer quelque chose; l'on est fréquemment trompé par les symptômes apparemment les plus clairs et les plus certains.

Un monsieur assez obèse jouissait constamment de la meilleure et de la plus vigoureuse santé. Son genre de vie et sa diète étaient bien réglés. Tout à coup il s'aperçut que ses forces et sa corpulence s'en allaient. Il éprouva des vertiges dans la tête et n'osa plus, sans appui, se tenir debout. Ce qui lui était pénible avant tout, c'était la pensée de devoir faire un pas, de devoir marcher, parce que ses pieds lui refusaient leur service. Six semaines à peine s'étaient passées, que le patient avait déjà diminué de 36 kilos. Le grand et bel homme d'autrefois chancelait et branlait comme un roseau brisé; il était sans vie, comme un arbre desséché de la forêt. Tous les remèdes de la médecine restèrent sans effet; le malade vit, d'un œil sûr, mais inquiet, avancer sa fin prochaine.

C'est dans cet état et dans ces dispositions qu'il vint à moi; je ne le reconnus plus, quoiqu'il fût, au reste, de ma connaissance. Moi-même je doutai fort de la possibilité d'un rétablissement. Toutefois je conseillai de faire une dernière tentative, le traitement par l'eau.

La nature, qui était à s'anéantir elle-même, dut être fortifiée et être arrêtée dans son travail meurtrier. Le malade se promena 2-3 fois par jour, pieds nus, dans l'herbe humide ou sur des dalles mouillées. Les autres jours il prit une compresse supérieure et une compresse inférieure, une fois par semaine le manteau espagnol. A ces applications succédèrent par semaine 2 demi-bains, un demi-maillot, une compresse supérieure avec une compresse inférieure. Les demi-bains furent ensuite remplacés par des bains entiers froids d'une minute et des bains chauds avec deux alternatives, chacune de ces deux sortes de bains une fois par semaine; de même aussi une lotion entière par semaine. Pour assurer la guérison complète et garantir contre la rechute, je prescrivis pour chaque semaine un bain froid entier, une affusion supérieure avec affusion des genoux et de fois à autres le manteau espagnol. Au lieu de 4-5 verres de bière, je n'en permis que 2, et la nourriture dut être simple et substantielle.

Déjà à la fin des huit premiers jours un mieux se fit sentir : le dépérissement s'arrêta et les forces revinrent. Au bout de 8 semaines, la guérison était opérée et les occupations ordinaires purent être reprises. L'homme heureux grandit en forces comme en corpulence, et aujourd'hui encore il est bien portant, superbe et vert.

Une mère, florissante de santé, perdit en peu de semaines la fraîcheur de la figure et ses forces. Tout le monde l'avait déjà condamnée, d'autant plus que les recettes du médecin étaient restées impuissantes. Dans sa détresse elle eut recours à l'eau.

Elle mit 2 fois par semaine une chemise trempée et s'enveloppa dans la couverture de laine pendant une heure. Elle prit également 2 demi-bains par semaine, et continua ces deux applications durant quinze jours. Son état s'améliora. A partir de là, elle prit, toutes les semaines, un demi-maillot et une lotion froide entière en descendant du lit. La santé parfaite fut rendue à la mère, et la mère à ses enfants heureux.

Pour ces sortes de malades on peut faire la remarque (comme il a déjà été dit plus haut au sujet des symptômes) qu'ils prennent trop de nourriture, de façon que la nature affaiblie ne peut pas la convertir régulièrement en humeurs, sang, os, muscles, etc... Il en résulte nécessairement des conséquences fâcheuses, comme la formation anomale de muscles, des obstructions du sang et des humeurs, etc... Les applications d'eau bien distribuées ont une action résolutive et révulsive, éliminent le superflu, règlent la circulation du sang et fortifient l'organisme.

Un autre cas encore est possible. La nourriture absorbée s'en va sans avoir été utilisée suffisamment. Les organes sont faibles, fatigués, paresseux, incapables de remplir leurs fonctions. Aussi de grands troubles dans le corps naissent-ils forcément de cet état de choses, la santé est minée. Coupez à n'importe quelle plante les racines nourricières, il faut qu'elle périsse. Nos organes sont comme ces racines nourricières. L'eau les fortifie, les rafraîchit. L'on connaît la roue garnie d'auges et tournant par le moyen de l'eau. Sous la chute du flot les palettes se meuvent, la machine se met en marche et travaille. C'est ainsi que l'eau, en touchant d'une façon bien ordonnée le corps paresseux, réveille tous les organes de leur torpeur et de leur assoupissement. Ils reprennent leur travail et une nouvelle vie vient animer le corps.

Que de jeunes gens traînent ainsi avec eux des corps languissants, à vrai dire, des demi-cadavres ! Je leur souhaite à tous de bon cœur qu'ils découvrent à temps la vraie source de santé !

6. Adynamie ou prostration des forces.

Nous voulons parler ici d'un état de débilité, de faiblesse musculaire, qui n'est pas une suite de maladie.

Un maître-forgeron, âgé de quarante-six ans, vient se plaindre : « Mes mains ont tellement perdu leur vigueur, depuis deux ans environ, que je ne puis plus manier convenablement mon marteau. Non seulement mes bras n'ont plus qu'un tiers de leur puissance d'autrefois, ils sont devenus de moitié plus minces ; pour le reste je suis assez bien portant. Seulement je sens depuis 6 mois que mes pieds deviennent également beaucoup plus faibles et qu'ils me font mal, particulièrement vers le soir. L'appétit est assez bon, pourtant pas comme jadis. En outre, j'éprouve souvent une violente tension dans la partie supérieure du dos. »

Aux mains amaigries je reconnus à peine où se trouvaient les veines; j'en conclus aisément que les bras n'étaient pas alimentés : d'où la faiblesse, la raideur et le manque de calorique. Les obstructions du sang dans la nuque et les régions voisines pouvaient avoir empêché le sang de se porter dans toutes les directions.

Le forgeron dut, pendant 2 semaines, tenir une fois par jour les bras tout entiers dans un bain à fleurs de foin durant une demi-heure, et une fois par jour, à un autre moment, pendant 2 minutes dans l'eau froide; à cela s'ajouta 3 fois par semaine le châle. Pendant ce traitement déjà les bras devinrent plus fermes, les veines se gonflèrent, les obstructions disparurent. Au bout des 2 semaines on lui administra tous les jours une affusion supérieure et une affusion inférieure, il prit 2 fois par semaine un bain chaud à fleurs de foin et 2 fois un bain froid des bras. Il continua ainsi et redevint apte à vaquer à sa profession. Pour l'usage interne il prit, pendant la durée de la cure, tous les jours 20 gouttes d'absinthe dans l'eau chaude.

VII. MALADIES DU CERVEAU

ET DE SES ENVELOPPES.

Le cerveau et ses enveloppes sont le siège de maladies de toutes sortes. Elles consistent soit dans des lésions plus ou moins appréciables, soit dans des troubles indépendants de toute altération de tissu. Les principales affections qui s'offrent à notre observation, dans ce chapitre, sont : l'*inflammation du cerveau*, la *congestion*, le *coup de sang*, l'*apoplexie*, le *mal de tête*, la *céphalalgie nerveuse*, la *migraine*, le *vertige*, l'*épilepsie*, la *danse de Saint-Guy*, le *delirium tremens* et l'*aliénation mentale*.

I. Inflammation du cerveau.

Partout où se produit une inflammation, là aussi afflue le sang à travers tous les vaisseaux. Le sang se précipite vers le foyer de la chaleur, tandis qu'il diminue de plus en plus dans les parties du corps les plus éloignées de l'inflammation. Y a-t-il une inflammation de cerveau, il faut avant tout amener le sang dans les extrémités, et détourner en même temps le calorique de la partie enflammée, et cela par les applications suivantes :

Envelopper les pieds jusqu'aux genoux de linges plongés dans l'eau mêlée de vinaigre. Si les pieds sont bien froids, il faut pour la première fois tremper le linge dans l'eau chaude. Si ce maillot des pieds devient très chaud au bout d'une demi-heure ou d'une heure, il faut alors le plonger dans l'eau froide et l'appliquer de nouveau. De même que les pieds, les mains aussi doivent être enveloppées, au moins jusqu'aux coudes, suivant le procédé employé pour les pieds; puis l'on peut avoir recours à une compresse inférieure. Après trois quarts d'heure il faut retremper le linge dans l'eau froide. Si la chaleur continue à être intense, l'on pourra prolonger le traitement. Pour détourner beaucoup de calorique, l'on peut appliquer sur le ventre un gros linge plié en deux et imprégné d'eau, ce qui attire plus de sang dans l'abdomen. Quant à la tête, on n'appliquera sur le front qu'un simple bandeau trempé dans l'eau froide et renouvelé après chaque demi-heure. On obtiendra peut-être plus d'effet, en entourant le cou d'un linge mouillé ou en mettant un châle; mais remarquez que le topique ne doit jamais rester appliqué au delà de trois quarts d'heure, à moins d'être retrempé dans l'eau froide. Ces applications, faites alternativement, empêcheront l'inflammation de monter à un degré bien élevé et la feront disparaître dans un espace de temps relativement court. Pour l'usage interne la meilleure potion est l'eau fraîche, prise en petites quantités, à la dose de 1-2 cuillerées tout au plus, mais fréquemment. En place de l'eau pure, l'on pourrait prendre une décoction de fenugrec.

2. Congestions.

Un fonctionnaire se plaint en ces termes : Je souffre d'une respiration pénible, de crampes dans la gorge et d'un très grand mal de tête. Il m'arrive souvent, des nuits entières, de ne pouvoir dormir du tout, à cause des congestions et des douleurs dans la tête. Je ne puis, depuis des années, aller à la garde-robe qu'après emploi de médecine. En outre, je sens beaucoup de crampes à la poitrine et, lorsqu'elles descendent dans le ventre, j'y éprouve de très fortes douleurs. Je ne sais plus comment me garantir contre le froid, mes mains et mes pieds sont habituellement froids. Ma position serait agréable, si je n'étais sans cesse souffrant. J'ai déjà visité plusieurs stations balnéaires sans aucun résultat. A ma corpulence d'autrefois a succédé maintenant la maigreur. Si l'eau ne vient pas non plus à mon secours, ajouta-t-il d'un ton mélancolique, je suis perdu.

Je lui prescrivis le traitement suivant : 1) tous les jours, matin et soir, marcher nu-pieds assez longtemps dans l'herbe et dans des sentiers, — ce qui lui procura un bien-être indescriptible et détourna le mal de tête ; 2) deux demi-maillots par semaine et 3) une fois par semaine le manteau espagnol.

Pour favoriser l'évacuation alvine, absorber pendant plusieurs jours, à chaque demi-heure, une cuillerée d'eau. Si parfois les douleurs sont considérables, il y a lieu de recourir à l'aloès, dont on fait fondre un morceau, gros comme un pois, dans l'eau chaude mélangée avec une demi-cuillerée de sucre, pour en prendre une cuillerée par heure.

Un maître-brasseur, d'environ trente-trois ans, est gravement malade depuis onze années. En mai 1877, s'étant levé du lit, il tomba subitement par terre et resta ainsi couché, presque sans connaissance, pendant deux heures. C'était le début d'un typhus qui dura 6 mois. Dès lors il avait chaque jour de forts vertiges, accompagnés de vomissements et de syncope. Les vertiges s'annonçaient par des battements dans le cerveau; puis le patient tombait souvent de tout son long. Cet état durait le plus souvent de 5 à 10 minutes et se renouvelait 5 ou 8 ou même 10 fois par jour. Au bout de ces 6 mois, il put reprendre son travail, mais seulement pour 2 mois. Les attaques furent alors si fréquentes et si fortes qu'il fut obligé de garder le lit, pendant 8 autres mois. Dans le courant de ces onze années il était alité annuellement pendant 6, 7 ou 8 mois. Le mal gagna tellement en intensité que, même dans l'intervalle, les crises de vertiges et de syncope se répétaient tous les 2 ou 3 jours, surtout à la suite d'un effort d'esprit ou d'un mouvement brusque, et quand il fallait tourner la tête. Les attaques s'annonçaient toujours par des battements dans la tête, et, si le patient se cramponnait à une table ou à un arbre, elles le secouaient et le ballottaient jusqu'à ce qu'il fût à terre. Il ne perdait pas le sentiment, mais la vue. Pendant neuf ans les attaques étaient accompagnées constamment de vomissements, lesquels ne cessèrent que l'année dernière. Depuis tout le temps de sa maladie le malheureux éprouvait une pression incessante au haut de la tête, comme si une lourde pierre lui pesait dessus. Depuis cinq ans il éprouvait, presque sans interruption, des bourdonnements à l'oreille droite et une dureté de l'ouïe. Dans la nuit, depuis neuf ans, le sommeil ne lui venait presque jamais avant 1 ou 2 heures du matin, à cause d'un sentiment de lourdeur et du trop-plein dans la tête. Le patient était, à une très petite interruption près, alité de mai 1886 à octobre 1887. Les 14 médecins, qui l'ont traité dans le cours de sa longue maladie et dont plusieurs l'ont déclaré incurable, lui prescrivirent une masse de médicaments. La plupart d'entre eux opinèrent que, par suite d'une blessure antérieure (un tonneau était tombé jadis sur la tête du brasseur), le crâne était fendu et que depuis lors une esquille exerçait une pression sur le cerveau, ce qui occasionnait le mal. Quelques-uns diagnostiquèrent un épaississement chronique de la dure-mère.

A mon avis, il y avait de très fortes congestions à la tête, et j'ordonnai les applications suivantes : affusion supérieure, marche dans l'eau, affusion dorsale, affusion des cuisses et des genoux, bain de vapeur des pieds et le manteau espagnol. Le succès de ce traitement de la durée de 5 semaines (du 28 juillet au 2 septembre) fut extraordinaire. Dès le cinquième jour le patient déclara ne plus éprouver la pression sur le cerveau. Au second jour il y eut encore une attaque à la suite d'un long effort d'esprit (le patient écrivait des lettres), ce fut la dernière. De jour en jour le mieux s'accentuait davantage, à la grande joie de notre brasseur. Pendant les 4 semaines suivantes il se sentait comme régénéré, la tête absolument libre et dégagée; l'organe visuel était également soulagé. Durant 5 semaines il dormait chaque nuit, d'un bout à l'autre. Il est heureux maintenant et recommence à vivre. Rentré chez lui, il continue d'employer journellement une des applications d'eau marquées ci-dessus.

3. Coup de sang.

Agathe vint me dire : « Cette nuit mon mari a été pris, je ne sais comment, de douleurs effrayantes dans le dos, entre les omoplates; elles s'étendent jusqu'à l'épaule droite. Il pousse des cris quand il veut se remuer. Il lui est absolument impossible de s'asseoir. Il a eu cette attaque déjà plusieurs fois, mais jamais à un degré aussi violent. Que doit-il donc faire? »

Réponse : Si, à chaque heure, on lui lave le dos entier avec de l'eau chaude et du vinaigre et qu'on le couvre convenablement, les douleurs disparaîtront bientôt. On pourrait aussi lui appliquer des compresses chaudes et les renouveler après chaque heure. Ordinairement le mal est à peu près enlevé dans 3 ou 4 heures. On peut alors, 2 fois encore, laver le dos avec de l'eau chaude et du vinaigre.

Le coup de sang se rencontre fréquemment dans le croupion, où il occasionne de grandes douleurs. Le remède le plus efficace consiste à se coucher sur un linge chaud imbibé d'eau et de vinaigre. Il suffit de renouveler le linge à 2 ou 3 reprises, chaque fois après une heure de temps.

4. Apoplexie.

Paul a eu une attaque d'apoplexie. La moitié du côté droit est paralysée, la bouche affreusement distordue, l'œil droit enfoncé, l'aponévrose de l'œil paralysée, la langue embarrassée, le courage brisé. Le médecin, appelé en toute hâte, déclare qu'il n'y a rien à faire pour le moment, qu'il faut attendre pour voir s'il survient une seconde attaque; mais qu'en attendant le malade pourrait boire chaque jour un peu d'eau minérale amère.

Le patient ne se contenta pas de cette recette. Il fit immédiatement un essai hydrothérapique, et fut rétabli en 12 jours. Il y a treize ans depuis lors, et notre professeur, âgé mais robuste, enseigna encore de nombreuses années.

Comment s'est-il guéri? Si le rouage d'une horloge est troublé dans sa marche régulière par une cause quelconque, une chute ou un heurt, il s'arrête ou fonctionne mal. Il se peut que toutes les roues, jusqu'aux plus petites, soient restées intactes; mais il s'y est introduit quelque chose, ou il existe une tension et une pression réciproque entre elles, et de cette manière l'accord n'est plus possible. Il faut réparer l'horloge, remettre tout en ordre, éloigner ce qui est superflu, et alors toutes les parties, dans leur subordination accoutumée, agiront de nouveau de concert pour faire marcher le tout. Il peut en être de même du rouage vivant de notre corps. Un trouble-fête intérieur, p. ex. un de ces engorgements si fréquents dans la vieillesse, où les organes se déboîtent facilement, n'a pas lésé la bouche, la langue, l'œil, etc..., mais il les a fait sortir de leur place naturelle. Eloignez le brouillon, aussitôt l'ordre et la paix reviendront. Je vais vous aider.

Un bain de vapeur de la tête, suivi d'une affusion, exercera dans les parties supérieures du corps une action résolutive, tandis qu'un bain de vapeur des pieds fera ce même office dans les extrémités inférieures du corps. Le malade prendra ensuite un bain chaud suivi d'un bain froid ou d'une lotion froide, ce qui détermine également une résolution et diminue en même temps l'afflux du sang au cerveau. Quand ainsi on aura enlevé les obstructions et rendu au cours du sang sa marche régulière, il sera temps d'huiler toute la machine moyennant une nourriture substantielle, en évitant le trop-plein et tous les stimulants, comme vins forts, spiritueux, épices, etc... Il faut aussi se garder soigneusement de toutes les excitations morales, comme efforts, émotions...

Un curé fut frappé d'un coup d'apoplexie. Une main, un pied, un côté se trouvèrent totalement paralysés, la parole et le sentiment perdus. Plusieurs jours durant on employa des médicaments — en vain. Le médecin déclara finalement que l'un des côtés était et resterait paralysé, que l'autre côté le serait aussi à la suite d'une seconde attaque, et que cette dernière mettrait fin à la vie. Un essai hydrothérapique, me dis-je alors, ne saurait porter préjudice dans de pareilles conditions. Aussitôt dit, aussitôt fait : le pied et le bras refroidis furent vigoureusement lavés avec de l'eau froide. Au second jour on administra 2 pédiluves chauds, pendant qu'on lava vigoureusement les pieds, et 4 lotions du haut du corps. Le troisième jour on remarquait déjà que dans les deux membres il y avait encore du sentiment et de la vie. Le courage vint : au quatrième jour nous mîmes, avec beaucoup de peine, à ce corps immobilisé un maillot inférieur d'une heure et nous posâmes 2 fois ces pieds à moitié morts dans un pédiluve chaud animé de sel et de cendres. — On continua ainsi pendant quinze jours. Après ces 2 semaines le patient put déjà un peu s'aider lui-même, en nous présentant la main et le pied, et il essayait avec bonheur de soulever le bras. — A partir de ce moment on eut recours, pendant 3 semaines, à la lotion des extrémités inférieures et du haut du corps, une fois par jour, et à des lotions totales alternant avec des bains de vapeur de la tête et des pieds, une fois par semaine. Des forces nouvelles pénétrèrent dans cet arbre abattu, et l'appétit augmenta. — Les 3 semaines suivantes furent occupées par des bains chauds avec alternative de bains froids, une fois par semaine; un bain de vapeur de la tête, un bain de vapeur des pieds et trois demi-bains avec lotion du haut du corps (une minute durant) par semaine. Pour finir, on administra des affusions supérieures et inférieures alternant avec le manteau espagnol.

Cette cure fut sans doute longue, difficile et pénible. Mais le patient se rétablit assez pour pouvoir dire chaque jour sa sainte messe, visiter les malades, chanter des grand'messes, soigner toutes ses écritures. La seule chose qu'il ne put plus entreprendre, c'est la prédication : la langue avait trop souffert et éprouvait beaucoup d'embarras dans la prononciation de certains mots. Sa santé est restée bonne jusqu'à cette heure, et voilà dix ans que l'attaque d'apoplexie, décrite ci-dessus, a eu lieu.

Un homme de quarante-cinq ans fut subitement frappé d'apoplexie. La main droite et le pied droit furent paralysés : sans mouvement et sans sentiment. L'appétit fut également enlevé A ce malade on lava chaque jour le haut du corps et les pieds avec un liquide tout chaud, moitié eau, moitié vinaigre. Il prit 3 fois par jour 30 gouttes d'absinthe, de sauge et de ménianthe. Au bout de quinze jours la main et le pied avaient de nouveau le calorique et le sentiment voulus, et le patient pouvait se promener dans la chambre. L'appétit grandit, le côté paralisé reprit peu à peu des forces et, peu de jours après, le corps fut de nouveau en ordre. Remarquons ici que ce malade avait bu beaucoup d'alcool, origine de son infirmité. Pour parfaire sa santé, il dut prendre 8-10 bains dans une décoction de paille d'avoine ou de branches de pin, à la température de 30-32° R. et 20 minutes durant. A ces bains succédait chaque fois une ablution froide ou un demi-bain froid avec lotion du haut du corps.

Un homme a été frappé d'apoplexie : un côté et la langue étaient paralysés, et le malade sans connaissance. Il resta dans cet état pendant 10 jours, tandis qu'un médecin le traitait. Ce dernier finit par déclarer qu'il n'y avait rien à faire et pu'une nouvelle attaque ne se ferait plus attendre longtemps. On me pria instamment d'intervenir. Je résolus d'administrer tout d'abord un bain de vapeur à la tête. Le malade était couché. Sur un escabeau placé devant le lit je fis mettre un baquet à moitié rempli d'eau bouillante (avec quelques poignées de fleurs de foin); la partie supérieure du corps fut rapprochée du bord du lit et recouverte d'une couverture de laine de telle sorte que, sous la couverture, les vapeurs pussent monter et envahir la tête et le haut du corps. Au bout de 10 minutes, la transpiration parut et continua pendant 15-20 minutes, à tel point que l'eau lui ruisselait sur le corps. Aussitôt après, le haut du corps et la tête furent énergiquement lavés avec de l'eau fraîche mêlée de vinaigre; puis le malade fut remis dans son lit, pour se reposer. Le même jour on réitéra la lotion, mais sans bain de vapeur. Le lendemain on administra un bain de vapeur (de 25 minutes) aux pieds du patient, qui restait toujours sans connaissance. Le corps entra dans la plus abondante sueur et fut de nouveau lavé, aussitôt après. Le troisième jour suivit un bain de vapeur de la tête, le quatrième un bain de vapeur des pieds. Au cinquième jour le malade reprit connaissance, la vie rentra dans le côté; le bras et le pied paralysés purent se remuer. Dans les 3 jours suivants il fut, chaque jour 2 fois, lavé entièrement avec de l'eau et du vinaigre. Maintenant la parole revint aussi en partie ; mais la guérison ne fut complète qu'au bout de 3 semaines. A partir de ce moment on employa 3 applications différentes : *a)* lotion totale, *b)* compresse supérieure et *c)* compresse inférieure, alternant matin et soir. En peu de jours le malade se remit si bien qu'on put lui appliquer chaque matin une affusion des genoux et chaque après-midi une affusion supérieure. Ces opérations étaient parfois remplacées par une lotion entière. Quand il fut en état de marcher, il prit des demi-bains et des affusions supérieures avec affusion des genoux, alternativement matin et soir.

La guérison fut si heureuse que cet homme est encore, à l'heure présente, après douze ans, très robuste et qu'il peut sans peine remplir ses fonctions.

Une observation générale pourrait rendre service à l'un ou à l'autre de mes lecteurs. Survient-il un coup d'apoplexie avec paralysie partielle, il faut immédiatement pratiquer de fortes lotions froides au dos, à la poitrine et au bas-ventre, 2-4 fois par jour. On peut mélanger l'eau avec un peu de sel ou de vinaigre. — De même aussi lavez les pieds, les jambes et les bras, pour distribuer partout le sang d'une manière uniforme et pour généraliser le calorique du corps. Toutes les lotions — je ne puis le répéter assez — doivent se faire avec la plus grande hâte, ne jamais prendre au delà d'une minute.

Si la paralysie n'est que partielle et que le malade puisse s'asseoir, il faut commencer par administrer à la tête un bain de vapeur de 20 minutes et faire suivre une vigoureuse ablution du haut du corps :

le résultat en sera excellent. Après un intervalle de de 4-6 heures, répéter le bain de vapeur et l'ablution; à la place de cette dernière, on pourrait donner une affusion inférieure. A ces opérations peuvent succéder les lotions mentionnées ci-dessus.

Dans le début il faut se garder surtout des maillots entiers, puisque la chaleur naturelle est trop faible et ne peut être remplacée. Je connais un cas où le médecin voulut sauver et guérir le malade au moyen des enveloppements. La première application fit du bien; mais à la deuxième le malade resta froid et tout le corps devint livide. On ne put le réchauffer qu'en lui amenant beaucoup de calorique du dehors.

5. Mal de tête.

« Voilà six ou sept ans, me raconte un employé, que je souffre d'un mal de tête qui me rend les travaux de mon état très pénibles, souvent même impossibles. Je perdais parfois déjà le courage et l'envie de vivre. Je sens une pression dans la tête, c'est comme si quelque chose y flottait dans un liquide. Chaque pas ferme que je fais m'occasionne de nouvelles douleurs. Si je m'échauffe en marchant ou en travaillant, il m'arrive à peu près ce qui doit arriver à un homme bien ivre. Déjà huit fois j'ai eu des coliques néphrétiques. Douze médecins, que j'ai consultés à des époques différentes, au sujet de mon mal de dos, n'ont pas reconnu mon infirmité. Un seul a su me procurer un peu de soulagement. J'éprouve des douleurs de reins quand je mange quelque chose d'aigre ou quand il se concentre trop de gaz; quand je marche longtemps et que je m'échauffe un peu, quand je reste assis ou debout pendant quelque temps, immédiatement je m'en ressens.

Tantôt j'ai une chaleur ardente dans tout le corps et tantôt, un instant après, le frisson m'envahit d'outre en outre. L'été me pèse toujours plus que l'hiver. Jadis je souffrais beaucoup de somnolence. J'étais bien portant, vigoureux, gros et bien bâti. Je ne crois pas que l'on puisse être plus misérable que je l'ai été pendant vingt ans. J'ai fait aussi un séjour aux eaux de Kœnigstein, j'en éprouvai du mieux, c'est vrai, mais voilà tout. »

Je prescrivis à ce malade le traitement suivant : 1) 2 fois par jour affusion supérieure ; 2) chaque jour marche dans l'eau et affusion des genoux ; 3) chaque semaine 3-5 affusions dorsales, souvent bain de siège ; 4) surtout les moyens d'endurcissement (marcher dans l'herbe et sur les dalles) ; 5) enfin tisane de genièvre, de gratte-cul, de prêle, journellement 2 tasses, mais seulement par intervalles. — Dans l'espace de 4 semaines il fut guéri, et maintenant, après 6 mois, on peut dire qu'il jouit d'une santé florissante et qu'il est plein de force, au moral et au physique.

Un homme vient me dire : « J'ai trente-cinq ans, je souffre continuellement d'un mal de tête et souvent d'une telle faiblesse que je n'en puis presque plus. La plupart du temps j'ai des douleurs à la poitrine ; il en est de même du dos. Ce qui me fait le plus souffrir, c'est la nuque, où je sens de continuelles contractions spasmodiques. C'est étrange comme les cheveux me tombent ; si cela continue ainsi encore 6 mois, je n'aurai plus un seul cheveu sur la tête. Les pieds et les mains sont presque toujours entièrement froids. L'appétit est nul. »

Traitement : 1) Mettre une chemise trempée dans l'eau salée, 3 fois par semaine ; 2) se laver le corps pendant la nuit, 3 fois par semaine ; 3) prendre journellement une pincée de poudre blanche.

Après 2 mois notre homme revint et me déclara qu'il se trouvait complètement remis, et qu'il ne ressentait plus de douleurs là où il en avait eu les plus violentes, tandis que le poids de son corps avait augmenté de 10 livres.

Deux musiciens de profession racontèrent ce qui suit : « Nous avons tous les deux le même mal : céphalalgie continuelle, parfois insupportable, sommeil très court et très agité. Les congestions et les vertiges nous tourmentent d'une manière désespérante. Les mains et les pieds sont tout froids. Nous ne sommes presque plus capables de remplir notre office. » Les deux avaient dépassé cinquante ans.

Les deux compagnons d'infortune employèrent pendant 12 jours les remèdes suivants : chaque jour 2 fois affusion supérieure et affusion des genoux ; un jour demi-bain, l'autre jour affusion dorsale. De plus, une fois par semaine bain de vapeur de la tête.

Au bout des 12 jours les deux étaient rétablis et purent reprendre leurs fonctions. Pour conserver la santé et pour gagner en forces, il ne leur restait qu'une application à faire chaque jour, et qu'à prendre 2 fois par semaine un demi-bain. D'après les dernières nouvelles le mieux se maintient parfaitement.

Un Hongrois vint me faire les déclarations suivantes : « Depuis plus d'un an je ne suis plus capable de rien, par suite de violents maux de tête et de vertiges ; sur tout mon corps j'ai des démangeaisons et une cuisson intense, qui me dérobent souvent le sommeil. Par suite je suis devenu parfois mélancolique et très inquiet. »

Après quelques semaines de traitement hydrothérapique, la guérison fut complète : 1) chaque jour affusion supérieure, aussitôt après marche dans l'eau; 2) chaque jour demi-bain. — Pendant la seconde et la troisième semaine 3 fois demi-bain, journellement affusion supérieure et affusion des genoux. Plus tard, bains entiers et affusion supérieure avec marche dans l'eau.

Un homme de haut rang avait un mal de tête d'un genre tout particulier : la douleur reprenait régulièrement le matin à 7 heures, durait jusqu'au coucher du soleil et faisait tant souffrir, que le patient, loin de soigner ses écritures ordinaires, ne pouvait pas même faire de petites lectures. Dans la nuit il ne sentait aucune trace de son mal, pourvu toutefois qu'il n'eût pas astreint son esprit. La partie souffrante se trouvait au côté gauche du front, sur une surface grande comme une pièce de 5 francs. La douleur ne s'en prenait pas seulement à la tête, mais aussi au corps tout entier, au point que le malade maigrissait à vue d'œil; avec la bonne mine s'en allaient aussi les forces.

Les médecins les plus renommés furent consultés, un établissement hydrothérapique fut visité, — mais sans résultat sensible. Les médecins finirent par envoyer leur client aux eaux de Méran, pour y faire un dernier essai. Il en revint heureux et apparemment bien guéri. Sa famille le salua avec enthousiasme et se réjouit sincèrement de son rétablissement. Mais voici que le lendemain matin, à 7 heures, le vieux parasite se présenta de nouveau et occupa son ancienne position. Toute la maison en gémit, on ne savait à quel saint se vouer. Des amis parlèrent derechef de l'eau, et finalement on se décida à faire un essai chez moi. Le patient avait la figure bien malade, et il était très amaigri. Après qu'il m'eut dépeint son infirmité, il ajouta qu'il n'était presque jamais sans catarrhe et qu'il avait fort peu de chaleur naturelle, ce qui provenait sans doute d'un accident qui lui était arrivé jadis.

Connaissant ainsi son état pathologique, je dus chercher à le guérir. La mauvaise mine, le manque de chaleur animale, l'excessive sensibilité à tout changement de température, l'amaigrissement, — tous ces symptômes étaient pour moi autant de témoins autorisés, qui n'accusaient point la partie souffrante du front, mais bien toute la nature malade, tout le corps affaibli. C'est là-dessus que je réglai mes prescriptions : il fallut agir sur l'organisme entier, sans faire attention à la souffrance localisée de la tête. Ce furent donc simplement les moyens d'endurcissement avec quelques lotions, procédés décrits dans la première partie de ce livre, qui rétablirent la santé délabrée : à savoir la transpiration égale sur la surface cutanée, la circulation régulière du sang, la bonne digestion et partant l'augmentation du calorique naturel, une meilleure mine, la guérison complète. C'est toujours la même vieille histoire, on ne saurait assez la raconter à nouveau!

Le résultat prouva combien mon jugement sur ce mal de tête était juste. Dans l'espace de 6 semaines environ tout l'organisme fut remis à merveille. La septième heure du matin ne ramenait plus du tout le mal de tête tant redouté. C'est l'eau qui, en guérissant l'ensemble du corps, a guéri aussi cette partie, sans pourtant y toucher directement.

6. Céphalalgie nerveuse.

Deux élèves furent obligés de quitter le collège avant la fin de l'année. Ils souffraient d'un tel afflux de sang à la tête et d'une telle céphalalgie, qu'ils ne pouvaient plus étudier; à peine étaient-ils à même de lire un peu. Tous les deux ont, pour guérir, employé tous les moyens sans obtenir de résultat. Je leur donnai le simple conseil de passer la plus grande partie de la journée à se promener nu-pieds, surtout dans la rosée, à se tenir après chaque heure, si possible, dans un ruisseau pendant quelques minutes, et à se faire administrer 2 ou, par un temps chaud, 3 affusions supérieures.

Les jeunes gens suivirent mon conseil, firent même plus. Ils éprouvèrent du mieux et s'encouragèrent; à la fin des vacances ils retournèrent bien portants et heureux à leur établissement.

Comme il serait bon dans les maisons d'éducation, où l'on fait tant de gymnastique, de faire aussi de pareils exercices qui, au lieu d'échauffer et d'exciter la nature, la calmeraient au contraire! On ne peut croire quelle heureuse action exerce la promenade nu-pieds dans un pré humide ou dans la rosée!

Un homme de quarante-cinq ans vint se lamenter: « Les médecins déclarent, dit-il, que je suis atteint d'une céphalalgie nerveuse. J'ai toujours un bandeau autour de la tête, parce que j'éprouve souvent une pression insupportable à l'occiput, tantôt à droite, tantôt à gauche. Le mal se loge-t-il dans le dos, alors j'ai de violents battements de cœur, qui durent parfois des heures entières. Quelquefois l'appétit s'en va complètement. J'ai un tel vertige que je ne puis plus marcher seul; c'est pour cela que ma femme est obligée de m'accompagner. Mais ce qui dépasse toutes ces douleurs physiques, c'est la souffrance morale : je me trouve dans un état de tristesse désespérante, au point que maintes fois déjà j'ai souhaité la mort. »

Ce patient avait passablement d'embonpoint, son teint était jaunâtre et flétri, son corps fortement bouffi. Une cure de 13 jours remit tout en ordre, fit diminuer de beaucoup le poids du corps, enleva le mal de tête et le vertige. En même temps revinrent la bonne humeur, le sommeil tranquille et l'appétit.

Traitement. Premier jour : affusion supérieure et affusion des genoux dans la matinée; affusion dorsale et marche dans l'eau après-midi. Second jour : affusion dorsale dans la matinée, plus tard piétinement dans l'eau; après-midi de nouveau affusion dorsale, plus tard affusion des genoux. Troisième jour : dans la matinée affusion supérieure et affusion des genoux; après-midi affusion totale; plus tard demi-bain.

Ainsi de suite. Le patient, étant fort et bien membré, reçut journellement 4 applications.

Deux étudiants vinrent me raconter pendant les vacances de Pâques : « Nous avons de la céphalalgie, un afflux de sang à la tête, mauvais sommeil, grande fatigue, appétit défectueux, de sorte que nous sommes incapables de continuer. Ne pourrions-nous pas employer ces vacances pour rétablir notre santé par l'hydrothérapie ? »

Comme nous étions au printemps, qu'il faisait encore passablement froid et que le sol était humide, je leur conseillai de passer ces jours de vacances, autant que possible, à l'air libre, dans la forêt, sur les prés, d'y marcher nu-pieds et, sitôt qu'ils sentiraient du froid, de se donner beaucoup de mouvement; de se tenir aussi, de temps en temps, dans un fossé plein d'eau pendant 2-3 minutes, en y piétinant. Ils durent également, 2-3 fois par jour, plonger leurs bras tout entiers dans l'eau.

Ces exercices plurent beaucoup aux deux jeunes gens : le courage et la joie revinrent. Contents et réconfortés, ils retournèrent aux études, purent très dien travailler et se réjouirent à l'avance de pouvoir de nouveau endurcir et fortifier leur corps pendant les grandes vacances d'automne.

Il faut remarquer cependant que, si on se promène dans un pré humide et froid et qu'on piétine dans l'eau, il faut toujours faire assez de mouvement, pour rétablir promptement la chaleur naturelle, ce qu'une promenade forcée opère sans retard chez les jeunes gens.

Le même cas se présenta chez un séminariste, qui vint se plaindre en ces termes : « J'ai une telle tension dans la tête, que parfois je ne sais plus où je suis, ni ce que je fais, et je souffre souvent de grands vertiges, de sorte que je suis incapable d'appliquer mon esprit. Je dus quitter le séminaire 3 mois avant la fin de mes études, au moment où j'étais près d'atteindre mon but. »

C'était au mois d'août, et notre candidat passa 10 jours dans les jardins et les forêts, depuis le matin jusqu'au soir, en se promenant beaucoup nu-pieds. En outre, il reçut chaque jour 2-4 affusions supérieures Dans l'espace de 12 jours il perdit tous les symptômes de maladie, se sentit gai et fortifié et n'eut plus besoin, pour rendre la santé parfaite, que de passer de la même façon ses vacances d'automne.

7. Migraine.

La migraine, qu'on nomme aussi *hémicrânie*, parce qu'elle n'existe ordinairement que d'un côté de la tête, est éminemment une maladie de femme; mais les hommes doués d'une intelligence hors ligne en sont souvent affectés aussi, surtout ceux qui appliquent beaucoup et longtemps leur esprit. On entend parfois le médecin consoler les malades : «Soyez tranquille, un bêta n'a pas la migraine ! »

Cette affection provient fréquemment d'un trouble dans la circulation du sang, mais plus fréquemment encore des influences perturbatrices de l'estomac et du bas-ventre. (Complète inappétence et aversion pour toute nourriture.) Si le bas-ventre est plus ou moins affaibli dans son ensemble, si les gaz s'accumulent et que les selles ne sont pas régulières, le contre-coup de cet état de choses se fait sentir bien souvent dans la tête et y produit des douleurs à telle ou telle partie. Ou bien il peut arriver que le sang, dans son cours irrégulier, afflue particulièrement à un endroit déterminé. Parfois la funeste maladie fait son apparition sous la forme d'un brouillard qui couvre les yeux comme d'un crêpe. Chez d'autres elle se manifeste dans le coin des yeux, tandis que chez plusieurs l'organe visuel se dérange, au point qu'ils croient voir danser devant eux toutes sortes de figures fantastiques.

La migraine surgit volontiers à la suite de maladie, quand la nature n'est pas complètement remise et que les organes n'ont pas encore repris leur activité normale. Elle peut être aussi un héritage des parents : bien des fois j'entendais des personnes affectées de la migraine raconter que leur père ou leur mère en avaient souffert également.

Cette affection douloureuse n'est pas difficile à guérir. La migraine provient-elle des gaz — que, du reste, je regarde comme sa cause principale — il suffira de bien laver l'abdomen avec de l'eau froide, pendant 2-3 jours consécutifs, 2-4 fois par jour. Cette simple opération n'élimine pas seulement les gaz, elle agit aussi sur la selle et maintes fois elle remet, à elle seule, tout en ordre. L'effet est plus sensible, si avec l'eau servant aux lotions on mélange un peu de sel et de vinaigre.

Dans le cas que ces applications ne suffisent pas, on pourra, dans l'espace d'une semaine, prendre 2-3 demi-bains, ce qui devrait avoir l'effet voulu chez tout le monde. A côté de cela le patient peut recourir au cumin ou au fenouil qui, préparé et bu sous forme de thé, exerce une action excellente. De petits remèdes domestiques ne sont pas à dédaigner non plus, comme par exemple l'huile de lavande, prise matin et soir à la dose de 5 gouttes, ou encore 6-8 grains de genièvre mâchés dans le courant de la journée.

Beaucoup d'hommes regardent la poudre effervescente comme moyen radical contre la migraine. Elle chasse le gaz, soit; mais n'exagérez point : elle n'est pas un moyen radical. Une pareille réclame me rappelle l'histoire amusante, d'après laquelle quelqu'un aurait tué un lièvre avec une fusée. Le *nec plus ultra* pour la migraine est aujourd'hui le *crayon à migraine*, une petite tige de bois finement travaillée et renfermant le gland merveilleux, qui dégage une forte odeur de camphre. Il n'y a plus d'homme du monde, plus de dame huppée, qui sorte sans ce petit *vade-mecum*. La cause de la migraine réside, comme nous avons vu, la plupart du temps et principalement dans l'abdomen. Et voilà qu'il doit suffire de toucher le front un certain nombre de fois avec ce crayon magique, pour que la migraine s'en aille! Croira qui voudra! Je n'en veux pas dire davantage; mais je serais bien obligé de sourir, si un patient, à qui le médecin a ordonné un clystère, se faisait seringuer l'oreille, au lieu de prendre le lavement.

8. Vertige.

Un prêtre, dans la force de l'âge, sentait ses forces diminuer sans cesse, surtout dans les jambes. Ce n'est qu'avec une peine excessive qu'il pouvait faire encore un kilomètre, et il lui semblait que ses jambes allaient lui refuser tout service. En outre, il avait beaucoup de vertiges, au point qu'il ne pouvait rester longtemps debout, sans s'appuyer sur un objet solide et, en se tournant pendant la messe, il était obligé de se tenir à l'autel. Quand le vertige s'en allait un peu, il éprouvait une violente oppression à la poitrine et le pressentiment de l'imminence d'un coup d'apoplexie.

Quand ce patient vint ici, il avait déjà absorbé beaucoup de médecines et d'eaux minérales, tout sans résultat. Il avait très bonne mine, au dire de tout le monde, et un appétit en règle; mais le sommeil laissait à désirer.

Traitement. Eloigné de sa paroisse pendant 3 semaines, il se promena chaque jour nu-pieds (dans l'herbe, sur les dalles mouillées, dans l'eau à hauteur des genoux), reçut au début 2 affusions supérieures et une affusion de genoux par jour, plus tard des demi-bains et des bains en pleine transpiration. Vers la fin de sa cure il essaya de faire 4 lieues en un jour, ce qui lui réussit sans fatigue. Il se sentit donc parfaitement guéri et s'en retourna chez lui gai et content.

Voici un vieillard de soixante-quatorze ans, qui raconte son cas comme suit : « Je suis souvent pris d'un affreux vertige et parfois d'une violente pression sur la tête ; par intervalles les pieds sont complètement froids. Quand la tête est dégagée, j'éprouve chaque fois de grands embarras dans le bas-ventre. Je n'ai jamais de selles sans avoir pris médecine. Le livre *ma cure d'eau* m'a fait réfléchir. Je vous pose donc la question, si à mon âge avancé l'hydrothérapie peut avoir encore de l'effet; sinon, je m'abandonnerai tranquillement à mon sort. Si, au contraire, je puis en espérer du succès, j'entrerai dans l'eau comme un jeune homme.

En 3 semaines le brave vieillard fut si bien rétabli, qu'il regrettait d'avoir déjà transmis ses fonctions à un autre.

Traitement. 1er jour : le matin lotion du haut du corps avec de l'eau et du vinaigre, puis affusion de genoux; le soir pédiluve chaud avec sel et cendres, pendant 14 minutes. 2e jour : le matin affusion supérieure (un seul arrosoir plein), immédiatement après promenade de 5 minutes sur les dalles mouillées ; le soir bain de siège froid d'une minute. 3e jour : matin promenade dans l'eau pendant 2 minutes, après quoi tenir les bras entiers dans l'eau ; après-midi affusion supérieure, vers le soir bain de siège. 4e jour : matin promenade de 3 minutes dans l'eau jusqu'à hauteur des genoux, puis immersion des bras pendant 2 minutes; après-midi affusion dorsale. 5e jour : matin affusion dorsale, soir demi-bain d'une minute. Ces dernières applications, d'une force considérable, furent ainsi continuées. — Le vertige se perdit totalement, les selles devinrent régulières, les mauvais gaz furent chassés, le calorique général de la nature rétabli et toute la machine remontée. Le vieillard eut le teint pour ainsi dire juvénile, ainsi que le meilleur appétit.

L'on demandera peut-être pourquoi, chez cet homme d'un âge si avancé, on n'a employé qu'une seule application d'eau chaude dans tout le cours du traitement.

La raison en est tout simplement qu'il possédait encore passablement de forces et de chaleur naturelle; autrement il eût été nécessaire de lui amener plus de calorique au moyen de lotions faites (au moment où le malade sort pour un instant du lit) soit avec de l'eau chaude salée, soit avec de l'eau mêlée de vinaigre. Si chez les vieillards la chaleur naturelle se développe à la suite de lotions chaudes et qu'à titre d'essai on fasse alors une lotion froide, ils ne tarderont pas à dédaigner l'eau chaude et à préférer l'eau froide, parce qu'ils sentent que cette dernière a de meilleurs effets et qu'elle augmente davantage la chaleur naturelle.

Un prêtre âgé de soixante-dix-huit ans souffrait d'un tel vertige qu'il ne pouvait plus lever les yeux ni marcher sur la route d'un pas assuré. Il avait assez d'embonpoint; mais tout son extérieur semblait dire que le pauvre vieillard n'avait plus de chaleur physique. Malgré toutes ces infirmités, sur lesquelles le monde n'attribue à l'eau aucune influence, son visage rajeunit d'une façon surprenante. Le vertige et toute incertitude dans la marche disparurent; bref, ce fut comme une lampe qui, après avoir été alimentée, continue de brûler avec un nouvel éclat.

Si un vieillard lit ces lignes, il demandera comment on s'y est pris. Voici la réponse : 1er jour : dans la matinée enveloppement, depuis le dessous des bras, dans un linge trempé dans une décoction chaude de fleurs de foin, pendant une heure et demie; dans la soirée, une lotion bien chaude avec un mélange d'eau et de vinaigre. 2e jour : le matin, un bain de vapeur des pieds pendant 20 minutes, suivi d'un rapide arrosement d'eau fraîche. 3e jour : bain de vapeur de la tête pendant 20 minutes, suivi d'une affusion supérieure. 4e jour : le matin, affusion supérieure froide, puis une affusion des genoux; le soir, chemise mouillée, pendant une heure et demie. 5e jour : matin, un pédiluve chaud animé de sel et de cendres; soir, une affusion supérieure et une affusion des genoux. A partir de ce temps rien que des applications froides : alternativement affusion supérieure et affusion des genoux dans la matinée, deux heures plus tard marche dans l'eau et immersion des bras; dans l'après-midi une affusion supérieure. Continuer ainsi pendant 6 jours environ, en ajoutant cependant une ou deux lotions totales de nuit (sortant du lit). De retour à la maison, il suffit, pendant la semaine, de marcher 2 fois dans l'eau et d'immerger les bras, et de prendre un bain de siège chaud ou froid. Pour l'usage interne une infusion de fenouil, de mille-feuille et de sauge

9. Epilepsie — mal caduc.

Je ne m'informe jamais auprès des épileptipues sur leur état de santé. Je leur demande simplement depuis combien de temps ils sont affligés de la maladie, quel âge ils ont, s'ils ont chaque fois conscience des phénomènes avant-coureurs de l'attaque, si leurs facultés intellectuelles sont encore en bon état ou si elles sont déjà altérées.

J'ai la conviction que le haut mal aussi a son siège principal dans le sang, que ce soit un manque de sang, ou un sang corrompu, ou encore une circulation irrégulière du sang. Mon opinion est étayée de faits nombreux, qui montrent que des éruptions provoquées à la peau — c'est comme l'exhalaison et l'évaporation du sang — ont toujours, d'une manière sûre et durable, porté secours aux personnes atteintes d'épilepsie, et que ces personnes, soit-disant incurables, se distinguent toujours par la turgescence et la couleur violacée de la figure, ce qui n'est autre chose que l'effet des obstructions d'un sang morbide.

Si la réponse à toutes mes questions est favorable, ce qui est le cas ordinaire chez les sujets de huit à vingt ans, je considère le mal caduc comme un état de convulsions guérissable, voisin de la chorée ou danse de Saint-Guy. J'ai pu secourir nombre de personnes, même celles qui avaient hérité cette maladie de leurs parents. — Si, au contraire, le malade répond négativement à mes questions sur les signes avant-coureurs et sur l'intégrité des facultés intellectuelles, surtout quand je constate que le mal est déjà ancien et qu'il a produit plus ou moins d'idiotisme, alors le malheureux, qui, pour son bonheur, n'a guère conscience de son état lamentable, n'a plus rien à attendre de ma part.

Voilà les principes sur lesquels j'ai réglé ma conduite, ayant toujours pour but d'améliorer le sang des épileptiques et de régulariser sa circulation. J'ai cherché avant tout à endurcir les malades, les engageant particulièrement à marcher beaucoup nu-pieds. Dans la saison d'été je leur faisais prendre de temps en temps un bain froid, mais jamais au delà de la durée d'une minute; en hiver ce bain, durant 1 ou 2 minutes, était un peu chauffé. J'y ajoutais une fois par semaine la chemise trempée dans l'eau salée.

Les éruptions provoquées fréquemment par ces applications d'eau sont traitées d'après les règles données en leur lieu (cf. éruptions). Je recommande toujours aux jeunes gens de s'habituer à un habillement simple et rationnel, qui n'amollit pas; et aux jeunes filles je conseille sans cesse de renoncer à la manie déraisonnable, malsaine et malfaisante de porter corset. Il faut se contenter d'une nourriture simple et éviter de faire des ouvrages d'art et des tours de force : le travail doit toujours être approprié aux capacités et aux moyens de chacun.

10. Danse de Saint-Guy.

Un père de famille vint me raconter : « J'ai une fille qui compte maintenant dix ans et qui n'était jamais tout à fait bien portante. Sa dentition fut si laborieuse, que nous craignions pour ses jours. Puis une de ses jambes devint plus grêle que l'autre. Maintenant elle a la danse de Saint-Guy. Elle ne peut ni manger ni dormir; et les convulsions, quand elles viennent la saisir, la mettent dans une situation effroyable. J'ai consulté plusieurs médecins; mais l'état de la petite empire toujours. »

Brave homme, lui répondis-je, faites bouillir du regain dans l'eau pendant une demi-heure, mais prenez-en beaucoup, afin que la décoction devienne épaisse, et ajoutez-y un peu de sel. Puis prenez une chemise de grosse toile, trempez-la dans ce liquide, tordez-la et revêtez-en la pauvrette, que vous envelopperez ensuite dans une couverture de laine. Laissez la malade dans ce maillot durant une heure et demie ou même deux heures ; si elle s'endort, ne la réveillez pas, lors même que le temps marqué serait écoulé. Faites cela chaque jour pendant une semaine, et revenez alors chez moi.

Huit jours plus tard il revint et me dit : « Monsieur le curé, la fillette a une horrible éruption sur tout son corps, surtout au dos et à la poitrine; mais elle devient alerte, ne sent plus de douleur, et les crampes sont éloignées ; elle dort bien et commence à avoir de l'appétit. Qu'y a-t-il à faire désormais ? »

A partir de maintenant, lui dis-je, mettez à l'enfant la chemise mouillée tous les 3 jours seulement. Quand vous aurez continué pendant quinze jours, votre fille sera rétablie. Donnez-lui, en outre, chaque jour une vingtaine des gouttes que voici, en les mélangeant avec de l'eau. — Je lui remis de l'essence d'absinthe, dont il est parlé dans la 2e partie de ce livre.

II. Delirium tremens — folie alcoolique.

Un homme de trente-six ans avait bu beaucoup de bière et mangé peu, se nourrissant ainsi plus ou moins de la bière. Avait-il de la bière dans le corps, il se sentait fort ; mais sitôt que les vapeurs alcooliques étaient évanouies, il se lamentait sur sa débilitation.

Le delirium tremens s'était déjà dessiné si nettement chez ce malheureux, que même les jeunes gens remarquaient qu'il n'était plus dans son assiette. Avec cela il se plaignait beaucoup de douleurs rhumatismales, de crampes, de fréquente céphalalgie. Quelque difficile qu'il soit de guérir un ivrogne, notre homme avait de la bonne volonté, et était résolu, coûte que coûte, à se défaire de sa passion.

Le traitement suivant, employé pendant 3 semaines, l'a complètement rétabli. Il reçut chaque jour 2-3 applications d'eau, et cela dans l'ordre que voici : 1er jour : *a)* affusion supérieure et affusion des genoux, *b)* marche dans l'eau et immersion des bras, *c)* affusion dorsale ; — 2e jour : *a)* demi-bain, *b)* affusion supérieure avec affusion des genoux ; — 3e jour : *a)* bain de siège, *b)* affusion supérieure ; — 4e jour : *a)* demi-bain, *b)* bain entier... On continua ainsi jusqu'à guérison. Tout état maladif cessa, l'aspect s'améliora complètement, l'appétit se présenta, et l'envie passionnée de boire disparut entièrement. Nous devons remarquer tout spécialement que, pendant la cure, des exanthèmes à différents endroits de la peau donnèrent issue aux éléments morbifiques.

12. Aliénation mentale.

Cela doit être une situation terrible, quand cette nuit intellectuelle se présente à quelqu'un, quand l'homme n'est plus homme, quand il devient en quelque sorte un être dépourvu de raison. Il y a cinquante, quarante et trente ans, les maladies mentales comptaient parmi les phénomènes rares. De nos jours leur nombre (tout le monde le reconnaît) s'accroît dans une mesure effrayante. Les maisons d'aliénés, quelque nombreuses qu'elles soient, sont combles, ne suffisent plus. On construit à présent en beaucoup d'endroits, en dehors des grands centres, des quartiers de ville pour les fous. Quelle étrange impression vous saisit en traversant ces champs de morts habités par des vivants! C'est donc là l'homme, qui peut faire si grand! Dieu nous préserve d'une pareille épreuve! Ces pensées occupent l'âme sérieuse dans ces sombres corridors. Voilà pour la folie entière, la démence.

Mais combien y a-t-il d'hommes, des centaines et des milliers, qui sont à moitié fous, qui souffrent horriblement et qui sont si rarement guéris! Je puis dire en toute vérité qu'un très grand nombre de ces malheureux ont cherché auprès de moi soulagement et guérison, et, de mon côté, c'est surtout pour cette catégorie d'hommes si abandonnés et si désespérés que je me sentais toujours le plus d'amour et de sollicitude. Ils n'étaient pas assez malades pour entrer à l'asile des aliénés, et cependant ils ne pouvaient se livrer à une occupation régulière. Les angoisses de ces malades sont indicibles, indescriptibles, innombrables, variées à l'infini. De même qu'en été, au soleil ardent, les mouches piqueuses bourdonnent le plus, ainsi, dans la tête échauffée de ces pauvres êtres, les idées les plus extravagantes se donnent, hélas! libre cours. Les uns détestent leur profession qu'ils ont aimée jusqu'ici, les autres ne veulent plus prier. La misanthropie et l'anthropophobie ont envahi les uns, d'autres sont pris de colère contre eux-mêmes et cherchent à se donner la mort, etc..., etc... Les idées de ces pauvres créatures sont aussi variées que les têtes elles-mêmes.

Chez tous ces malades qui sont venus à moi depuis trente ans, j'ai toujours trouvé la cause de leur infirmité. Ou bien la maladie était congénitale et partant existait en germe dès l'enfance; ou bien elle provenait de vices constitutionnels, d'infirmités,[1] ainsi que du genre de vie.

Un point surtout est à observer, puisqu'à cet égard il se produit facilement des illusions. Il faut rester bien froid dans l'appréciation d'un cas de ce genre, ne pas se laisser circonvenir l'esprit. Je ne saurais assez prévenir contre la tendance insensée qui veut y voir aussi des influences surnaturelles, surtout des influences diaboliques. Même alors que chacun ne pouvait presque faire autrement que de croire à la présence d'un démon dans tel ou tel malade, l'eau froide a suffi pour le chasser.

Dans ma longue pratique il ne m'est pas arrivé un seul cas où les remèdes naturels, bien administrés, n'aient produit un résultat. Je me cramponne fermement à la foi et au surnaturel comme à une barque de salut et je ne voudrais — Dieu m'en garde! — abandonner la moindre partie, pas un iota, de mes convictions religieuses; mais jamais non plus je ne voudrais prêter à rire aux ennemis de la religion, ni leur fournir une occasion d'attaquer notre foi.

[1] *Mens sana in corpore sano*, disaient les anciens. Un esprit sain ne peut habiter que dans un corps sain. N'oubliez pas que le pays, le palais ou l'humide masure exercent une grande influence sur les hommes qui y demeurent. En serait-il autrement de l'âme et du corps, qui sont si intimement unis et ne forment ensemble qu'un seul et même tout?

A bon entendeur salut! Un exemple : Un frère amène sa sœur; celle-ci prétend que le mauvais esprit demeure au milieu de sa poitrine; qu'elle sait beaucoup du diable, mais que le diable sait tout d'elle-même, voire les pensées les plus secrètes; qu'il la gouverne, dirige et domine; que son frère est fou, que le curé est encore plus fou, mais que le plus fou de tous est le médecin. Pourquoi? « C'est qu'ils disent toujours que je devrais mettre une autre tête, laisser là mes sottises et leur obéir. Une fois que le diable a pris possession de quelqu'un, la tête de cette personne n'a plus rien à commander. »

Je ne saurais vous dire avec quelle frénésie sauvage la pauvrette pestait contre les 3 personnages cités. S'ils s'étaient tus — car ils savaient à qui ils avaient affaire — ils n'auraient pas poussé la malade à un tel état de surexcitation, et j'aurais eu plus beau jeu. Car, pour ces personnes, tout dépend de la manière de les prendre. Je ne la contredis en rien et je me contentai de lui répondre : « Oui, certes, cela ne va pas bien dans votre intérieur. » Elle en fut satisfaite, et je l'avais gagnée. Elle eut confiance, ce que manifesta sa réplique : « Si quelqu'un ne croit pas que j'aie le diable en moi, il ne pourra pas le chasser. » Cette confiance pour moi signifie : la malade est guérie à moitié, et mon travail est fait à demi. Elle prit ce que je lui prescrivis, et elle employa exactement les applications d'eau, telles que je les lui indiquai. En 6 semaines elle fut totalement guérie.

Cela intéresse beaucoup de lecteurs de savoir ce qui avait bien manqué à cette personne. Ses traits étaient tirés, les mains froides, les pieds plus froids encore; elle éprouvait à la poitrine une forte oppression et dans l'estomac un dégoût pour toute nourriture. Tout le sang, semblait-il, affluait à la poitrine. La première besogne fut donc de régler la circulation du sang, afin de rétablir partout la chaleur normale et le fonctionnement régulier de l'organisme. A cette fin la malade dut se tenir 2 fois par jour dans l'eau froide jusqu'au-dessus des mollets pendant 2 minutes, puis marcher et se donner beaucoup de mouvement, afin de réchauffer ainsi les pieds le plus vite possible; ensuite elle dut plonger, également 2 fois par jour, les bras entiers dans l'eau durant 2 minutes et les mettre ensuite en mouvement d'une façon quelconque, pour les réchauffer aussi en toute hâte. Couchée au lit, elle se fit, 2 fois par jour, laver hardiment le dos, la poitrine et le bas-ventre avec de l'eau mêlée de vinaigre. Ces applications relativement faibles durent être exactement continuées pendant 2 semaines. La surexcitation perdit de son intensité excessive, quand même le diable hantait toujours encore la tête égarée; les traits tirés s'animèrent de nouveau.

Au bout de ces 2 semaines je fis traiter plus énergiquement. La malade reçut les maillots inférieurs alternant avec les demi-bains (d'une demi-minute seulement et suivis chaque fois de l'ablution du haut du corps) et le manteau espagnol, 3 applications pratiquées pendant 3 semaines. Après cet espace de temps, il n'y eut plus qu'une lotion entière et un demi-maillot d'une heure à prendre chaque semaine, pour achever la guérison. C'est ainsi que le diable fut exorcisé, et à la surexcitation firent place un grand calme et une paix inaltérable.

De pauvres parents m'amenèrent leur garçon de dix ans et me racontèrent : « Chaque fois que l'on sonne l'office, le petit gars se met à rager et à proférer les plus horribles jurons et blasphèmes, tels que nous n'en avons jamais entendus. Il peste aussi longtemps qu'il voit quelqu'un aller à l'église. Ensuite il cesse ; mais dès que le premier fidèle, à l'issue de l'office, quitte l'église, il recommence ses imprécations et continue jusqu'à ce qu'il ne voie plus personne. Quand nous prions, il jure, et jure aussi longtemps que nous prions. Monsieur le curé, c'est effrayant. L'on peut faire tout ce qu'on veut, cela ne sert absolument de rien; les remontrances surtout n'ont aucun résultat, elles le rendent même plus furieux encore. Il saisit un jour sa mère des deux bras comme entre deux serres et la secoua avec une force qui n'est pas de son âge. Plusieurs médecins ont été consultés; tout est peine perdue. Il a été aussi exorcisé, mais à cette occasion il a juré plus fort que jamais, etc... »

Le petit garçon avait des dehors tout à fait extraordinaires : un teint flétri, des traits d'une apparence extrêmement sauvage, les cheveux dressés comme les piquants d'un hérisson. Je me permis de toucher sa main; il allait me sauter à la figure. Deux prêtres, qui avaient vu ce terrible état, ont dit : « Quiconque croit à la possession, est forcé de la reconnaître ici. »

Dès le premier abord je ne vis en tout cela qu'un mal naturel, et je ne me suis pas trompé : en 6 semaines le pauvre enfant fut complètement guéri. Je fis revêtir le petit garçon tous les jours, pour une heure ou une heure et demie, d'une chemise trempée dans l'eau un peu salée; je le fis de même, une fois par jour, laver en entier avec de l'eau mêlée d'un peu de vinaigre. Cette double opération fut continuée pendant 2 semaines. A partir de la troisième semaine il reçut, le premier jour, la chemise mouillée; le second jour, un bain chaud à 28° R., durant une demi-heure et alternant avec un bain froid d'une demi-minute; le troisième jour, une lotion entière. Ce traitement fut appliqué pendant la troisième et la quatrième semaine. Dans la cinquième semaine il suffisait d'une chemise mouillée; dans la sixième et dernière, d'un bain chaud suivi d'une lotion rapide à l'eau froide.

Il se produisit un prompt changement, une amélioration. De froid qu'il était, le garçon redevint chaud, l'appétit reparut, et la nourriture, composée de laitage et de farineux, fut savourée avec délices. Le dérangement du cerveau avait disparu comme par enchantement.

L'un ou l'autre lecteur demandera peut-être : Pourquoi le curé n'emploie-t-il pas les affusions dans de pareilles maladies, puisque dans nos maisons d'aliénés les fous furieux reçoivent préférablement des douches? Je suppose, sauf meilleur avis, que le chasseur, qui veut faire sortir le renard de sa tanière, ne s'avisera pas de tirer des coups de fusil dans l'entrée du repaire. Il fera mieux d'inviter, par l'appât d'une poule ou d'un cochon de lait, le rusé compère à bien vouloir sortir Eh bien! écoutez, cher lecteur : où il y a maladie, là il y a aussi des éléments morbides. Résoudre et éliminer ces derniers, c'est allécher et prendre le renard. Or, une douche ne résoud rien, n'élimine rien. Une fois que la résolution et l'élimination ont eu lieu, alors une douche légère a un sens, et je l'approuve.

Il y a quatre ans, je reçus la visite d'une fille, qui me raconta ce qui suit : « Mon frère est depuis plus d'un an dans une maison d'aliénés. Il a été déclaré incurable. Voici que j'éprouve moi-même les symptômes que ressentait mon frère à l'approche de sa maladie. J'étais jusqu'ici en condition, mais, ne pouvant plus travailler, j'ai dû quitter mon service. Si personne ne vient à mon aide, j'irai prochainement rejoindre mon frère. »

Par diverses questions j'appris que l'appétit variait beaucoup, était parfois bon, manquait parfois totalement; que, les tiraillements violents dans les membres venant à cesser, des douleurs non moins violentes naissaient dans la poitrine; que ses cheveux, autrefois drus et longs, étaient déjà tombés à moitié et au delà. Je compris immédiatement que des humeurs putrides jouaient un rôle désastreux et que le signe le plus certain de leur complète évacuation serait de voir, sur cette tête à moitié chauve, les cheveux pousser et se développer dans leur ancienne force et consistance.

La malade employa successivement les applications suivantes : d'abord journellement la chemise mouillée dans l'eau mêlée de sel ou de vinaigre, et, journellement aussi, des demi-bains tièdes avec lotion froide et énergique du haut du corps (pendant une minute au plus). Comme c'était en été, elle marcha souvent nu-pieds, surtout dans la rosée du matin. Ce traitement fut suivi pendant 3 semaines et obtint du succès. Suivirent maintenant des bains chauds alternant avec des bains froids, puis le maillot inférieur (la malade fit usage du sac) trempé dans une décoction de fleurs de foin. Toute la cure jusqu'au rétablissement complet de la santé dura 3 mois. La forte et solide croissance des cheveux fut l'indice d'une guérison radicale La personne en question s'est mariée plus tard et se porte très bien jusqu'à ce jour.

Un curé, très estimé et aimé dans sa paroisse, vint ici tout abattu : il n'était plus à même de remplir ses fonctions. Cet état, qui se manifestait par une grande tristesse, par le découragement et le dégoût de l'étude, avait déjà une fois porté les confrères du voisinage à mettre le malheureux dans un établissement. Il y était resté quelques semaines et l'avait quitté plus tranquille, mais non guéri. Il me consulta sur ce qu'il y avait à faire, s'il devait abandonner sa paroisse ou prendre un autre parti, et lequel? Il avait un extérieur sain, frais et fort, ce qui trompe si facilement chez de pareils malades et occasionne tant de jugements durs, peu charitables, injustes.[1] En regardant de plus près, on pouvait voir que l'œil était trouble, le teint fané, les cheveux morts.

Le traitement consista en 3 sortes d'applications : le bain de vapeur de la tête et des pieds, les affusions supérieures et inférieures à l'eau froide, et la promenade fréquente sur les dalles mouillées ou l'immersion des pieds dans l'eau pendant 3-4 minutes. Au bout de quelques jours ce fut le tour des bains chauds, suivis chacun d'une affusion supérieure et inférieure à eau froide. Au sixième jour du traitement par l'eau une éruption bleuâtre apparut sur tout le dos. Plus celle-ci s'accentua, plus le

[1] On se trompe de même si de la corpulence on conclue toujours à un bon appétit et à une soif ardente (les ventrus sont ordinairement des hommes sobres), comme si sur l'apparence des aliénés on voulait juger du bon état de leur esprit, pour n'admettre chez eux que des scrupules de santé.

malade se sentit à l'aise. Sitôt que l'élément morbide fut totalement expulsé, le corps se trouva guéri. Tout le traitement dura quinze jours. C'est avec un nouveau courage que le zélé pasteur retourna dans sa paroisse.

VIII. MALADIES DES NERFS

CÉRÉBRAUX - SPINAUX.

Nous avons à parler ici de la *névralgie*, qui consiste dans une affection du tissu nerveux sensitif, particulièrement des nerfs, caractérisée par une exagération de la sensibilité, une douleur vive, exacerbante, souvent intermittente, qui en est le symptôme essentiel. Il en résulte quelquefois une diminution ou l'abolition de la sensibilité et de la motilité des parties qui reçoivent les épanouissements de ces nerfs : de là l'anesthésie et la paralysie de ces mêmes parties.

1. Irritation des nerfs.

Lisons d'abord le rapport d'un prêtre : « A la suite d'une violente émotion et d'inquiétudes je fus, fin juillet 1884, atteint d'un mal qui, au début, se manifesta par de fréquents battements de cœur et une difficulté constante de respiration, accompagnés d'un affaiblissement général. Cet état m'inspirait des transes. Les battements de cœur cessèrent après quelques mois. Mais alors apparurent d'autres symptômes : des accès d'asthme parfois très violents et inquiétants, un fréquent serrement et une tension douloureuse descendant jusque dans l'abdomen. Je sentais cette pression principalement dans la région costale, parfois aussi dans la moelle épinière. Bien des fois j'étais pris d'une très grande fatigue et d'abattement dans les membres avec douleurs aux articulations. A côté de cela les constipations et flatuosités me torturaient le ventre. La voix était tout affaiblie, si bien que souvent je ne pouvais même parler sans m'attirer des douleurs, de l'oppression et de l'asthme. Depuis tout ce temps je souffre aussi de la tête : vertige, lourdeur, douleurs parfois violentes, au point que de fois à autre je suis incapable de penser et d'appliquer mon esprit à quoi que ce soit. Chaque bagatelle m'excite énormément et porte au paroxysme les embarras de la poitrine et de la tête. Avec cela une mélancolie indéfinissable s'est emparée de mon esprit, elle me met quelquefois au désespoir. Les médecins prirent ma maladie pour une névralgie. Deux d'entre eux, un allopathe et un homéopathe, deux hommes célèbres, me prescrivirent des remèdes (douches, diète, bromure de potassium, Zincum oxydat., Natr. phosph., etc...) qui n'eurent aucun résultat ou qui même, l'une ou l'autre fois, me rendirent plus malade. Je crus voir, un instant, du succès dans ce que m'a ordonné un troisième médecin : bains froids entiers et mouvement assidu à l'air. Voilà 6 mois que je souffre ainsi, et maintenant je finis par chercher mon salut uniquement dans l'eau. »

Le malade s'est prononcé; regardons-le maintenant lui-même. Son aspect est extraordinairement rougi, les bords des yeux un peu jaunes, les oreilles et les lèvres cramoisis avec taches livides. Il n'a plus que peu de cheveux, quoiqu'il ne compte qu'une trentaine d'années. Que conclure de tous ces symptômes? Certes, à un afflux trop vif du sang à la tête et à la poitrine. La douleur au front montre la violence, avec laquelle le sang se porte vers les extrémités supérieures, où l'abondance du sang produit une dilatation des veines.

Peut-on espérer la guérison dans ce cas, et comment la produire? Attaquons l'ennemi d'abord en deux endroits principaux, tête et poitrine. Les deux sont en quelque sorte oppressés par le trop-plein du sang, qu'il faut, avant tout, détourner vers les parties éloignées. Alors seulement je pourrai songer à la résolution des anomalies (engorgements, dilatation des veines, échancrures à l'intérieur, etc.) à la tête et à la poitrine, pour exercer finalement une action générale sur le corps tout entier.

Voici donc la série des applications qui seront pratiquées : Bain de vapeur des pieds, bain de vapeur de la tête, demi-maillot, manteau espagnol, marche sur les dalles, affusions supérieures et inférieures, manteau espagnol, promenade nu-pieds (dans la neige fraîchement tombée, s'il y en a).

Dans l'espace de 3 semaines l'état de maladie s'est considérablement amélioré; mais jusqu'à parfait rétablissement — le mal étant si avancé et si invétéré — il fallut des mois entiers.

L'expérience apprend au patient à juger l'effet des diverses applications, il saura par lui-même quelles applications exercent l'action la plus favorable, et celles-là, il les réitérera le plus souvent. Mais il se gardera soigneusement de ne faire attention qu'à telle ou telle application particulière; car, aux applications particulières il faut toujours, pour ne pas troubler l'harmonie et le progrès rationnel dans l'œuvre de la guérison, joindre exactement les applications générales, c'est-à-dire celles qui agissent sur tout l'organisme.

Un prêtre de Bohême fait l'exposé suivant : « Par suite d'excès de travail j'eus, il y a 8 mois, de violents battements de cœur et de l'insomnie, plus tard des éructations, un gonflement de l'abdomen et des gênes dans la respiration. De temps à autre j'éprouvais des sensations insolites, douleurs dans les mains et dans les pieds, agitation, plus tard tremblement, et avec cela une fatigue, un affaissement extrême. L'appétit finit par faire défaut aussi, ainsi que la selle. »

A son arrivée le patient semblait très épuisé, son visage était d'un jaune pâle. Après un traitement de 7 semaines il était gai et bien portant, il avait l'air frais, et le sommeil aussi revint peu à peu. Le traitement avait consisté : 1) pendant les 3 premières semaines en un demi-bain chaque nuit, en sortant du lit, puis une affusion supérieure et une marche à l'eau dans la matinée, ensuite affusion dorsale et demi-bain dans l'après-midi, enfin promenade assidue dans l'herbe mouillée (chaque jour); — 2) Plus tard, affusion supérieure avec affusion des genoux, et des demi-bains, 2 fois bain de vapeur des pieds. Pour l'usage interne, chaque jour 8-10 grains de genièvre, ainsi qu'une tisane d'absinthe et de sauge.

2. Asthénie — affaissement des nerfs.

Un curé vint m'annoncer un jour qu'il avait de temps en temps un mal de tête intolérable et, s'il durait, de tels embarras dans la gorge, que de fatigue et de douleur il n'était plus guère capable de prononcer un mot. Dans le dos aussi il existait souvent un serrement douloureux et une grande lassitude. Il me remit alors le certificat de son médecin déclarant qu'il souffrait d'une asthénie des nerfs, d'un abattement bien prononcé des nerfs, et que le cerveau avec la moelle épinière allait être affecté aussi. En outre, le malade était d'une excessive sensibilité et éprouvait des sentiments d'anxiété.

Traitement. — Tous les jours une légère affusion supérieure, le matin et dans la soirée ; une promenade journalière dans l'herbe humide et sur les dalles mouillées, pendant 4 minutes. Continuer ainsi 5 jours. Alors une plus forte affusion supérieure par jour, ainsi qu'une affusion des genoux et 2 promenades dans l'eau. Entre-temps des bains de siège. Au bout de 5 autres jours il suffira de prendre chaque jour une affusion dorsale, un demi-bain et une promenade dans l'eau.

Ces applications enlevèrent toutes les douleurs et rétablirent le patient, qui, guéri et heureux, retourna à son saint ministère.

Un candidat âgé de trente-quatre ans fait le rapport suivant : « Il y a onze ans, à la suite d'une vie contemplative exagérée, de longues mortifications et d'austérités, ainsi que de terribles scrupules, ma tête commençait à souffrir de congestions, de violentes douleurs, de lourdeurs. Comme je continuais à travailler pour deux, physiquement et intellectuellement, les nerfs s'irritèrent totalement et la tête finit, il y a deux ans, par devenir incapable de tout effort intellectuel ; je ne pouvais plus même dire le chapelet tout d'un trait. A Wœrishofen, malgré l'emploi de l'affusion des cuisses, de l'affusion supérieure et de l'affusion dorsale, mon état resta le même pendant les huit premiers jours. Ensuite je reçus de l'huile excrétive et dus continuer pendant 3 jours encore les applications d'eau; mais le mal ne fit qu'empirer. Alors je fus obligé d'interrompre les applications d'eau pendant 3-4 jours; l'huile excrétive opéra, la tête se dégagea subitement, devint lucide et forte, ce qu'elle est restée jusqu'à ce jour. »

Il faut que j'ajoute à ce rapport que le patient avait déjà depuis quelque temps, par un heureux choix des applications voulues et par la stricte observation des règles prescrites dans mon livre, préparé les voies au traitement qu'il est venu alors suivre chez moi. Quand il arriva ici, il se trouvait dans un état bien misérable et désespéré, d'autant plus digne de pitié que, à cause de son extérieur favorable, seul un bon praticien pouvait diagnostiquer sa maladie. Dieu merci! il a pu se remettre à ses études avec courage et bonheur.

Un homme de qualité s'était ruiné la santé par un excès de travail et de fatigue : le délabrement était complet, le corps et l'esprit dans un état pitoyable. Il y avait lieu de craindre que l'affaissement de l'âme ne conduisît, avec les suites les plus tristes, à une fin lamentable. Pendant des mois entiers ni repos ni sommeil, souffrances et douleurs dans tout le corps; tous les remèdes restèrent sans effet. C'est l'eau qui, dans ce cas aussi, devint la planche de salut . dans l'espace de 13 semaines le malheureux fut si bien rétabli, qu'il put, avec la meilleure santé, reprendre ses occupations ordinaires.

Un pareil état de maladie ne peut être traité que par les applications les plus simples. 1er jour : laver 2 fois le haut du corps avec de l'eau et du vinaigre;

la lotion est suivie d'une affusion de genoux (durant une minute). La seconde opération a lieu dans l'après-midi, la même que le matin. — 2e jour : une affusion sur le haut du corps avec un arrosoir à moitié rempli ; immédiatement après, mouvement sur les dalles mouillées et, dans l'intervalle, un arrosoir d'eau sur les genoux; après-midi répétition. — 3e jour : lotion du haut du corps et une affusion supérieure (un arrosoir). Après-midi : affusion supérieure (un arrosoir), puis se tenir dans l'eau (pendant 3 minutes). Cette opération fut si douloureuse, que le patient en eut les yeux remplis de larmes.

On continua ainsi pendant environ une semaine. Pour la seconde semaine ce sont chaque jour des affusions supérieures avec une affusion de genoux renforcée ou alternativement, en tant que les pieds sensibles le permettent, l'immersion de ceux-ci dans l'eau. Ces affusions allèrent, pendant la semaine, d'un jusqu'à trois arrosoirs d'eau; l'immersion des pieds aussi fut renforcée au point que le patient se tînt dans l'eau jusqu'aux genoux, mais seulement pendant 2-3 minutes.

Pendant la troisième semaine on renforça de plus en plus les affusions supérieures avec affusions de genoux ou immersions des pieds; on ajouta un bain de siège tous les deux jours, ordinairement dans le courant de l'après-midi.

Durant la quatrième semaine : affusion supérieure avec immersion des pieds, chaque matinée; dans l'après-dîner un demi-bain.

Dans la cinquième semaine, chaque matin une affusion dorsale — avec immersion des pieds ou affusions des genoux ; après-midi affusion supérieure.

De cette manière on continua jusqu'à entière guérison, chaque demi-journée une application : *a)* affusion supérieure avec affusion de genoux, *b)* demi-bain, *c)* affusion dorsale.

Pour l'usage interne le patient prit : *a)* de la poudre blanche, une pincée par jour, alternativement avec des grains de genièvre, 6-8 par jour, et *b)* de la tisane d'absinthe et de sauge.

3. Sciatique.

La sciatique ou névralgie fémoro-poplitée est la névralgie du nerf qui porte le même nom. Le nerf sciatique est un des plus gros troncs nerveux du corps. La névralgie sciatique consiste dans une douleur fort vive, fixée principalement à la hanche et descendant le long de la partie postérieure de la cuisse et de la jambe, jusqu'à la plante même du pied.

Un employé souffrait depuis plus de 3 mois de grandes douleurs dans la jambe gauche jusque vers la cheville. Il avait usé de tous les remèdes possibles; finalement on lui avait conseillé de se tenir chaud et tranquille, unique moyen de recouvrer la santé. Il chercha donc à réchauffer les parties souffrantes par des linges chauds et des carreaux chauds; enfin il prit aussi des bains chauds, si chauds que possible. Cependant les douleurs s'exaspérèrent, les forces diminuèrent à vue d'œil, le poids du corps s'amoindrit de plus de 25 kilos, et rarement il put dormir une heure. Il finit par prendre courage et se mit aux moyens qu'il avait redoutés le plus, à l'eau froide.

Traitement. Le malade reçut chaque jour 2 ou 3 applications : un jour affusion dorsale dans la matinée, affusion supérieure après-midi; le jour suivant affusion supérieure dans la matinée, affusion dorsale après-midi ; tous les 2 ou 3 jours demi-bain ; de temps en temps un exercice nu-pieds pour endurcir.

Dès la première affusion le patient put dormir 4 heures durant la nuit. Il recouvra le sommeil, un meilleur teint et plus d'appétit. Après 4 semaines la maladie n'avait plus guère de signification, et au bout de 6 semaines elle était guérie complètement.

Un professeur de Hongrie souffrait depuis sept ans de douleurs ischialgiques et visitait pour cela différents établissements de bains à Ofen, Teplitz, Héviz, etc... Il essayait aussi les bains de vapeur. Le tout resta sans résultat. Depuis les deux dernières années il ne pouvait guère dormir ; l'appétit était bon, la constipation habituelle, les ventosités gênantes, la tête lourde, surtout le matin de bonne heure. Le patient était principalement sensible aux changements de température et éprouvait continuellement une sensation de froid dans tout le corps, quoique depuis trois ans il fût habillé de laine suivant le système Jæger. De plus, sa peau était couverte d'une sueur sébacée et ses mains d'une humidité désagréable.

Voici ce que je viens de lui conseiller : Toutes les nuits, lotion entière ; dans la matinée, affusion supérieure; après-midi, affusion dorsale ; tous les 2 jours, demi-bain ; puis des affusions de genoux; enfin des bains de siège contre la constipation.

Les effets de cette cure furent excellents dans les 24 premiers jours. Dès après la quatrième journée le sommeil revint paisible, dura toute la nuit et se maintient depuis. La longue ischialgie a disparu entièrement. La peau aussi a retrouvé son état normal.

Notre professeur est on ne peut plus heureux. A présent il porte, même par les temps frais et pluvieux, des vêtements aussi légers qu'on peut en avoir en plein été : chemise de toile et chaussettes légères. Malgré cela, il a assez chaud, n'est plus du tout sensible aux changements de température, et tout cela lui semble être un miracle.

4. Insomnie.

Un curé souffrait d'insomnie depuis 9 semaines. Ses forces diminuaient chaque jour, et l'esprit devenait de plus en plus incapable de penser et de réfléchir. L'abattement, la fatigue, le manque de courage, prirent la place du zèle actif et content d'autrefois. Une grande application d'esprit, les travaux et des chagrins avaient provoqué une violente surexcitation et rempli son âme d'amertume. Ces choses se vengent toujours. L'infortuné se trouvait sans cesse comme dans une fièvre ardente. Le sang agité circulait et fuyait comme un cerf pourchassé.

On le calma complètement par le bain de vapeur de la tête, le manteau espagnol, l'affusion supérieure avec affusion des genoux, le bain de vapeur des pieds, le demi-maillot, la compresse supérieure et inférieure. Ces applications furent pratiquées durant 12 jours, 2 ou 3 journellement. Dès la troisième journée le patient put dormir 3 heures, il vit encore et se porte mieux que personne.

L'insomnie, qui s'en prend à beaucoup de personnes, peut avoir de nombreuses causes : trouble dans la circulation du sang, transpiration arrêtée ou défectueuse, gaz qui torturent l'estomac et le ventre, etc... Elle incommode de préférence les hommes qui souvent passent leurs journées entières à un travail de tête assidu et excèdent ainsi leurs forces.

Les causes citées en premier lieu ont été suffisamment traitées ailleurs. Y a-t-il aussi, pour les hommes de cabinet, une herbe ou une eau susceptible de leur amener le sommeil?

Je connais un monsieur très distingué, dont le corps travaillait peu, mais dont l'intelligence était surmenée. Il aurait aimé n'avoir ni estomac, ni corps, ni pieds. Il n'est pas facile de mettre de pareilles gens à la raison. Dans notre cas cependant c'était passable : le savant accordait au pauvre corps, au compagnon rabougri de l'âme, du moins quelques miettes. Il prit l'habitude de mettre le manteau espagnol une ou deux fois par semaine. L'insomnie le quitta bientôt, et avec elle disparurent tous ces petits malaises et désordres, qui l'avaient engendrée.

Un autre monsieur se faisait apporter, chaque soir, une cuvette d'eau fraîche dans sa chambre à coucher, et la plaçait sur une chaise à côté de son lit. Le sommeil ne s'annonçait-il pas après une demi-heure ou une heure, il se levait, se lavait tout le corps et se recouchait, sans rien essuyer. Là-dessus il s'endormait. Se réveillait-il une heure plus tard, il appelait de nouveau l'eau à son secours; il le faisait même une troisième fois, quand il se réveillait trop tôt. Dans la suite je n'ai jamais entendu ce monsieur gémir sur l'insomnie

Quant aux enfants, on a souvent beaucoup de peine à les endormir, et parfois ils se réveillent de nouveau. C'est qu'on leur a donné trop de nourriture, le petit corps souffre sous le fardeau, et la flatulence ne permet ni au corps ni à la tête de se reposer. Prenez donc une serviette, mouillez-la et entourez-en le petit être, sous forme de maillot. L'enfant dormira bientôt.

Les gens de la campagne disent souvent : Un bain de pieds chaud ferme les yeux, quand le travail et la lassitude chassent le sommeil. Mais ce moyen ne suffit pas toujours dans la fatigue intellectuelle. Dans ce cas je conseille des bains de siège froids, un ou deux dans la nuit, pendant une ou deux minutes chacun. Je recommande le même moyen, quand les hémorroïdes, les gaz retenus et d'autres embarras abdominaux ne permettent pas de dormir.

Une dernière cause d'insomnie peut être le calorique inégal du corps, provenant de n'importe quoi. Il arrive, en effet, qu'il y ait un afflux de sang à la tête et à la poitrine, et partant trop de chaleur, tandis que le sang fait défaut dans les extrémités, d'où anémie, froideur des pieds et des mains... J'ai dit en différents endroits comment il faut remédier à cet état de choses.

Je ne conseille à personne d'user de narcotiques, de soporatifs artificiels, pour se procurer un sommeil calme et réparateur, Ces moyens ne sont pas naturels, et ce qui n'est pas naturel, n'est jamais profitable à l'économie.

IX. MALADIES DU SYSTÈME NERVEUX GANGLIONNAIRE OU DU GRAND SYMPATHIQUE.

Situé profondément au sein de l'organisme, le grand sympathique est peu accessible aux influences morbifiques directes, aux causes extérieures des maladies; mais il est, par contre, très sujet aux névroses. Or, les névroses ganglionnaires sont l'effet indirect d'une altération du sang, surtout d'un empoisonnement miasmatique. Nous allons passer en revue, la *fièvre*, le *choléra* et la *cholérine*.

I. Fièvre.

Antoine entre dans ma chambre et raconte : « Ce n'est qu'avec peine que j'ai grimpé au haut de l'escalier pour venir chez vous. Mes forces sont brisées; je suis tombé à la renverse déjà 2 fois. J'ai un mal de tête épouvantable; tantôt je deviens froid comme la glace, pour éprouver bientôt après une grande chaleur; tantôt je sens un picotement qui, rapide comme l'éclair, voyage dans mon corps. C'est depuis un certain temps déjà que je le constate, mais depuis 5-6 jours cela augmente au point que je ne puis plus rien faire. »

Traitement. Rentrez chez vous, cher Antoine, et couchez-vous immédiatement. Quand vous serez bien réchauffé, lavez-vous à l'eau froide tout le corps et, sans vous essuyer, remettez-vous au lit. Lavez-vous ainsi toutes les 2 heures et, si vous venez à transpirer fortement et que la transpiration ait duré une demi-heure, alors lavez-vous de nouveau.

Antoine revient le 3e jour et dit : « Je me trouve déjà passablement à mon aise, j'ai bien transpiré plusieurs fois. Le froid et le chaud ont disparu, le mal de tête a cessé. L'appétit va revenir. Je suis mieux, mais fatigué. » Antoine se lava encore 10 fois dans l'espace de deux semaines et se rejouit à partir de ce moment d'une santé parfaite. Il a environ quarante ans.

2. Choléra.

Comme on craint le choléra! Il y a peu d'années, il fit une terrible apparition dans plusieurs pays et y livra de nombreuses victimes à la mort. Pour se garantir des inondations, on construit des digues, on régularise le cours des fleuves. Quand un incendie se déclare dans une forêt, on creuse des fossés, pour que l'élément dévastateur n'étende pas ses ravages plus loin. La digue, le fossé que j'oppose au choléra, à cet épouvantable ennemi de la vie humaine, c'est l'eau : elle délivre du danger et entoure comme d'une digue ou d'un fossé ceux qui en font l'usage voulu.

Il est un principe généralement admis pour le choléra : Qui entre bientôt en sueur, est sauvé; qui n'arrive pas à une sueur abondante, est perdu.

Une fois je fus appelé, à 11 heures du soir, auprès d'une pauvre servante, qui déjà 20 fois avait été prise de vomissements et avait eu 20 fois une selle abondante. Le médecin demeurait à 2 lieues de là. La pauvrette voulait être préparée à la mort, puisqu'elle croyait sentir très bien qu'elle allait succomber à la terrible maladie. Les mains et les pieds étaient froids comme la glace, le visage pâle, les traits tirés; les symptômes de la mort apparaissaient. J'essayai incontinent de provoquer la transpiration chez la malade : de là dépendait tout, la vie ou la mort. La maîtresse de la maison apporta deux grands draps de toile grossière. Je les fis tremper dans l'eau bien chaude, plier plusieurs fois, tordre et appliquer sur la poitrine et le ventre, après avoir fait mettre en-dessous, sur la peau, un simple linge trempé dans du vinaigre fortement chauffé. Cette fomentation humide et chaude fut recouverte d'un lit de plumes aussi chaud et lourd que la malade put le supporter. Une chaleur pénétrante envahit le corps infecté du choléra : en 15 minutes il était tout entier réchauffé, et 20 minutes plus tard des gouttes de sueur perlaient déjà sur la figure. Je fis tremper de nouveau le topique dans l'eau chaude, et en peu de temps les crampes cessèrent, les vomissements et les nausées disparurent. Pour aider à l'intérieur l'action du calorique extérieur, la malade dut prendre une tasse de lait au fenouil (une cuillerée de fenouil[1] moulu est infusée dans le lait pendant 3 minutes) aussi chaud que possible. Il se produisit une transpiration abondante, et la malade était hors de danger. La convalescence en pareil cas ne doit pas être négligée : il est facile, mais en même temps très important d'achever la guérison. Le convalescent prendra chaque jour une compresse inférieure (consistant

[1] Le fenouil infusé dans le lait a des effets extraordinaires pour les coliques et les accès chólériformes : il réchauffe, débarrasse des gaz et est en même temps un élément nutritif et confortant.

en un linge plié plusieurs fois, mouillé et étendu sous le corps, le long de l'épine dorsale) pendant une heure, et de même tous les jours, pendant une heure également, une compresse supérieure (le même linge appliqué sur la poitrine et le ventre). Il ne faut pas oublier de bien couvrir chaque fois. Notre servante atteinte du choléra employa ce moyen, et au bout de 10 à 12 jours elle était remise. Un deuxième cas fut traîté de la même façon et avec le même succès.

Je ne saurais m'empêcher de faire ici deux remarques.

1° Lorsque les symptômes de la maladie, indiqués ci-dessus (forte diarrhée, vomissements, crampes, etc.), viennent à se déclarer, il ne faut pas tarder à mettre le cholérique au lit. Les gens de la campagne sont, à cet égard, trop durs pour eux-mêmes et par suite imprudents. Administrez au malade, à l'intérieur, une boisson chaude. Est-il menacé de crampes, ou ses pieds vont-ils devenir froids, il doit appliquer aussitôt sur le corps une compresse supérieure chaude pendant 3 quarts d'heure, puis s'étendre, pendant le même espace de temps, sur une compresse inférieure, également chaude. Si les crampes reviennent à la charge, les compresses, supérieure et inférieure, seront renouvelées. Quand la chaleur et la sueur se manifestent, l'affaire est gagnée.

2° Soyez prudent dans le boire et le manger jusqu'à ce que tout soit de nouveau en ordre. Ne choisissez du régime ordinaire et simple que ce qu'il y a de plus léger. Comme boisson préférez le lait chaud, puisqu'il est en même temps curatif et nutritif.

Lorsque le choléra sévit dans un endroit, ayez confiance en Dieu et ne perdez pas courage! Par précaution lavez-vous, chaque matin et chaque soir, énergiquement la poitrine et le ventre, et mâchez tous les jours 10 ou 12 baies de genièvre. A leur défaut achetez-vous des boulettes de poivre, qui sont très bon marché, et prenez-en 5 à deux reprises par jour : elles vous réchaufferont l'estomac, soutiendront la digestion et évacueront les gaz.

3. Cholérine.

Presque dans chaque endroit on compte, tous les ans, quelques cas de cholérine; il m'en a passé à moi-même annuellement beaucoup entre les mains. La cholérine est le choléra en petit, un hôte très désagréable, quand même il est peu redouté. Elle est accompagnée d'une excessive diarrhée, de violents vomissements, parfois de crampes plus ou moins fortes.

Mes applications d'eau pour la cholérine sont exactement les mêmes que pour le choléra, leur force et leur fréquence sont, avec prudence et circonspection, proportionnées au degré d'intensité de la maladie. D'un seul coup j'ai traité, avec le même succès, 40 personnes atteintes de cholérine.

X. MALADIES DES YEUX.

Parmi les maladies qui atteignent l'organe visuel, il ne sera question ici que de l'*ophtalmie catarrhale* et de la *cataracte*.

I. Ophtalmie catarrhale.

Un célèbre médecin militaire me dit il y a environ trente ans : « Le catarrhe est un mal dont peuvent naître toutes les maladies possibles, comme la fièvre muqueuse, la fièvre nerveuse, le typhus, la dysenterie, la consomption, la phtisie, etc... » — Voilà pourquoi il faut bien endurcir le corps, afin d'être toujours en état d'affronter les nombreuses occasions qui sont de nature à vous gratifier d'un catarrhe. Ce dernier s'est-il infiltré chez vous, il ne faut avoir de cesse qu'il ne soit totalement guéri.

Si c'est être malheureux que d'avoir perdu complètement la vue, il faut dire que les différentes infirmités des yeux amènent ce malheur. Les yeux sont comme des perles précieuses dans la cavité du crâne. Mais il n'y en a que deux. Perdre un seul œil est déjà une perte irréparable. Prenons garde, par conséquent, et veillons bien sur les deux! Des maladies d'yeux se rencontrent souvent déjà chez les enfants qui n'ont que quelques semaines, plus souvent encore chez les enfants d'école. Nous pouvons affirmer que l'on trouve des infirmités de ce genre chez beaucoup de personnes de tout âge et de tout sexe.

Généralement la maladie des yeux a sa source dans le corps. Chez l'homme bien portant toutes les humeurs superflues sont éliminées de l'organisme par la transpiration, la respiration, etc... Admirable est le travail de la plus admirable de toutes les machines. Il n'en est pas de même quand l'homme est malade. Les humeurs, que le corps affaibli ne peut plus expulser, s'accumulent dans l'économie, dans la tête, dans une partie quelconque. Ce qui s'accumule dans la tête cherche volontiers son issue par les yeux. Les humeurs qui doivent être rejetées sont fortes et caustiques, tandis que l'œil et ses tissus sont extrêmement délicats. C'est ce qui explique la cuisson que l'écoulement des humeurs produit régulièrement. Cette cuisson est en même temps un signe que l'œil et ses parties composantes sont attaqués par le liquide sanieux qui s'écoule. Si l'écoulement est empêché, les yeux s'enflamment, se rubéfient très fortement et, endoloris et affaiblis, ils ne peuvent plus supporter ni clarté ni lumière. La guérison n'est possible que si les matières morbides sont attirées au dehors le plus vite possible. L'œil en lui-même et ses parties constituantes sont sains, il n'y a que le liquide sanieux et ses éléments corrosifs qui le rendent malade.

Parmi ceux qui souffrent des yeux, les uns ne voient presque plus du tout, ou voient seulement comme à travers un voile ou un nuage; d'autres croient voir voltiger devant eux des mouches et des moucherons ou des faisceaux de feu; d'autres enfin autre chose. Toutes ces infirmités naissent de la même source empoisonnée, sont des fleurs de la même plante vénéneuse, proviennent du même élément infecté. Supprimez cet élément, fortifiez l'œil blessé, et la guérison sera opérée. Un exemple jettera de la lumière sur ce que nous venons de dire.

La petite Antoinette, âgée de cinq ans, est très pâle. La figure est boursoufflée, l'ensemble de la mine maladif. L'enfant a les yeux brûlants et ne peut plus supporter la clarté. L'appétit également laisse à désirer; dans la nuit elle ne dort pas et pleure beaucoup. Que faire?

L'enfant doit être enveloppée tous les jours dans une serviette depuis le dessous des bras, après qu'on a plongé le linge dans l'eau tiède, avec laquelle on a fait bouillir de la paille d'avoine. Le linge mouillé doit être bien entouré d'un linge sec. Si l'opération se fait à un temps où l'enfant a l'habitude de dormir, elle ne tardera pas à s'assoupir. Vient-elle à s'endormir, qu'on la laisse tranquille dans son maillot humide jusqu'à ce qu'elle s'éveille d'elle-même. Si elle ne dort pas ou qu'elle se réveille bientôt, elle doit rester enveloppée pendant une heure.

Ce traitement sera pratiqué pendant une semaine. Dans la seconde semaine il faut préparer à l'enfant un bain chaud (24-26°) avec une décoction de paille d'avoine, et on l'y laisse 15-20 minutes. A la dernière minute on verse rapidement sur elle, moyennant un petit arrosoir, de l'eau ordinaire, pas trop froide, et on l'habille aussitôt. Même chez les enfants cette affusion rafraîchissante, après un bain chaud, est d'une haute importance. Les éléments morbides sont dissous et éliminés par le bain chaud ; l'affusion froide a une action corroborative et ferme les pores. La première fois l'enfant pleure et se lamente, comme font les enfants ; mais lorsqu'elle aura répété plusieurs fois le même exercice, elle entrera facilement dans la baignoire sur les encouragements de sa mère. Il faut réitérer le bain tous les deux ou trois jours. Bientôt l'enfant se sentira plus fraîche, plus forte, mieux portante ; l'œil aussi ne tardera pas à devenir plus net. Si, en outre, la mère désire un remède spécial pour l'œil, qu'elle prenne de l'alun, gros comme 4 grains d'orge, qu'elle le fasse dissoudre dans une demi-chopine d'eau et qu'elle en lave 3 ou 4 fois par jour les yeux de la petite. Le mal une fois écarté, la mère ne négligera pas de laver l'enfant convalescente au moins une fois pendant la première semaine, comme il est dit ci-dessus; la seconde semaine elle lui fera prendre un bain tel que nous venons de le décrire; ainsi de suite à l'avenir.

Si au lieu de 5 ans le patient n'a que 5 semaines, sa mère ne doit pas s'effrayer si je recommande le même emmaillottement et le même bain.

Le petit Antoine, âgé de quatre ans, est scrofuleux, il a des éruptions à la tête, sur le cuir chevelu, un peu aussi autour de la bouche, et les yeux sont enflammés. Sa mère pensait toujours qu'il mourrait; en attendant, il souffre et ne meurt pas.

Il faut mettre tous les jours à l'enfant, avant de le coucher, une petite chemise qui aura été trempée dans de l'eau quelque peu salée. On le couchera alors et on l'enveloppera bien dans une couverture. Si on pratique cette application tous les jours de la première semaine, la seconde semaine tous les deux jours, la troisième tous les trois jours, la quatrième tous les quatre jours, et qu'on mêle tous les jours au manger ou au boire du petit Antoine une petite pincée de craie en poudre, le bambin reviendra à la santé, et la mère aura lieu de s'en réjouir.

Berthe va à l'école, mais semble très souffrante. Presque chaque semaine ou du moins très souvent elle a mal aux yeux, de sorte qu'elle ne peut pas lire. Les yeux sont tout rouges et extrêmement enflammés.

Que la mère mette à l'enfant, dans l'espace de 10 jours, 6 fois une chemise mouillée; et si ce moyen ne suffit pas, elle lui préparera en outre des bains à 24° environ, auxquels s'ajoute chaque fois une décoction de branches de pin, en terminant toujours par une affusion froide rapidement administrée. A côté de cela on peut laver, 3 fois par jour, les yeux avec de l'eau d'aloès (une pincée d'aloès mise dans un verre à médecine, qu'on remplit ensuite d'eau chaude). Ce procédé guérit l'œil enflammé et le fortifie.

Guillaume, un garçon de neuf ans, souffrait des yeux. Il ne pouvait plus lire, c'est à peine s'il distinguait convenablement les personnes : il était plus qu'à demi aveugle. Les parents avaient déjà dépensé près de 500 francs pour ses yeux. Rien ne put aider, ni médecin ni pharmacien. Les yeux de l'enfant étaient donc en bien mauvais état, non moins que le corps tout entier, qui s'en allait : ses mains et ses pieds était constamment froids, l'estomac sans appétit, le corps amaigri, toute la personne triste et abattu. La misère dans les yeux, la misère dans tout l'organisme. Les lunettes bleues et le guide en rendaient témoignage au public.

Dans l'espace de 4 mois Guillaume recouvra complètement la santé des yeux et du corps tout entier. Le petit dut prendre 2 bains chauds par semaine ; je lui fis mettre 4 fois par semaine une chemise trempée dans de l'eau mêlée d'un peu de sel. Il restait une heure ou même une heure et demie dans cette enveloppe. A côté de cela le petit dut marcher assidûment pieds nus dans l'herbe mouillée ou à la pluie. Les 4 premières semaines passées, Guillaume prit, chacune des semaines suivantes, 3-4 bains seulement à 15° et ne durant pas plus d'une minute, se donnant toujours du mouvement après le bain. Cela aussi dura quelques semaines. En outre l'enfant lavait 2 fois par jour ses yeux avec de l'eau d'alun (une pincée d'alun dans une demi-chopine d'eau). Les yeux se réveillèrent, en même temps que le corps revint à la santé et rajeunit. Finalement ils s'ouvrirent entièrement, brillant et rayonnant dans la figure saine et fraîche du petit garçon, comme s'ils n'avaient jamais souffert de quoi que ce soit.

Christine, âgée de vingt-quatre ans, est florissante de santé et de vie, mais elle a toujours à souffrir des yeux. Elle a trop de sang à la tête, pas assez dans les pieds, c'est pourquoi elle a sans cesse les pieds froids.

Christine prend tous les 2 jours un bain de pieds tiède, mêlé de sel et de cendres, ce qui attire le sang de la tête vers les extrémités inférieures ; 3 fois par semaine elle s'immerge dans l'eau froide jusqu'au-dessous des bras (demi-bain) durant une demi-minute. Pendant le travail elle est souvent pieds nus. L'affluence du sang à la tête diminue, cesse peu à peu totalement et la maladie des yeux disparaît.

Agathe vient se lamenter : « Voilà trois ans, dit-elle, que je souffre énormément de la tête, de sorte que souvent je ne puis dormir de toute la nuit. Mes pieds sont toujours froids. Si parfois le mal de tête diminue, j'éprouve de telles douleurs dans le dos, que j'en deviens toute raide. J'ai consulté tous les médecins à plusieurs lieues à la ronde ; aucun n'a pu me soulager. Depuis 6 mois ma vue devient si faible, que je ne vois presque plus les maisons ; si cela continue encore un peu, je serai entièrement aveugle. »

Traitement. Pendant les deux premières semaines : 1) mettre une chemise trempée dans l'eau salée et rester enveloppée dans une couverture pendant une heure et demie, 2 fois par semaine ; 2) prendre, pendant une heure et demie, le demi-maillot trempé dans une décoction chaude de fleurs de foin, 2 fois par semaine ; 3) chaque jour arroser les genoux pendant une minute, puis se donner du mouvement. — Pendant la troisième et la quatrième semaine elle dut, chaque jour, prendre une affusion supérieure et une affusion de genoux dans la matinée, un demi-bain dans la soirée ; de plus, faire une promenade de 3 minutes dans l'eau.

Au bout des 4 semaines le terrible afflux de sang s'était retiré de la tête, les yeux étaient guéris (l'afflux de sang avait été la cause de l'ophtalmie) et les pieds réchauffés : la malade se trouva rétablie. Pour fortifier l'économie, Agathe prit à l'avenir 3 demi-bains par semaine.

2. Cataracte.

Un fonctionnaire m'amena un enfant de neuf ans, qui souffrait des yeux. Les deux prunelles reflétaient une si faible lumière que le pauvre petit avait de la peine à marcher seul. « Comment se fait-il que vous veniez chez moi ? » — « C'est que, répliqua le visiteur, mon enfant était assez longtemps dans une clinique d'oculiste ; il fut renvoyé avec la déclaration que son mal était une cataracte incurable. C'est terrible : être aveugle à neuf ans ! » L'un des yeux parut déjà tellement trouble que l'on ne put plus bien distinguer la pupille qu'avec une très bonne vue ; pour le pauvre petit c'était une nuit totale. Sur l'autre œil pesait un nuage : de même que le bord extérieur du globe solaire, qui disparaît derrière un amas de nuages, jette encore quelque éclat; ainsi jaillissait un dernier filet de lumière de l'œil autrefois si brillant, mais condamné maintenant à s'éteindre tristement et pour toujours.

Le pauvre garçon, je l'ai remarqué de prime abord, ne souffrait pas seulement des yeux. T ut le petit organisme était profondément atteint, dans un tel état de dépérissement, qu'un chacun devait penser que cet enfant était profondément malade, peut-être de consomption, du moins d'après les apparences; sans appétit, sans vie, très amaigri; sa peau, toute sèche, rendait de la poussière, quand on venait à y passer rapidement la main. Par conséquent, ce ne sont pas les yeux seuls, c'est le corps tout entier qui est malade, très malade. Essayons d'abord de guérir celui-ci, peut-être les yeux se rouvriront-ils ensuite.

Nous nous mîmes à l'œuvre, après avoir éloigné les lunettes que l'enfant portait. Il dut tous les jours, autant que possible, marcher pieds nus dans l'herbe humide ou sur des pierres mouillées; en outre, on lui lava, chaque jour, vigoureusement le dos, la poitrine et le bas-ventre. Au bout d'un certain temps les lotions furent remplacées par des demi-bains, finalement par des bains entiers, lesquels ne devaient jamais durer au delà d'une minute. Dans l'intervalle on appliquait aussi, alternativement, le maillot et la chemise mouillée, à la durée d'une heure et demie, après les avoir trempés dans l'eau salée. Toutes ces applications avaient pour but de stimuler l'organisme, de ramener la vie dans le corps; en d'autres termes, de guérir et de fortifier.

Pour les yeux en particulier j'employai plusieurs

eaux ophtalmiques, destinées à les purifier et à les rendre plus forts. Tout d'abord l'eau d'aloès (on prend une pincée de poudre d'aloès qu'on fait cuire, pendant quelques minutes, dans un quart de litre d'eau) servit, 3-5 fois par jour, à lui bien laver les yeux, surtout à l'intérieur. L'aloès résoud, déterge et guérit. Plus tard j'eus recours à l'eau d'alun (2 pincées d'alun mélangées avec un demi-litre d'eau), pour lui laver à fond les yeux, 3-4 fois par jour. L'alun est caustique et détersif. Plus tard encore je pris une espèce d'hydromel (une demi-cuillerée de miel cuite pendant 5 minutes dans une chopine d'eau) pour lui laver les yeux, particulièrement à l'intérieur, 3-5 fois par jour. L'effet de ce traitement fut remarquable : le garçon s'en trouva si bien que ses forces augmentèrent à vue d'œil ; de semaine en semaine sa mine devint plus fraîche, plus saine, plus florissante ; l'esprit et le corps se remirent, petit à petit, dans leur état normal. Le corps prospérant, les yeux si longtemps fermés se rouvrirent : ils brillent vifs et clairs à la joie des parents. Le garçon voit aussi bien que ses camarades d'école. Personne ne dirait que jamais il ait été aussi misérable.

Je suis convaincu que le mauvais état des yeux n'était qu'une image, une suite d'un état pathologique plus mauvais encore du corps. Si le tronc d'un arbre se dessèche, les feuilles et les fleurs se fanent et tombent ; ainsi dans un corps malade il ne peut y avoir que des yeux malades. Le tronc reprend-il, aussitôt les feuilles et les fleurs poussent et s'épanouissent de nouveau.

XI. MALADIES DES OREILLES.

Qui saurait énumérer les nombreuses causes de maladies et expliquer comment les maladies influent sur les différents organes, de telle sorte que ceux-ci peuvent rester malades, même après que la maladie originaire est guérie? Plus l'organe est noble, plus l'influence de la maladie est pernicieuse et plus la guérison est difficile. Une des parties les plus nobles du corps humain est l'organe de l'audition, et bien des fois l'ouïe se perd par suite de maladie ou même par l'effet d'un malheureux genre de vie. Nous parlerons de la *surdité* et du *bourdonnement*.

1. Surdité.

Voici une mère de famille : « Ma fille, dit-elle, a eu la fièvre scarlatine, dont elle fut guérie. Mais depuis ce temps-là elle n'est jamais à son aise. Elle se plaint tantôt de ceci, tantôt de cela ; ce qui nous pèse le plus, c'est qu'elle n'entend presque plus. Tout ce que nous avons employé n'a pas eu le moindre résultat. »

Cette fille n'a certainement pas été guérie radicalement ; si elle souffre à l'une ou à l'autre partie, c'est qu'on y trouve des traces de la maladie. Est-elle une fois bien guérie de toutes les suites de la fièvre scarlatine, l'ouïe reviendra. Il faut donc agir sur le corps tout entier, en particulier aussi sur l'organe auditif. Les applications suivantes seront du meilleur effet :

1) Chemise mouillée, une heure et demie durant.

2) Châle, à garder pendant une heure et demie, mais à renouveler après trois quarts d'heure, et pendant ce même temps un maillot de pieds chaud (essuie-mains ou serviette autour de chacune des jambes, depuis la cheville jusqu'au-dessus du mollet), également d'une heure et demie. 3) Lotion entière de nuit, en se levant du lit et se recouchant de suite, sans essuyer; bien laver surtout l'occiput et les oreilles. 4) Lier un linge trempé dans l'eau chaude autour des oreilles et des parties voisines, pendant 2 heures, mais retremper après chaque demi-heure. 5) Maillot de tête (cf. Maillots).

Ces 5 applications, chaque jour une, doivent être employées pendant un temps assez long. En outre, on fera bien de tirer parti des bains chauds à paille d'avoine, longs de 25 minutes, à 28-30° R., chaque semaine une fois, et suivis d'un léger lotionnement à eau froide, pour que la nature ne devienne pas trop sensible par l'effet de l'eau chaude. Ces opérations remettront l'organisme dans le meilleur état. On pourra continuer plus longtemps encore l'emploi de compresses chaudes sur les oreilles.

2. Bourdonnement.

Une personne souffre très souvent d'un violent bourdonnement d'oreilles, est faible de nerfs, tremble parfois des pieds et des mains, a le teint pâle et les yeux enfoncés. Elle a déjà consulté plusieurs médecins : l'un disait que le tintement provient des nerfs; l'autre prétendait qu'il est la conséquence d'un rhume rentré, et un troisième voulait savoir que le tympan s'est un peu rétréci, etc..

Traitement. 1) Marcher chaque jour dans l'eau pendant 2-4 minutes, puis mouvement en chambre chauffée ou, s'il ne fait pas trop froid, à l'air. 2) Toutes les deux nuits se laver entièrement, en dehors du lit, avec de l'eau animée de vinaigre. 3) Mettre un châle 2 fois par semaine, pendant une heure. — Continuer ainsi 2-3 semaines. Si alors le mal n'est pas entièrement dissipé, marcher à l'eau tous les 2 jours et se laver une fois par semaine.

XII. MALADIES DU NEZ

ET DES FOSSES NASALES.

La principale affection morbide dont le nez et les fosses nasales sont le siège, c'est le *coryza* ou rhume de cerveau, qui consiste dans l'inflammation catarrhale de la membrane muqueuse des fosses nasales.

Le rhume provient le plus souvent d'un changement de température, quand du froid et de l'air libre, en transpirant même peut-être un peu, on passe dans une chambre surchauffée. Un courant d'air froid, auquel on est exposé pendant un certain temps, peut le produire aussi. Tout à coup vous sentez un serrement dans la poitrine, dans la gorge, dans le nez. C'est comme un petit tubercule dans le gosier. Si l'on n'en tient pas compte dès le début, il prend racine et de l'extension. Le rhume de cerveau a facilement prise sur les personnes qui portent des vêtements trop chauds et dont certains organes sont, par conséquent, trop amollis. Il ne serait pas difficile, disons-le sans gêne, de se préserver de tout coryza, si l'on endurcissait le corps d'une manière rationnelle, comme je le fais observer en tant d'endroits.

Comment faut-il faire pour y échapper? Un exemple va vous instruire. J'ai marché près d'une heure d'un pas pressé, et il fait joliment froid dehors, comme dit le paysan en se frottant les mains : il y a 12° au-dessous de zéro. Sans transition j'arrive dans une chambre chauffée à 14°. Ce changement subit de température de 26° ne peut s'effectuer sans un effet fâcheux; il est forcément dangereux. J'aurais mieux fait de ralentir un peu ma marche pendant les 5-20 dernières minutes et de rester ensuite quelques minutes encore dans le corridor, en me donnant toujours un peu de mouvement. De cette manière la chaleur produite par la marche aurait pu diminuer un peu et la transpiration se perdre. Le changement aurait eu ainsi une transition, et il aurait été sans danger, si, entré dans la chambre, je m'y étais promené encore pendant quelques instants.

Sentez-vous les suites de votre imprudence, le petit embarras dans la gorge, eh bien! sortez de nouveau à l'air frais et donnez-vous un peu de mouvement. Cela résoudra et éliminera dans une demi-heure tout ce qui vous incommode la gorge.

L'enrouement n'est autre chose que l'extension de l'inflammation catarrhale dans le larynx. La plus belle cloche restera muette, si on entrave le battant; de même aussi la voix la plus mélodieuse ne donne pas de son, si les cordes vocales sont enflées. Eloignez l'inflammation, l'enflure, et l'enrouement partira immédiatement.[1]

[1] Lisez ce que j'ai dit sur les catarrhes dans l'article : *Maladies des yeux*.

La remarque suivante pourrait rendre service à bien du monde. Il y a des personnes portées à tousser beaucoup, à toussoter. Un rien, p. ex. le chatouillement de l'air frais, provoque ces modifications de la voix; mais on ne s'en trouve pas plus mal. Ces personnes-là toussent pendant des années sans la moindre douleur. Ordinairement de pareilles dispositions sont un héritage des parents, et alors il est difficile de s'en défaire. Mais cela n'offre pas d'inconvénient, soit que cette toux provienne de la gorge ou d'autres organes situés plus profondément. Ces personnes pourront se consoler en pensant au dicton : « Qui tousse longtemps, vit longtemps. » Par contre, il y a d'autres héritages, qui ne sont pas aussi inoffensifs, mais qui méritent être pris en sérieuse considération : ce sont p. ex. la consomption, la phtisie, etc.

Dans ces cas il s'agit d'appliquer le principe : *Principiis obsta*, arrêter résolûment, mais avec beaucoup de prévoyance et de circonspection, les premières atteintes du mal. Autrement il fera des victimes tôt ou tard, souvent très tôt, hélas ! Un petit rhume négligé peut, dans une famille sujette à la phtisie, devenir le scarabée disséqueur qui détruira le plus vigoureux sapin, couchera dans la tombe le corps le plus solide. Donc attention! Une conduite prudente peut très bien, sans autres suites fâcheuses, traîner en longueur des maladies même héréditaires.

XIII. MALADIES DU LARYNX.

Le larynx étant l'instrument spécial de la voix, nous ne parlerons, dans ce chapitre, que de l'*enrouement* ou laryngite catarrhale et de l'*extinction de voix.*

I. Enrouement.

Une fillette de onze ans avait depuis plusieurs mois perdu sa voix, au point qu'elle ne pouvait qu'avec une peine extrême et d'une manière stridente se faire comprendre. Son teint était tout blanc, ses yeux bleuâtres, et avec cela on remarquait chez elle un amaigrissement et une prostration de forces à un haut degré. La chaleur naturelle avait quasiment disparu, l'appétit également manquait, elle n'avait plus de goût que pour un peu de bière et de vin.

Dans l'espace de 2 mois la fillette fut totalement guérie et réconfortée au moyen des applications suivantes : 1) Marcher tous les jours 2-4 fois pieds nus dans l'herbe mouillée ; 2) mettre le châle 3-4 fois par semaine ; 3) prendre chaque semaine 4 bains de siège ; 4) pendant les 3 dernières semaines, si la température est chaude, se baigner 3 fois par semaine dans l'eau exposée au soleil. — Le régime alimentaire fut très simple, consistant dans la nourriture habituelle ; le lait surtout, pris à la dose d'une cuillerée par heure, pendant l'une au l'autre demi-journée, lui fit du bien.

Un ecclésiastique était sujet à l'inflammation du larynx et en souffrait régulièrement depuis le mois d'octobre jusqu'au mois de mai. Il essayait de tout, consultait plusieurs médecins, mais en vain. Son mal persistait durant 14 ans. Enfin il eut recours à moi et retrouva sa santé dans un espace de temps extraordinairement court.

Il dut se tenir chaque jour dans l'eau à la hauteur des genoux et immerger en même temps ses deux mains. En outre il dut faire des lotions totales, surtout le matin quand il se levait, ou pendant la nuit quand il se réveillait. En 12 jours la maladie si invétérée se dissipa complètement, et voilà 16 ans qu'elle n'a plus reparu, preuve manifeste que l'eau guérit radicalement.

2. Extinction de voix.

La voix est assez importante pour l'homme, pour que nous en parlions avec quelques développements.

Il arrive souvent que la voix se perde en tout ou en partie, sans que l'on sache toujours pourquoi. Les uns peuvent encore se faire entendre un peu, les autres sont obligés de recourir à la plume ou au crayon pour se faire comprendre.

Il m'arriva un jour, il y a douze ans de cela, un prêtre obligé depuis longtemps de noter par écrit tout ce qu'il voulait communiquer aux autres. Il était absolument incapable de remplir ses fonctions de prêtre. Il était allé partout où on lui avait conseillé de chercher du secours. Il avait reçu des gargarismes, s'était fait magnétiser, électriser, ventouser, brûler le gosier 14 fois avec la pierre infernale. Enfin le médecin avait déclaré que la voix ne reviendrait plus, parce que les organes étaient rongés et cicatrisés par les nombreuses cautérisations. Quand alors la science était à bout, ce prêtre fit un appel à l'eau, et c'est à l'eau qu'il dut, après Dieu, sa guérison. En venant ici, il avait l'air bien portant; son teint pourtant n'était pas frais, mais terne et maladif. Il ne sentait nulle part de douleurs; il s'imaginait qu'en dehors de la voix il ne lui manquait rien. Mais comment se peut-il que l'organe de la voix reste muet, quand pourtant il n'est ni blessé ni souffrant? Si je mets à quelqu'un un bandeau sur la bouche, son organe ne sera pas lésé, et pourtant il ne parlera pas. Ce serait de la folie que de chercher dans la gorge la source du mal. Il faut enlever le bandeau, et la parole reviendra d'elle-même. L'organe de la voix peut être en très bon état; mais ce sont diverses influences, quasiment des ligatures ou bandeaux, qui l'empêchent de fonctionner Quelles sont ces influences?

Quand, dans le ruisseau du vallon, les gamins jettent des pierres, du limon et de la terre pour en obstruer le passage, l'eau sera arrêtée, empêchée de suivre son cours régulier; elle sera obligée de tourner à droite et à gauche, pour chercher des issues ou pour s'amasser dans les profondeurs voisines. Il en est souvent de même dans l'organisme humain : si l'on pouvait jeter un regard dans ce bassin à mille artères, on verrait que ce sont de pareils obstacles qui s'opposent au cours du sang. Le résultat en est un gonflement des membranes muqueuses, des obstructions du sang. Qui n'a déjà vu une exostose à la main, au pied? Représentez-vous une semblable tumeur qui serre et comprime à l'intérieur. L'organe comprimé ou serré ne serait-il pas altéré ou troublé dans son action? Suspendez un bissac à la cloche la plus harmonieuse, et c'en est fait du son; tout effort sera inutile

Revenons maintenant à notre muet patient. La première affusion supérieure me fit reconnaître les énormes engorgements, devenus presque des tumeurs. Ce sont là les malfaiteurs qui entravaient les cordes vocales. Si on arrivait à éloigner ceux-là, celles-ci se dégageraient par le fait même. L'éloignement des engorgements s'opéra par des applications d'eau à effet résolutif et éliminateur, en première ligne par le bain de vapeur de la tête. Ce bain provoque la transpiration à toute la partie supérieure de la tête. Une irrigation froide, succédant sur-le-champ, enlèvera ce qui a été résout et fortifiera la nature. Comme le malade est assez corpulent et que chez de pareilles personnes le sang afflue ordinairement dans les extrémités supérieures, il faut détourner le sang vers le bas au moyen d'un bain de vapeur des pieds, suivi d'un arrosement froid. Ces deux opérations qui, dans notre cas, sont connexes, peuvent être effectuées une fois ou, si la corpulence est considérable, même deux fois par semaine.

Le manteau espagnol est un autre résolutif, qui agit sur le corps entier. Ajoutez, 1 ou 2 fois par semaine, les demi-bains froids (montant jusqu'aux aisselles et durant tout au plus une minute) avec d'énergiques lotions du haut du corps, ou bien l'affusion supérieure et l'affusion inférieure en place du bain, voilà ce qui rend de réels services. Ces applications, exactement pratiquées et associées à un genre de vie bien réglé (ne pas rester trop longtemps assis, se promener à l'air et se livrer à un travail manuel), remirent tout en ordre. La machine reprit une marche régulière et l'organe de la voix, sans le secours des teintures, de la pierre infernale et de l'électrisation, se mit à fonctionner de nouveau comme dans les beaux jours. Personne n'aurait cru que ce prêtre pût jamais recouvrer sa voix; et pourtant, au bout de 6 semaines, il se trouva parfaitement rétabli et aujourd'hui encore, douze ans plus tard, son organe possède une sonorité si agréable, que tout le monde se réjouit de l'entendre.

Un autre curé s'était tellement endommagé la voix, qu'il dut, pendant cinq ans, commettre un prêtre auxiliaire à l'administration de sa paroisse, tandis que lui-même visitait les plus célèbres médecins. Il reçut beaucoup d'inhalations, les amygdales lui furent coupées, le tout *frustrà, sed non gratis*. On cherchait toujours le mal dans le larynx, jusqu'à ce que le dernier médecin, qui l'avait examiné, déclara que la gorge ne souffrait absolument d'aucune affection, mais qu'il ne savait pas pourquoi l'organe ne fonctionnait pas. Ce n'est qu'à la suite de cette déclaration que le patient consentit à recourir au traitement par l'eau froide, qui effarouche toujours tant de monde. Avant 6 mois la voix lui était rendue, une voix dans toute sa plénitude. Il disait que la moitié de cette voix lui aurait suffi.

Chez ce prêtre également l'organe de la voix n'avait aucune lésion... Je trouvais, par contre, que son cou dépassait un peu les dimensions normales et que la partie supérieure de son corps, en proportion de ses mains et de ses pieds passablement amaigris, avait un volume démesuré. Il avait eu dans le temps, disait-il, souvent la colique, mais toujours d'une courte durée. La nature avait cherché de cette manière à se soulager elle-même, sans pourtant réussir à expulser tous les éléments morbides. La colique cessa dans la suite, et le malade n'éprouvait de temps en temps que des oppressions à la poitrine, qui n'offraient que peu d'inconvénients. C'est l'histoire qui se renouvelle dans plus d'une maison. Quand un locataire du rez-de-chaussée monte à l'étage supérieur, qui est déjà habité par une autre famille, il s'agit de se resserrer; les deux chefs de ménage n'arrivent pas à s'accommoder, ils ne s'entendent plus. Qu'y a-t-il à faire? Il ne suffit pas de pratiquer des inhalations, d'extraire les amygdales, voire même de moucher la luette; il faut déménager. Quand l'ordre sera rentré dans l'organisme, la voix reviendra.

Le malade fut obligé de transpirer à foison, une fois par semaine, aux extrémités supérieures et inférieures, et de bien arroser ces mêmes parties : c'est-à-dire de recevoir des bains de vapeur sur la tête et sur les pieds, ainsi que des affusions sur le haut et sur le bas du corps. Puis, pour faire cesser l'enflure qui existait à certains endroits, il dut s'immerger 4 fois par semaine dans l'eau froide jusqu'à hauteur des aisselles, mais aussi brièvement que possible, jamais au delà d'une minute, et en lotionnant courageusement les parties non immergées. Enfin vint l'emploi du manteau espagnol. Après 4 semaines, il put se contenter de la moitié des applications, c'est-à-dire de l'affusion supérieure et inférieure et du demi-bain avec lotion du haut du corps, une fois par semaine. Plus tard il dut se garder de suspendre tout d'un seul coup : il pratiqua, assez longtemps encore, l'un ou l'autre exercice, et cela dans l'ordre indiqué pour la guérison. En somme, il ne fut pas nécessaire de l'encourager. Car, plus on sent grandir ses forces, plus on soupire après l'élément humide et plus la confiance en l'eau augmente. On ne fait plus que s'étonner des personnes sensibles, qui ont peur de l'eau, qui se lavent sans doute la figure et les mains, mais qui font le diable à quatre, dès qu'on leur parle de l'eau. *Habeant sibi!* Ils en pâtissent.

Le prêtre recouvra sa voix, qui redevint aussi bonne qu'elle l'avait été auparavant, et la maladie — il y a onze ans depuis lors — ne reparut pas.

Un directeur d'études, à la fleur de l'âge, eut une extinction de voix et ne put plus enseigner pendant 9 mois. Il consulta d'abord plusieurs médecins ordinaires, puis il s'adressa à de célèbres spécialistes. Après avoir, pendant des semaines, pratiqué les inhalations et s'être fait électriser, il entendit la déclaration que les cordes vocales avaient perdu toute leur élasticité; que, tout le traitement étant resté sans résultat, il fallait se borner à l'expectative, pour observer la suite, et qu'il était nécessaire de demander un congé d'un an, pour laisser l'organe en complet repos. Pour le coup, c'était trop fort, et le professeur demanda son salut à l'eau. Au bout de 6 jours la voix était revenue, et après 6 semaines elle était aussi sonore que dans les années précédentes. Depuis il s'est passé 4 ans et 6 mois : il n'y a rien à craindre, l'infirmité ne reviendra pas.

Qu'est-ce qui a manqué à ce professeur? Je vais vous le dire. Il n'avait pas l'air malade, en somme, quoique son teint fût un peu flétri. Ce qui pouvait surprendre, c'est que le patient, malgré sa bonne posture pour le reste, penchait un peu la tête en avant. Il avait le meilleur appétit et se sentait fort; pourquoi les cordes vocales seules devraient-elles être si mal conditionnées, que maintenant elles se rabougrissaient et perdaient leur élasticité? Cela n'était pas possible. Quand je lui affirmai qu'il ne manquait rien à ses cordes vocales, il se sentit offensé et comme, suivant ma pratique, je ne regardais pas son larynx, où il supposait cependant le siège du mal, il se mit presque hors de lui-même et déposa toute confiance. Moi, au contraire, je tins à lui prouver qu'il ne manquait rien à son larynx et qu'il n'y avait rien à guérir au larynx, et de fait je ne m'occupai pas du larynx. Où se trouvait donc la source du mal? A la partie supérieure des omoplates, en travers du haut du dos, aux deux côtés de la 7e vertèbre cervicale, le malade avait de petites élévations, comme des coussinets. Qui n'aurait pas cherché, ne les aurait pas trouvées. Elles pénétraient à l'intérieur et comprimaient ainsi l'organe de la voix.

Notre malade, encore jeune, fut hardiment arrosé d'eau froide, revêtit le châle, prit des demi-bains et reçut le manteau espagnol. Pour finir, on se contenta de demi-bains avec lotions du haut du corps. L'horreur de l'eau disparut, la nature s'habitua à l'élément humide et s'en fit quasi un besoin constant. Il ne se passa plus une semaine sans que l'une ou l'autre application fût pratiquée, ce qui maintint la santé en bon état. Que de fois j'entends l'exclamation : « Je sais maintenant par moi-même combien l'eau me fait du bien, je n'y renoncerai plus de ma vie ! »

La comtesse de N. a fait le rapport suivant : « Il y a 2 ans, j'avais la diphtérie au suprême degré, comme disait le médecin. Cette maladie fut suivie d'une céphalalgie à outrance. Après plusieurs semaines je perdis la voix à la suite d'un bain chaud, au point que je ne pouvais plus rendre aucun son et que j'étais obligée de marquer par écrit tout ce que je voulais dire. Mes parents consultaient les premiers médecins. Pendant des mois entiers je dus faire des inhalations et prendre différentes substances minérales ; pendant plusieurs semaines je fus électrisée chaque jour ; on me mit des sangsues au cou, ce qui me fit tomber un certain nombre de fois en syncope ; on pratiqua toutes sortes d'opérations à la gorge. Je suis saisie d'horreur, quand je pense aux détails. Je ne veux pas décrire tout ce que j'ai dû absorber. Ainsi se passèrent deux années ; finalement les médecins s'accordèrent à émettre l'avis que je ne recouvrerais plus jamais la voix, et deux d'entre eux déclarèrent même que je mourrais de phtisie. Que n'ai-je à souffrir ? Il n'y a pas une heure dans l'année, où mes pieds soient chauds, mes mains et mes pieds sont froids comme la glace. Depuis des mois je ne sais plus comment me réchauffer, ni dans la chambre, ni dans mes vêtements de laine. Je n'ai aucune envie de manger, et je ne le puis pas non plus. Tout ce que je mange, me fait mal ; c'est souvent à désespérer. Je n'ai que quinze ans, mais je ne connais pas de créature plus malheureuse que moi. »

Que cette pauvre fille ait eu peur de l'eau froide, cela se comprend ; et les parents n'osèrent pas songer à l'hydrothérapie, pour ne pas imposer cette nouvelle torture à leur frileuse enfant. Une seule âme s'intéressa à la pauvrette et chercha du secours auprès de l'eau. Je pus lui faire des promesses, à condition qu'on voulût se soumettre à un emploi modéré et très exact. En même temps je déclarai catégoriquement qu'il ne manquait absolument rien aux organes de la voix, mais qu'il fallait avant tout chercher à ranimer et à fortifier le corps extrêmement épuisé, qui ne ressemblait plus qu'à une ruine. Car le retour de la voix ne se ferait plus attendre, sitôt que les forces naturelles du corps seraient revenues.

La personne était souverainement anémique ; pour preuve vous avez la froide température de l'organisme, c'est à la poitrine seule que se manifestait encore une certaine chaleur. Il fallut donc faire des enveloppements, pour favoriser la formation du sang et la bonne circulation. La malade dut se faire à un régime simple, et immerger 2-3 fois par jour les mains jusqu'aux coudes et les pieds jusqu'au-dessus de la cheville dans l'eau froide, ou bien, ce qui vaut mieux, marcher dans l'herbe humide ou sur les dalles mouillées. Ce sont là, quoi qu'on en dise, les meilleurs moyens d'apport de la chaleur dans la nature refroidie, à moitié morte, surtout dans les extrémités anémiques, pieds et mains. C'est ainsi qu'il faut stimuler le corps et produire du calorique. Puis la malade dut se laver énergiquement, 1-3 fois par jour, le dos, la poitrine et le ventre avec de l'eau froide. Les premiers essais coûtèrent de la peine ; mais à mesure que la chaleur apparut, le courage augmenta : c'était comme la brise du printemps qui annonçait la résurrection au misérable organisme. La malade fit un pas de plus : elle enfonça davantage le pied dans l'eau et prolongea l'immersion des bras, la demi-minute devenant une minute. — Ces exercices durèrent environ 8-10 jours. Ensuite vinrent de légères affusions de genoux et des affusions supérieures, tous les 2 ou 4 jours : l'une le matin, l'autre après-midi. — Quinze jours plus tard succédèrent journellement un demi-bain (jusqu'à hauteur de l'épigastre) et une affusion supérieure, durant l'un et l'autre une minute ; il importait peu laquelle des deux applications fût prise le matin, et laquelle le soir. — Quant à la nourriture, il fallut choisir des aliments de facile digestion, favorisant la formation du sang et des humeurs, non raffinés et non gâtés par les épices. La meilleure boisson était le lait ; peu de bière, rien d'échauffant.

L'infortunée comtesse recouvra ses forces physiques et sa voix. Pour consolider la santé, elle continua encore un certain temps les susdits exercices. Car on ne peut les suspendre tout d'un coup, on ne s'arrête que peu à peu, à mesure que les forces se rétablissent.

Une fille de seize ans perdit la voix sans cause apparente, au point qu'elle avait une peine extrême à se faire comprendre. Elle consultait les médecins, ils lui prescrivaient des remèdes, qui tous restèrent sans effet. Elle avait de l'appétit et la mine florissante ; la tête était ronde et pleine ; le cou, un peu court, était rempli, presque trop rempli. On remarquait que la respiration marchait un peu péniblement. Les pieds étaient sans cesse froids. Je rétablis la malade en six semaines, et voici comment :

Le teint si favorable, la tête pleine et chaude, les pieds froids, tout cela indiquait que le sang affluait trop au haut du corps : de là l'hypertrophie des parties supérieures, peut-être des engorgements de sang. Pour guérir, il fallut donc d'abord viser à la distribution égale et uniforme du calorique dans le corps entier, afin de débarrasser la tête de la chaleur et les pieds du froid. La fille prit donc journellement 2-3 pédiluves froids d'une minute au maximum, suivis chaque fois d'un bon exercice de mouvement à l'air libre. En outre, elle s'appliqua à marcher nu-pieds dans l'herbe humectée par la pluie ou la rosée ou sur des dalles arrosées. Tandis que ces opérations amenaient le sang et partant la chaleur aux extrémités inférieures, d'autres moyens résolvaient et enlevaient les engorgements et les enflures qui existaient à la tête, au cou, au haut du corps. A cet effet, elle revêtait le manteau espagnol une fois par jour pendant la première semaine, tous les 2 ou 3 jours pendant la deuxième et troisième semaine, plus tard une fois par semaine. Après les 15 premiers jours, elle prit chaque semaine, comme moyen corroborapartif, un demi-bain d'une minute, avec lotion des parties non immergées. Au lieu du demi-bain avec lotion, elle aurait pu se faire administrer une affusion supérieure et inférieure ; le succès eût été le même. Ainsi la première partie de l'œuvre de la guérison consistait à produire du calorique, la deuxième à résoudre et à éliminer ce qu'il y avait de superflu, la troisième à fortifier l'organisme. A mesure que le corps reprenait des forces, la voix revint et devint même plus claire et plus sonore qu'elle n'avait été auparavant, excellente pour le chant, auquel la fille s'appliquait spécialement.

XIV. MALADIES DE LA GORGE.

On appelait jadis *angine* toute affection ou douleur située au fond de la gorge et produisant une difficulté d'avaler et de respirer. Les maladies dont nous allons nous occuper conservent encore cette dénomination générique, mais on y ajoute une épithète qualificative de la nature et du siège précis de l'altération, comme dans ces expressions, *angine gutturale*, *angine couenneuse*, etc...

I. Angine gutturale.

On désigne par cette dénomination l'inflammation de la muqueuse qui tapisse l'isthme du gosier, le voile et les piliers du palais, la luette, les amygdales et le pharynx.

André vient me raconter ce qui suit : « Je ne puis presque plus parler, parfois cela ne va plus du tout. J'avais eu un si vilain mal à un doigt. C'est alors que, pour la première fois, il m'est arrivé de ne plus pouvoir parler; mon doigt recommence sa maladie. Au reste, j'ai le meilleur appétit du monde, et je n'ai pas à me plaindre. Le médecin a déclaré que la luette est trop longue et devrait être raccourcie. Mais je ne tiens pas à le laisser faire. »

Cet homme a la tête un peu boursoufflée, avec une petite enflure au côté gauche, en-dessous de l'oreille. L'on aperçoit très bien que l'état normal de sa figure est un peu troublé et que tête et cou sont encore plus enflés à l'intérieur qu'à l'extérieur; de là cette gêne générale dans ces organes et le mal de gorge. Il est certain que le doigt malade n'a pas été guéri convenablement la première fois, que les matières morbifiques n'en n'ont pas été entièrement éliminées. Si maintenant on éloigne complètement les éléments malades et qu'on nettoye le corps, la gorge sera guérie par le fait même.

A cet effet il faut exercer une action éliminatrice sur le corps tout entier, puis en particulier sur les parties de la tête. Le premier but sera atteint par l'emploi du sac et du châle. C'est le sac que le paysan a le plus facilement sous la main. Il le plongera dans une décoction de paille d'avoine, s'y glissera ensuite et y restera pendant une heure et demie, opération à faire 3 jours de suite; à partir du quatrième ce n'est que tous les 3 jours qu'il entrera dans cet étui, auquel il se sera habitué. Quant au châle, il le portera journellement pendant une heure. Au bout de 15 jours il entreprendra des lotions entières 2 fois par semaine et se revêtira du manteau espagnol une fois par semaine. Si la luette continue à incommoder, il administrera quelques bains de vapeur à sa tête, bien entendu à des jours différents. Ce traitement ne manque pas de guérir radicalement l'angine.

Un prêtre s'explique ainsi : « Dans le courant de l'été 1887 j'éprouvais, par moments, dans la gorge une petite douleur, accompagnée d'un léger accès de toux. Cela venait et passait. Quand je parlais longtemps soit au catéchisme, soit en chaire ou au confessionnal, ma voix s'affaiblissait peu à peu, perdait son timbre et menaçait de s'éteindre. Le mal augmenta dans les mois de septembre et d'octobre; un violent catarrhe se déclara au gosier, et le médecin trouva l'extrémité supérieure du poumon droit également affectée. Un séjour de 3 mois à Méran, des badigeonnages, des gargarismes, des ascensions de montagne, rien n'y fit. A l'époque du nouvel an un médecin eut même envie de faire une petite opération, ce qui toutefois n'eut pas lieu. Enfin, le 25 janvier étant arrivé et mon congé près d'expirer, je pris la résolution de quitter Méran et de me rendre à Wœrishofen. J'arrivai dans un état très abattu. Les applications d'eau, consistant dans l'affusion supérieure 2 fois par jour et dans la promenade à l'eau, m'apportèrent bientôt du soulagement à la gorge; la douleur diminua, la voix se fortifia et reprit du timbre, et à la chandeleur je pus déjà faire une petite homélie et chanter une grand'messe à D... Cependant la voix était encore enrouée et j'éprouvais dans la suite une petite douleur à la gorge, mais cela ne dura pas longtemps. De huit à huit jours je sentais du mieux, et au bout de 3 semaines ma voix fut pure et forte comme autrefois; je rentrai dans ma paroisse et repris mon ministère en parfaite santé.

2. Angine couenneuse.

L'angine couenneuse, qui sévit principalement sur les enfants, est une inflammation spécifique de la muqueuse pharyngienne avec production de fausses membranes et infection générale de l'économie. Elle ne diffère pas de l'angine gutturale par son siège, mais elle s'en distingue par sa nature et son pronostic, qui se rapprochent de ceux du croup et de la diphtérie.

Un père vient se plaindre: «Ma fille, âgée de quatre ans, a une esquinancie; elle est malade comme les 3 autres enfants l'ont été, et ils sont morts. Ils ont trépassé rapidement, et cette enfant également va expirer bientôt. Déjà elle ne peut presque plus respirer, ni tousser. Tête et ventre sont gonflés. Que faire? Il me faut 4 heures pour chercher le médecin, et jusque là mon enfant ne sera plus. »

La réponse fut: « Cher ami, rentrez chez vous, chauffez un peu d'eau mêlée de vinaigre, plongez-y une serviette, tordez-la et enveloppez-en soigneusement tout le cou de l'enfant. Mettez par-dessus un molleton ou un linge sec, et laissez cette fomentation pendant trois quarts d'heure. Puis trempez de nouveau la serviette dans l'eau et le vinaigre, et continuez ainsi pendant 6 heures, en renouvelant le topique ou la compresse chaque fois après trois quarts d'heure. Au bout des 6 heures dégagez le cou et couvrez le légèrement. Alors appliquez à l'enfant un demi-maillot avec la même serviette, qu'à cette fin vous aurez trempée dans l'eau animée de vinaigre. Enveloppez-la dans une couverture sèche et couvrez soigneusement, mais jamais trop lourdement. La petite doit rester ainsi bien tranquille durant une heure. Au bout de cette heure enlevez le maillot et laissez l'enfant couchée et couverte comme à l'ordinaire. Si après 6 ou 8 heures il y avait encore une respiration pénible et de la toux, vous pourrez de nouveau recourir au maillot de cou, comme il est dit plus haut, et le laisser appliqué pendant 1-2 heures. Devient-il très chaud au bout d'une heure, et l'enfant montre-t-elle de l'anxiété, retrempez le linge encore une fois. Vous en verrez les effets. »

Le père fit comme je lui avais ordonné, et dans l'espace de 30 heures l'enfant, qu'il avait crue perdue, fut parfaitement rétablie.

La guérison se serait effectuée aussi, si l'on avait trempé le linge dans un liquide très froid, moitié eau et moitié vinaigre, et si l'on avait répété cette opération tous les trois quarts d'heure. Dans le cas où la chaleur n'aurait pas cédé, on aurait pu emmaillotter aussi les pieds jusqu'au-dessus des mollets.

3. Diphtérie.

On donne ce nom à une maladie dont le caractère essentiel est la production de fausses membranes ou de dépôts couenneux au fond du gosier, soit dans le pharynx, soit dans le larynx et les bronches.

Sitôt qu'on est atteint de la diphtérie, il faut avoir soin 1) de résoudre le plus vite possible les substances morbides accumulées et 2) d'agir sur toute l'économie, afin de régulariser de nouveau le cours irrégulier du sang et des humeurs, accusé par le baromètre de la fièvre.

On administrera d'abord un bain de vapeur à la tête du malade et, après toutes les 20-24 minutes, une lotion générale du corps. Au bout de 6-8 heures le patient mettra pendant une heure et demie un châle, qu'il aura soin de tremper de nouveau dans l'eau fraîche après chaque demi-heure. Ensuite il prendra un bain de vapeur des pieds, auquel succèdera immédiatement un demi-bain tout froid avec ablution du haut du corps. Le demi-bain et l'ablution doivent-être terminés au bout d'une minute. Vient de nouveau le tour du châle, qui restera appliqué pendant une heure et demie, comme ci-dessus. Quand on a fini ces applications, on les reprendra toutes à tour de rôle, une pour chaque demi-journée. A côté de cela le malade se gargarisera soigneusement avec une tisane de prêle, au moins 4-5 fois par jour. La vilaine affection ne tardera pas à disparaître.

Toutes les applications citées sont tellement inoffensives qu'elles ne peuvent nuire en aucun cas.

Si le malade jouit du repos de la nuit (c'est le cas en règle générale), s'il est pris de sommeil, il ne faut pas le déranger ; car la présence du sommeil est une preuve que la nature retrouve son assiette, et, par suite de l'effet confortant du sommeil, les applications d'eau ont d'autant plus de succès. Faisons également remarquer à cette occasion que, si le malade s'endort pendant l'une ou l'autre application qui exige le lit, il ne faut jamais le réveiller. Quand le remède a produit son effet, le malade se réveille régulièrement de lui-même.

Un père de famille vint me trouver. « Mon enfant de onze ans, dit-il, ne peut plus rien avaler, et depuis 3 jours déjà c'est à peine si elle peut respirer. Elle a la fièvre et le délire. Je lui ai bien mis un linge mouillé autour du cou, mais cela ne va pas encore mieux. Que faire pour empêcher l'enfant d'étouffer ? »

La désolation du père et l'insuccès de l'application me décidèrent à l'accompagner auprès du lit de l'enfant, que je trouvai dans un état pitoyable et, apparemment, désespéré. Il y avait déjà certains indices qui excluaient à peu près la guérison. Faisons un essai tout de même, pour l'amour de Dieu! Après chaque demi-heure de la première journée on lui lava bien le dos, la poitrine et le ventre avec de l'eau froide. Comme la fièvre très ardente ne voulait pas céder, on se contenta d'appliquer sur le ventre un linge trempé dans l'eau froide. Le feu dut baisser.

Le lendemain le père revint et me raconta : « L'enfant est à même d'avaler, mais aux côtés de la tête les joues se mettent à enfler assez fortement vers la mâchoire. On a peine à la comprendre, quand elle parle; cependant je me réjouis au delà de toute expression de ce que la petite a retrouvé la parole. »

Le père eut à entourer les parties enflées, à droite et à gauche de la tête, de morceaux de linge trempés dans l'eau mêlée de vinaigre et à renouveler ces compresses toutes les demi-heures. En outre, toutes les fois que l'enfant se sentirait fiévreuse et agitée, il eut à lui lotionner la poitrine, le dos et le ventre. Dès la troisième journée la petite se trouva hors de danger. Les lotions purent continuer pendant quelque temps encore, toutes les fois que la fièvre augmentait.

Des gargarismes au moyen d'une infusion de fenugrec (une petite cuillerée de fenugrec bouillie dans une demi-chopine d'eau qu'on administre par cuillerées à la petite couchée dans son lit) eurent un excellent effet. L'infusion de mauve, de mille-feuille, de bouillon-blanc, rendraient les mêmes services. Un autre bon moyen serait de prendre chaque jour 3 à 4 petites cuillerées d'huile d'olive (huile à salade), qui exerce une action sédative extraordinaire sur la chaleur intérieure.

L'enfant fut sauvée et jouit jusqu'à ce jour de la meilleure santé.

XV. MALADIES DES BRONCHES

ET DES POUMONS.

Les maladies des bronches se confondent souvent avec celles des poumons, par la raison que les dernières ramifications des bronches se perdent dans les poumons et s'identifient avec eux. Néanmoins on rencontre fréquemment des affections isolées et distinctes, qui occupent soit les bronches soit les poumons.

I. Bronchite.

La bronchite est l'inflammation de la membrane muqueuse des bronches. Elle se montre à l'état aigu ou à l'état chronique ; dans le dernier cas elle s'appelle aussi *catarrhe pulmonaire*.

Une mère de famille s'expliqua ainsi : « Les médecins disent que j'ai une affection catarrhale aux poumons et à la gorge, que ma poitrine est fortement attaquée. Deux d'entre eux ont même déclaré que je n'ai plus rien à espérer. Je désire en conséquence faire un essai hydrothérapique ; si le traitement par l'eau n'a pas de résultat non plus, je me résignerai à la volonté de Dieu. »

Pendant 20 jours cette femme reçut chaque jour 2 affusions supérieures, suivies chaque fois de l'affusion des genoux, et deux fois le demi-maillot par semaine. En outre, chaque jour 2 tasses, prises en petites portions, d'une infusion de graines de fenouil, d'orties et de plantain

Au bout de ce temps la toux n'existait plus, tout

engorgement avait disparu, le teint était frais et les forces revenues.

2. Influenza.

Dans ces derniers temps on parlait beaucoup d'une nouvelle maladie désignée sous le nom d'*Influenza*; mais on ne disait rien ou peu du moyen de la guérir avec sûreté et promptitude. Les médecins lui attribuent un caractère épidémique et prétendent qu'elle se communique par l'atmosphère. Quant à moi, je la prends, à peu de chose près, pour ce qu'on appelle communément *grippe.* [1]

L'influenza se déclare volontiers et rapidement à la suite d'un changement subit de température. Comme nous vivons dans le siècle de l'amollissement, la modification de la nature extérieure a facilement prise sur la nature intérieure : le froid de l'atmosphère se met en conflit avec le calorique du corps, et ce conflit, surtout quand le cou et la tête sont trop enveloppés, se termine aisément au préjudice de l'organisme humain, en provoquant à la gorge une inflammation, qui ne tarde pas à s'étendre à la tête, à la poitrine, au corps tout entier.

Quant aux symptômes de cette maladie, je vais vous les indiquer dans un cas pratique. Voici venir

[1] La grippe est une affection épidémique caractérisée principalement par un catarrhe bronchique ou une angine, et par des douleurs musculaires et un affaissement considérable des forces. Les muqueuses des bronches, des fosses nasales et des yeux sont prises : il y a de la céphalalgie, de la courbature, de l'abattement, de la fièvre. Bien que le catarrhe, le coryza et l'angine constituent, pour ainsi dire, la grippe, elle ne ressemble ni à l'une ni à l'autre de ces maladies.

ANTONIN BOSSU.

un domestique qui me raconte : « Hier soir j'étais fort et bien portant, je ne sentais aucun malaise ; ce matin, au contraire, je me trouve à moitié paralysé, je ne puis presque plus marcher, mes pieds tremblent. J'ai tellement mal à la tête, que j'en suis tout étourdi, et au cou je sens un tel picotement et une telle cuisson, que je ne puis rien avaler. »

A ce patient, atteint si vite de l'influenza, je prescrivis le traitement suivant : Rentrez chez vous sans retard et couchez-vous ; lavez-vous avec de l'eau toute froide le cou, la poitrine, tout le haut du corps ; entourez alors le cou d'un linge sec (serviette ou essuie-main) et couvrez-vous chaudement, mais pas trop lourdement. Répétez cette opération 10 fois en 10 heures. Après cela il faut laver le corps tout entier avec de l'eau froide, aussi rapidement que possible. Enfin, après chaque heure prenez une cuillerée d'eau.

A la suite de la lotion entière une telle sueur vint à couvrir le corps, que bientôt le malade alité se trouvait tout en nage. Cette sueur à emporté les derniers vestiges de la maladie, et le valet de labour se sentit complètement remis.

Vous demanderez peut-être comment ces applications si simples de l'eau ont pu agir sur la maladie. Eh bien ! écoutez, cher ami. Le froid avait gagné le dessus dans la gorge, où il occasionna une inflammation. Celle-ci provoqua un afflux de sang, ce qui fit que le sang se trouva accumulé dans la tête et dans la gorge, tandis que les extrémités se refroidirent faute de sang. Au moyen des lotions les pores s'ouvrirent ; un nouveau calorique, surtout par l'effet du maillot sec de l'essuie-main, se développa à la surface cutanée. De cette manière s'établit au cou et à la tête une exhalation qui élimina tout dans l'espace de temps indiqué. Le linge sec exerça une action attractive, l'eau eut un effet résolutif, et ainsi fut expulsé tout ce qu'il y avait de morbifique dans le corps. L'eau prise en boisson agit aussi, à l'intérieur, d'une manière résolutive et éliminatrice. Pendant que les lotions et les enveloppements au haut du corps eurent un effet localisé, l'action de la lotion entière s'étendit au corps tout entier. Les pores furent ouverts, les lotions développèrent le calorique du corps, et la chaleur du lit élimina toutes les humeurs morbides de l'organisme. C'est ainsi qu'il fut possible de se débarrasser, en 18 heures, de l'hôte malencontreux.

3. Fluxion de poitrine.

La fluxion de poitrine désigne tantôt la *pneumonie* et tantôt la *pleurésie*, quelquefois même la réunion de ces deux maladies, qui existent souvent en même temps. La pneumonie consiste dans l'inflammation du tissu même des poumons, tandis que la pleurésie est l'inflammation de la membrane qui tapisse le poumon extérieurement (plèvres).

Marguerite est couchée au lit. Elle a une toux violente, sèche, accompagnée de grandes nausées, et la fièvre augmente d'heure en heure. Elle éprouve à la poitrine et à l'un des côtés une cuisson, un élancement. Le médecin déclare qu'il se prépare une inflammation de poumon. Comment venir en aide à la malade? Tout enfant sait qu'une éponge peut absorber et contenir une grande quantité d'eau. Ne doit-il pas y avoir également des moyens capables d'attirer, d'absorber et de retenir la chaleur, comme l'éponge fait pour l'eau? Oui, il y a de pareils moyens, et ils sont à notre disposition. Il n'est pas de paysanne chez nous qui ne connaisse le fromage en pot, appelé aussi fromage mou, fromage blanc, fromage écrémé, fromage à la pie, etc... C'est un laitage caillé, écrémé et égoutté. Au moyen du petit-lait on le réduit en pâte fine, qu'on étend, à l'épaisseur d'une forte lame de couteau, sur un morceau de linge; puis on applique ce cataplasme sur la partie brûlante, d'où l'inflammation menace de se propager. Je ne connais pas de remède qui ait la vertu d'attirer et d'absorber plus la chaleur. J'ai vu calmer ainsi et faire cesser entièrement les inflammations les plus cuisantes au moyen d'une pareille application, répétée 2-4 fois par jour, suivant le degré de la chaleur. Je connais beaucoup de personnes qui, notamment dans l'inflammation du poumon, ne durent leur salut qu'à cette application si simple.

Pour l'usage interne le malade doit prendre, comme calmant, 2 fois par jour, une cuillerée d'huile à salade.

Si ces moyens ne suffisent pas, c'est-à-dire si la chaleur reste forte, l'on peut faire suivre les applications d'eau. On enveloppera le malade, depuis le dessous des bras, dans un drap mouillé (maillot inférieur), ce qu'on réitérera 2 fois par jour. (Je ne reviens plus sur la manière de couvrir; voir ce qui est dit à l'article des maillots et des compresses). Ou bien on enveloppera les 2 pieds, jusqu'au-dessus de la cheville, dans des linges trempés dans l'eau (une petite addition de vinaigre ne ferait que du bien) et renouvelés aussi souvent qu'ils deviennent très chauds. A la place des linges l'on pourrait aussi se servir de chaussettes mouillées, par-dessus lesquelles on mettrait des bas secs.

Si notre Marguerite emploie ce cataplasme de fromage pendant 3-5 jours, dès le début de la maladie, elle pourra être guérie dans 6-7 jours, dans 9-10 jours au plus tard.

De même que les poumons, d'autres parties nobles du corps peuvent s'enflammer également. Il peut y avoir inflammation des plèvres, du diaphragme, du péritoine et autres. Les principes et les procédés thérapeutiques, que nous venons de décrire, comptent pour toutes ces affections : révulsion du sang, c'est-à-dire division et détournement du sang, puis réfrigération des parties enflammées, c'est-à-dire soustraction de calorique par l'effet du froid.

Une fois je fus appelé à minuit auprès d'un malade qui perdait la respiration et souffrait beaucoup de toux et de nausées. A l'un des côtés de la poitrine il sentait comme des coups de couteau; le corps tout entier était horriblement brûlant. Je refusai d'administrer le malade et de le préparer à la mort, comme le demandait la famille; mais j'ordonnai de l'envelopper, depuis le dessous des bras, dans un drap mouillé (maillot inférieur) et de lui appliquer un cataplasme de fromage mou sur la partie endolorie, tandis qu'il but une cuillerée d'huile à salade. L'effet en fut heureux. On continua ainsi pendant 6 jours, et le malade se trouva hors de danger.

Si quelqu'un vient à mourir d'une fluxion de poitrine ou d'une autre inflammation, que s'est-il passé à l'intérieur? Quelle idée pouvons-nous nous en faire? L'extérieur reflète l'intérieur. Vous avez certainement déjà vu chez d'autres un de ces phlegmons — on les appelle furoncles — ou vous en avez déjà eu vous-même au bras, à la main, au pied, au dos, à la poitrine, à l'estomac, etc... Comment se développent-ils? Quand une tumeur de ce genre se développe quelque part, aussitôt apparaît une rougeur et l'on ressent une brûlure à l'intérieur. Le gonflement augmente, et au bout d'un certain temps on remarque au sommet de ces abcès, qu'ils soient grands ou petits, un point blanc et saillant. On dit alors que l'abcès est mûr, et on l'ouvre soit par incision, soit par compression. Il en découle du pus et du sang corrompu. Tant mieux!

De pareils phlegmons ou clous causent généralement de grandes douleurs, non seulement à la main, au pied, etc., où ils se sont établis; on les sent dans tout le corps, on a mal partout. C'est la preuve la plus évidente que le corps entier participe à la souffrance d'un organe particulier, même dans des affections si peu considérables. Il en résulte logiquement que le corps tout entier s'en trouve bien, si ces tumeurs guérissent parfaitement, et qu'il en souffre, si on les néglige.

Si un phlegmon de proportions considérables n'arrive pas à se circonscrire, à devenir saillant, alors l'endroit malade devient peu à peu livide et rouge-brun. Le sang se décompose, et le sang altéré va exercer une action morbifique. Une morsure du redoutable serpent à sonnettes, une goutte de venin du serpent dans le sang suffit pour amener la mort au bout de quelques minutes. Un pareil sang est du poison. S'il vient à se mêler au bon sang, il l'infecte et produit ainsi un empoisonnement du sang. Si cette intoxication ne peut être arrêtée, elle amène toujours la mort. Ce n'est pas autrement qu'il faut se figurer la marche des choses dans notre intérieur. L'empoisonnement n'agit que d'autant plus vite et sévit d'une manière plus funeste, si des organes nobles sont atteints. Un tel est mort d'une intoxication du sang ou d'une infection purulente, comme s'exprime le langage moderne, ou encore, il est mort du charbon, comme disent les vieilles bonnes gens; c'est la même chose sous des noms divers.

Martin, un fort et bel homme, est pris d'une forte fièvre. D'abord un frisson terrible le secoue; puis une chaleur ardente s'empare de lui. Sa tête est si chaude que le médecin conclue à une inflammation du cerveau. Tout son intérieur est en flamme, la chaleur se manifeste à travers la bouche par une respiration brûlante: comme le feu consume le bûcher, ainsi la fournaise du corps se hâte de brûler et de calciner les organes intérieurs. Les prodromes du mal furent la céphalalgie, l'abattement, la fatigue et le frisson. En dehors de la fièvre le malade ne sent maintenant nulle part de douleur spéciale. Dix jours après le malheureux était un cadavre, et l'autopsie prouva que le cerveau était intact, mais que la mort avait été amenée par l'inflammation du poumon.

Comment auriez vous traité ce cas? me demanda-t-on. D'abord une remarque. Ce cas montre clairement combien le diagnostic, l'art de reconnaître la maladie d'après les symptômes, peut facilement tromper Dans l'inflammation du poumon on constate presque toujours des élancements et une chaleur brûlante dans la région pulmonaire, de la toux et des nausées. Notre malade n'éprouvait rien de semblable. Comme l'allopathe agit durement dans de pareils cas! J'aurai peut-être une fois l'occasion d'en dire davantage. Remarquez-le bien, souvent le temps presse, l'inflammation a déjà pris de grandes proportions. La pompe à incendie ne doit pas manquer le feu, autrement c'en est fait. Je ne puis me servir ici de gouttes et de cuillerées : le feu les dévore aussitôt. Dans ces cas désespérés mon principe — personne ne l'attaquera — est tout simplement celui-ci : Quand il y a un incendie, allez éteindre, éteignez d'abord là où le feu est plus fort; tout le corps est-il en feu, eh bien ! allez éteindre sur tout le corps ! Peut-être vous rendrez-vous maître de l'incendie tout entier; dans tous les cas vous le réduirez, et vous aurez un peu de répit pour respirer et pour réfléchir.

J'aurais fait administrer au pauvre Martin, pendant 3-4 heures, à des intervalles de 30 minutes, une lotion de la poitrine et de l'abdomen. La violence du feu aurait été amortie pour autant. Ensuite, j'aurais continué d'éteindre par des compresses supérieures et inférieures — ces dernières bien épaisses, c'est-à-dire pliées en plusieurs doubles, — par des chaussettes mouillées ou des maillots de pieds remontant jusqu'au-dessus des chevilles et renouvelés après chaque heure. Si le malade a eu de solides poumons — et je crois que c'était le cas, puisqu'il ne sentait pas de douleur au plus haut degré de la fluxion — il aurait dû, humainement parlant, c'est-à-dire à moins que Dieu, dans ses desseins impénétrables, n'eût disposé autrement, être sauvé.

4. Phtisie.

Comme le serpent qui, caché dans l'herbe ou sous la roche, épie sa proie, ainsi parfois la phtisie existe et domine déjà longtemps dans le corps avant de se montrer. Son point de départ est un tubercule, petite masse puriforme, qui se produit à un endroit quelconque du corps, se développe peu à peu par suppuration et finit par détruire les tissus circonvoisins. Cela peut avoir lieu dans la poitrine (poumons, plèvres), dans le ventre (intestins, reins), dans la gorge (bronches, larynx), etc..., c'est-à-dire dans les organes les plus nobles et les plus importants. Partout où grossit un tubercule, il en surgit aussitôt des troubles dans le cours du sang, dans le sang lui-même et dans les humeurs. Le corps, qui en est atteint, subit le même sort que l'arbre dont les feuilles se mettent, dans une saison indue, à jaunir et à sécher : les veines ont cessé de fournir le suc vital, l'arbre n'est plus nourri, d'où l'altération et la mort. Le soleil et l'air frais n'y peuvent plus rien. Il en est de même de la phtisie, de la tuberculisation : le sang, ce suc vital, diminue, le malade s'affaisse, la vie s'en va. C'est comme une lampe qui s'éteint faute d'huile.

Quand une fois la phtisie a fait quelques progrès et a détruit un organe du corps, c'en est fait du malade. Mais quand elle n'a fait que prendre à telle ou telle partie de l'organisme, alors l'eau est à même d'amener facilement la guérison. Ce qui est triste pour les phtisiques, c'est que les premiers symptômes de la maladie sont si insignifiants. Le malade n'a qu'une petite toux, dont il ne souffre guère. Il crache peu ou pas du tout. Si de temps à autre la toux augmente, le malade s'en console par la pensée que ce n'est, au fond, qu'un petit catarrhe, qui va partir comme il est déjà souvent parti. Lors même que le corps se flétrit et qu'il sent faiblir ses forces, il ne se décourage pas : « Cette fois, dit-il, le catarrhe persiste plus longtemps, mais je puis suffire encore à mes occupations ». Dans cette période de la maladie les phtisiques ont ordinairement déjà souffert plus qu'ils ne croient eux-mêmes : la formation du sang est plus lente, les humeurs ont diminué, les matières tuberculeuses se propagent de plus en plus. Si alors ils vont chercher du secours, ils viennent certainement déjà trop tard, et ce qu'ils emploient ne sert bien souvent qu'à abréger la vie. Je fais cette observation pour prévenir qu'il ne faut pas négliger ces affections maladives qui, sous le nom de catarrhes, remplissent le monde entier. Dans les cas où la tuberculisation a déjà fait des ravages, a déjà atteint un degré élevé — je le déclare franchement à chaque malade — je n'essaie plus de faire des applications d'eau ;[1] car la nature n'est plus en état de lutter avec l'eau froide. Ce serait insensé, comme si un nain voulait essayer de maîtriser un homme fort et robuste. Quels sont les symptômes de la phtisie avancée? Si le malade tousse fréquemment et que la toux provoque d'abondants crachats ; s'il respire péniblement ; si l'appétit s'est perdu, etc..., alors vous pourrez dire qu'il est phtisique. Mais tant que les crachats surnagent, qu'ils restent sur la surface de l'eau — faites la preuve — il n'y a pas lieu de désespérer. Quand, au contraire, ils descendent au fond, c'est d'ordinaire la fin qui approche, et tout remède est devenu inutile. Le malade n'a plus qu'à s'abandonner à la volonté de Dieu et à se préparer tranquillement à la dernière heure.

Je prétends, en me basant sur toute une série d'exemples de ma pratique, que l'eau, au début de

[1] Des essais innombrables ont abouti chaque fois au même résultat : on peut soulager, mais pas guérir. C'est toujours la mort qui remporte la victoire.

la phtisie, est le premier et le plus sûr remède. Elle rafraîchit et ravigote le corps qui commence à se flétrir; elle agit comme l'huile qu'on verse dans le rouage d'une machine; elle stimule la circulation du sang et ranime l'organisme devenu lâche et paresseux. Puis elle secoue et agite les humeurs putréfiantes, comme des graines de pavot dans le crible, et les élimine. Observez bien une chose : il ne faut jamais entreprendre des applications d'eau qui déploient une action trop résolutive et éliminatrice. Il faut chercher de préférence à fortifier l'organisme, afin que la nature reprenne de la vigueur et expulse elle-même les matières morbides. Avant tout la prudence exige qu'on n'affaiblisse et qu'on n'épuise pas la chaleur naturelle ; car ce serait venir en aide à la maladie. Il ne faut faire, dans ce cas, que des applications très courtes ; elles doivent stimuler, fortifier, animer. Je n'oserais pas entreprendre plusieurs applications totales, qui s'étendent à tout le corps, quand les symptômes indiquent que la phtisie fait des progrès.

Les tubercules ont-ils leur siège dans le haut du corps, l'affusion supérieure sera une excellente application, à laquelle on ajoutera l'affusion des genoux, qui n'aura toutefois que la durée d'une demi-minute au plus. Dans la belle saison il n'y a rien qui vaille une promenade nu-pieds dans l'herbe mouillée : elle fortifie le mieux l'organisme, et d'aucune manière elle ne peut faire du tort. La marche sur les pierres mouillées est bonne aussi : elle amène le sang dans les extrémités inférieures, accélère la marche du sang et favorise ainsi la sanguification.

Disons aussi un mot de la nourriture appropriée aux phtisiques, qui sont condamnés à entendre jusqu'à satiété le refrain : « Bien manger et bien boire ! » La nourriture la plus simple est la meilleure, celle que l'enfant supporte le mieux et qui favorise le plus sa croissance ; donc rien d'échauffant, rien d'épicé, rien d'acide. J'ai fait une expérience remarquable, dont je vais faire part à mes lecteurs : le signe le plus sûr et souvent le plus décisif pour l'existence de la phtisie, c'est quand le malade aime volontiers les aliments salés, qu'il répand du sel sur le pain, qu'il passe la viande dans le sel, et qu'il recherche avec avidité les acides et les épices. Une très bonne nourriture, que je recommande avant toutes les autres, c'est le lait ; mais non pas le lait seul, parce qu'il finirait par répugner. Il faut varier, alterner avec le potage de santé, ainsi qu'avec les farineux, préparés de la manière la plus simple, sans aucun raffinement. La boisson la plus naturelle et qui cause le moins de dégoût possible, c'est toujours l'eau, peut-être mélangée avec un peu de vin. Le lait aussi, le lait caillé, rend service ; mais je ne plaide pas la cause de la bière et du vin.

Encore une observation. Dans la période avancée et suprême de la phtisie il survient de violentes fièvres avec une forte transpiration, suivies de frissons. Il n'y a pas moyen de réagir avec succès; mais on peut soulager le malade en lui lavant énergiquement, après la transpiration, le dos, la poitrine et le ventre avec de l'eau fraîche.

Une institutrice très capable fut longtemps, sans résultat, traitée par un célèbre médecin. Quand enfin elle ne put plus travailler, elle fut mise en disponibilité pour 9 mois. Ce temps écoulé, son état n'était guère meilleur, et le médecin la déclara « incurable» dans son certificat. On la regarda donc comme incapable de jamais reprendre son service. Des amis lui conseillèrent de se faire traiter par l'eau froide, et elle alla prendre pied-à-terre dans un village voisin de ma paroisse. Dans les commencements elle ne pouvait qu'avec une peine extrême faire 2 kilomètres de chemin, tellement elle était faible et épuisée. Elle se conforma à mes ordonnances, et fut complètement rétablie en 4-5 semaines. Elle demanda alors à rentrer en fonctions, et elle eut toutes les peines du monde à pouvoir retourner à son poste. On ne voulait pas croire à sa guérison. Elle se présenta au ministre, qui ne put assez admirer sa vaillante santé, ni assez s'étonner du certificat médical, qui la déclarait «incurable». Voilà 6 mois qu'elle enseigne de nouveau, qu'elle jouit de la meilleure santé et qu'elle peut très bien suffire à sa besogne. Je n'ai jamais pu savoir quelle maladie les médecins avaient cru trouver chez cette personne, consomption ou phtisie; mais tous les symptômes indiquaient qu'elle allait devenir phtisique. Son frère était mort de cette maladie, et des souffrances absolument semblables, disait-elle, avaient précédé sa fin. Il était grandement temps de combattre le mal, et l'eau l'a combattu victorieusement.

Traitement. Passer beaucoup de temps à l'air frais, se promener fréquemment nu-pieds dans la rosée du matin, user de tous les bains froids, depuis les plus petits et les plus faibles jusqu'aux derniers et aux plus forts. A côté de cela des tisanes et une nourriture simple et substantielle.

Un homme de qualité raconte: «Je n'étais jamais solide et en aucun temps je ne jouissais d'une santé comme beaucoup d'hommes en possèdent une pendant toute leur vie. Néanmoins je pus terminer heureusement mes études et présider longtemps à mes fonctions. Depuis quelques années la situation est changée. Partout où j'arrive on me regarde d'un air douteux et bien souvent j'ai compris le chuchotement de mes amis : « Il ne fera plus long feu ! » La pensée de la mort m'est devenue familière, et je serais aveugle si je ne remarquais tous ces indices. Le teint frais de ma figure et toutes mes forces ont disparu. L'appétit, ce baromètre infaillible, indique suffisamment que la force vitale s'en va, que le ressort va sauter. Déjà je souffre d'une respiration bien pénible, et plus encore d'une toux qui effraie tout le monde : deux signes précurseurs de la catastrophe. Les médecins déclarent que je suis phtisique. Ils m'ont condamné depuis quelque temps, mais ils me conseillent encore d'aller à Méran, dans un climat plus doux. Pauvre diable! disais-je à moi-même, ce n'est pas chez toi, c'est à l'étranger que tu dois mourir! En voyage pour Méran j'entendis parler des effets de la cure d'eau, et je demandai si l'eau pourrait avoir de l'action sur une nature aussi débilitée que la mienne. Vous pourriez faire un essai, me répondit-on. Le commencement ne fut pas facile. J'étais habillé chaudement, ct pourtant j'avais toujours froid. Voilà que maintenant l'on me dit : La chemise de laine, que vous portez sur la peau, et le cache-nez à deux tours devront disparaître peu à peu. Je pensais : quel sera mon sort, quand j'aurai un vêtement fait plutôt pour rafraîchir que pour réchauffer? La pensée de l'eau froide me donna de la chair de poule. Elle vint, et les exercices commencèrent d'une façon prudente, excessivement modérée; c'est tout à fait autre chose que ce qu'on se figure, et qu'on entend dire. Chose curieuse : après 2 jours je pus déjà déposer un vêtement de laine, sans ressentir des suites préjudiciables; après 5 jours je sacrifiai le deuxième, et après 6-7 jours le cache-nez. Les applications d'eau m'amenèrent une agréable chaleur naturelle, qui grandit de jour en jour, pendant que la respiration pénible et la toux s'en allèrent. A mesure que le mieux se fit sentir, je devins de bonne humeur. Jadis on disait : Combien de temps vivra-t-il encore? Maintenant on dit : Mais comme il prospère! Le traitement dura 6 semaines. Contre l'attente et à la surprise de tous ceux qui m'avaient connu et vu autrefois, je ne pris pas le chemin du cimetière, mais je rentrai dans ma carrière avec une vie nouvelle. Je rendis grâce à Dieu pour ma guérison et pour le bienfait de l'eau, dans laquelle il a mis tant de vertu curative. Je voudrais dire à tout le monde : Apprenez à connaître et à apprécier l'eau et ses effets, et vous échapperez à bien des incommodités dans votre pérégrination, vous serez beaucoup plus contents et plus heureux dans l'accomplissement de vos devoirs, dont dépendra la récompense dans l'autre monde.

« N'est-ce pas, ami lecteur, vous êtes curieux d'apprendre comment l'eau m'a été appliquée? De même qu'un jeune berger est mainte fois exposé à la pluie, soutient averse sur averse et s'endurcit de cette manière; ainsi le haut de mon corps reçut chaque jour 2 affusions supérieures; dans le début l'irrigation ne durait qu'une demi-minute, plus tard une minute entière. Journellement je dus me promener nu-pieds dans l'herbe humide ou sur les dalles mouillées. Comme tout le monde, je m'imaginais que ces procédés m'attireraient toutes les infirmités possibles. Bientôt j'éprouvais le plus grand bien-être et j'avais un plaisir extrême à me promener nu-pieds. L'automne approchait. Quand il tomba de la neige, j'eus hâte d'en profiter. N'est-ce pas horrible à entendre? Moi aussi je fus saisi d'un frisson, pendant que, pour la première fois, je déposai lentement les bas et les souliers. Courage! dis-je à moi-même, il n'y a qu'à hasarder pour être heureux : je hasardai une fois, et j'eus non pas moitié, mais tout gagné. Quel effet merveilleux! je ne m'y étais jamais attendu. Sur mon désir il me fut permis de réitérer souvent ce même exercice, et j'assure à tous les adversaires de l'eau que jamais de ma vie je n'ai éprouvé un si bon calorique, comme après ces parties de neige. Le froid vous pique sans doute un peu les pieds; mais après 2 ou 3 minutes il se développe une si douce chaleur, qu'on ne fait plus attention à la neige. Au bout de quelques jours je réussis à prolonger ces promenades jusqu'à 10 ou même 15 minutes; dans les commencements je m'étais retiré après 1 minute. Ce sont ces courses dans la neige qui ont, d'une manière extraordinaire, augmenté mes forces et diminué la gêne de la respiration. Quant au catarrhe, il ne s'en montra pas de trace. Si on m'avait jadis raconté de pareilles choses, j'aurai crié à la sottise, à la folie, au suicide. En attendant, je continuai mon traitement pendant quinze jours. Puis les promenades nu-pieds cessèrent, tandis que les affusions supérieures et inférieures augmentèrent de force, 1 ou 2 fois par jour. Au bout de 3 semaines environ l'organisme était remis en ordre; mais, pour viser à un rétablissement parfait, je restai encore 3 autres semaines.

Enfin, au lieu d'aller à Méran et d'y mourir, je retournai à mes chers pénates et repris mes fonctions avec une ardeur juvénile. »

Voici un autre malade, qui vint me raconter : « Il me manque quelque chose dans la gorge et dans la poitrine. J'avais d'abord un bien rude catarrhe, puis j'ai perdu presque entièrement ma voix, pendant que je souffrais, des semaines entières, d'une violente cuisson à la gorge et à la poitrine et fréquemment de fièvre. J'ai consulté plusieurs médecins, qui m'ont donné toutes sortes de choses à inhaler. Cela m'a un peu soulagé, mais pas guéri. A l'heure qu'il est, je suis tout amaigri et il y a longtemps que je ne puis plus rien faire. Ce qui me convient encore, c'est la promenade; mais mes pieds sont continuellement froids. L'appétit est meilleur qu'autrefois. »

Traitement. 1) Chaque jour, 2 fois affusion de genoux et marche dans l'eau; 2) chaque jour, matin et soir, affusion supérieure ; 3) chaque jour, 2 petites tasses d'infusion de fenugrec; 4) tous les 2 jours, bain de siège froid d'une minute. — Continuer ainsi pendant 3 semaines.

5. Emphysème pulmonaire.

Il arrive très souvent que des hommes à la fleur de l'âge aient à souffrir de difficultés de respiration et qu'ils soient même quelquefois exposés au cruel danger de mourir par suffocation. Ces personnes sont habituellement assez obèses, et leur genre de vie contribue encore, comme cause secondaire, à aggraver leur situation.

La cause principale de cette infirmité est ordinainairement un affaiblissement général de l'organisme, qui, étant flasque, languissant, paresseux et anémique, n'opère pas la sanguification, comme il serait nécessaire pour le corps. Ne pourrais-je pas comparer ces personnes à une machine dans laquelle les rouages s'engrènent parfaitement, mais qui est trop faible pour réaliser le travail qu'on exige d'elle? Une autre raison de cet état pathologique sont presque toujours les gaz qui s'amassent dans le bas-ventre et exercent une pression sur les organes du haut du corps. Ceux-ci, par conséquent, sont mis à contribution plus que leur rôle ne comporte et souffrent sous cette pression, de sorte qu'il se produit un serrement général. On peut remédier au mal, d'un côté, en expulsant les gaz et, d'autre part, en endurcissant le corps et en le fortifiant par une nourriture bien choisie, simple et substantielle. Une expérience de 30 ans m'a appris que c'est précisément par cette affection que la maladie de Bright prend facilement le dessus, c'est-à-dire que le corps, déjà affaibli du reste, se laisse désagréger et ruiner par cette maladie.

Un homme, passablement gros et approchant des 40 ans, était pris de temps à autre de tels accès d'étouffement qu'il s'imaginait — son médecin l'a confirmé dans cette opinion — qu'il succomberait à une deuxième répétition du même accès. La gêne de la respiration était si grande qu'on l'entendait à l'étage inférieur. Les douleurs et l'angoisse augmentaient parfois au point que c'était, comme il disait, à se cramponner aux murs. A chaque accès la dyspnée durait un certain temps et affaiblissait tellement le corps qu'il se sentait tout malade. Quand ces crises étaient passées, il éprouvait du bien-être.

S'il se passait parfois un certain nombre de jours sans crise, c'est que l'attaque devenait alors d'autant plus forte.

Notre homme avait la plus grande horreur de l'eau et il ne put se résigner à la cure que lorsque tous les autres moyens l'avaient trahi. Il employa différentes applications, six semaines durant. La guérison fut si complète que les crises ne revinrent plus, et que ce monsieur jouit depuis lors — voilà 16 ans passés — de la plus florissante santé. Voici son traitement : il prit pendant plusieurs jours une tisane, qui produisit une selle lente, mais abondante; ensuite il employa le demi-maillot, les compresses supérieures et inférieures, enfin les demi-bains et les bains entiers de la durée d'une minute. Entre temps le manteau espagnol rendait aussi de bons services. Les applications furent pratiquées dans l'ordre suivant :

D'abord le demi-maillot, qui commence à expulser les gaz et à résoudre leur cause; puis les compresses supérieures et inférieures, qui sont une continuation de la première application et qui exercent en même temps une action confortante; ensuite le manteau espagnol, qui élimine de la peau tout ce qui ne doit pas y être; enfin les demi-bains, qui fortifient l'organisme.

Un autre monsieur avait à souffrir d'une telle gêne de respiration que les médecins déclarèrent qu'il avait une hydropisie du cœur. Ce patient n'était pas gros, quoique bien nourri, et pourtant il ne pouvait monter un escalier qu'avec une peine extrême. Point d'appétit, sommeil très agité, toujours de l'inquiétude. Il avait eu jadis un emploi qui procure du mouvement; plus tard il travaillait dans un bureau, et cette vie tranquille et sédentaire lui valut peu à peu son mauvais état de santé, dont nous venons de parler. Pour le guérir, je ne lui prescrivis que peu et de légères applications d'eau, et elles lui rendent service encore maintenant, toutes les fois que l'ancien mal fait mine de reparaître. Depuis douze ans, ce mal a reparu souvent, mais chaque fois il a été repoussé promptement. A côté des applications d'eau, le patient buvait un thé que, pour ses bons effets, il apprit à aimer. Ce thé procure uniquement une selle régulière et l'expulsion des gaz de l'estomac; en même temps il dispense des nombreuses et fortes applications d'eau que notre homme redoute et pour lesquelles le temps lui manque parfois. Ce thé, c'est le fouille-régulateur, et les applications pratiquées sont les suivantes : 1) Quand le mal n'apparaissait qu'à un faible degré, il suffisait de trois compresses inférieures par semaine et de se laver avec énergie, tous les matins en se levant, le dos, la poitrine et le ventre. 2) Quand le mal était plus intense, c'est le demi-maillot ou le demi-bain, qui fut employé. — A ces applications venaient s'ajouter les ablutions de nuit, qui rendaient toujours de bons services.

Il est curieux, et souvent je m'étonne que l'on emploie contre ces états maladifs les moyens les plus violents, moyens qui ne peuvent jamais avoir de bons résultats pour la santé.[1] C'est avec des toxiques que l'on traite malheureusement trop souvent les pauvres infirmes, ce qui est et restera pour

[1] J'ai sous les yeux une lettre dans laquelle un patient se plaint et me fait l'énumération des poisons qu'il a déjà dû avaler dans ses différentes maladies.

moi un mystère inexplicable. Il faut que je me fasse sans cesse violence pour conserver mon calme.

Un curé avait été atteint d'une fluxion de poitrine à un haut degré, et l'emphysème des poumons (dilatation des vésicules des poumons, infiltration d'air dans les parois pectorales) s'en était suivi. Il vint à moi en toussant tellement que cela faisait peine à entendre. Il était d'apparence très malade, avait peu d'appétit et ses forces allaient en diminuant. Les médecins lui avaient déclaré que ses poumons n'étaient pas inguérissables.

Il pratiqua les applications suivantes, pendant 2 semaines : 1) chaque jour, 2 affusions supérieures; 2) chaque jour, 2 promenades dans l'eau durant 3-5 minutes; 3) 3 fois par semaine, le châle, et 4) tous les 2 jours, un bain de siège de la durée d'une minute. — Outre cela le malade eut à prendre en boisson une décoction de fenugrec préparée avec du miel, à la dose d'une cuillerée par heure.

Quel fut l'effet de ce traitement? Les affusions fortifièrent la partie supérieure du corps. Au début la toux augmenta davantage encore, mais il partit une masse de glaires. Après 3 jours la toux et les crachats diminuèrent, et au bout de 12 jours il n'y eut plus qu'un petit reste d'engorgement. Il disparut complètement par la nouvelle application d'affusions supérieures, d'affusions des genoux et par l'usage du thé d'ortie et de plantain. Trois semaines plus tard, le malade fut en pleine convalescence.

6. Asthme.

Un monsieur raconte : Je suis âgé de 46 ans Depuis 20 ans je souffre de l'asthme. Je me suis adressé à différents médecins ; mais ils déclarèrent ma maladie incurable et ne me prescrivirent que des calmants, qui sont tous restés sans résultat. Je n'eus plus d'autre choix que de supporter patiemment mon infirmité, jusqu'à ce qu'il plût à Dieu de m'en délivrer par la mort. Elle était parfois très douloureuse. J'avais bien souvent une telle peine de respirer, particulièrement de nuit, que j'étais obligé d'ouvrir ma fenêtre par les plus grands froids et de me tenir ainsi au grand air, pendant des nuits entières, pour ne pas étouffer. — Ces accès pouvaient durer plusieurs jours de suite. Tous les moyens employés restèrent sans effet. A cette longue infirmité s'ajoutèrent encore le manque d'appétit et une grande diminution des forces, ce qui me fit penser que le terme de ma vie n'était plus bien loin. Enfin le ciel eut pitié de moi. Le livre *Ma cure d'eau* tomba entre mes mains et fut mon sauveur dans la détresse. En l'espace de huit jours j'étais guéri. On a de la peine à croire comme l'eau peut refaire une nature en si peu de temps. Les applications étaient : 1) une affusion supérieure, puis une autre sur les genoux, enfin une promenade dans l'eau ; — 2) une affusion du dos ; puis une affusion des cuisses ; — 3) un bain de siège, une affusion supérieure, et un demi-bain ; 4) affusion supérieure ; affusion du dos ; promenade dans l'eau ; — 5) demi-bain ; affusion supérieure ; bain de siège ; — 6) bain entier et affusion supérieure ; — 7) affusion des cuisses et affusion supérieure. — De plus je me promenais nu-pieds dans l'herbe mouillée, une ou deux heures par jour. Nous étions en été et mon état devint d'heure en heure plus satisfaisant.

Un prêtre me fit les déclarations suivantes : « Je suis bien constitué, je n'ai cessé d'être fort et bien portant ; toutefois, depuis 9 mois, je suis tellement chargé de mucosités que j'éprouve beaucoup de peine à respirer et que, quand je suis pris d'un accès de toux et d'asthme, je pense étouffer. J'avais autrefois une voix excellente et sonore ; à présent c'est à peine si je puis me faire entendre. De plus, je suis fatigué au point que je ne puis presque plus marcher. Plusieurs médecins, que j'ai consultés, qualifièrent ma maladie les uns de catarrhe des bronches, d'autres de catarrhe de la poitrine. »

Je prescrivis : tous les jours, 3 ou même 4 fois une affusion supérieure et journellement se promener 2 fois dans l'eau jusqu'au-dessus des mollets. Ce traitement dura 4 jours. Après cela, chaque jour, deux affusions supérieures, une affusion dorsale, un demi-bain et une promenade dans l'eau, et un châle trois fois par semaine. Après 5 jours de ce traitement, j'ordonnai pour chaque jour un demi-bain, une affusion dorsale, une affusion supérieure et une affusion des genoux. En peu de temps tout était fini. Une masse incroyable de glaires était partie. La mine devenait de jour en jour meilleure, la respiration plus facile, la voix plus nette, l'humeur plus gaie. Ce qui avait été préjudiciable à la santé du patient, c'était l'habillement trop chaud et le défaut de mouvement.

XVI. MALADIES DU CŒUR.

Dans nos temps agités il y a un nombre incalculable de personnes qui souffrent des nerfs, de l'estomac et du cœur. Ces 3 organes sont les boucs émissaires qu'on charge de tout. Ainsi, un homme, qui a été bien portant pendant vingt ou trente ans et qui n'a, pour ainsi dire, jamais senti où se trouve son cœur, devient-il maladif, voilà qu'aussitôt il a une maladie de cœur, peut-être même un défaut organique et incurable du cœur. Vaines paroles! Affirmations gratuites! Depuis des années mon expérience m'a démontré, dans nombre de cas, que la plupart de ces maladies de cœur, devant avoir leur siège soit aux artères, soit aux valvules ou ailleurs, n'existaient point en réalité. Sur 100 cas où les malades se croyaient atteints au cœur ou étaient traités comme tels, il y en avait fort peu, où le cœur était véritablement affecté. Le cœur comptait généralement parmi les organes les plus sains; mais il existait certaines influences, qui agissaient sur lui et le rendaient momentanément souffrant. Le chat le mieux portant criera, si on lui pince la queue; la meilleure pendule ne marchera plus, si je dépends les poids, et la flûte la plus merveilleuse refusera le service, si les languettes sont obstruées ou rouillées. De même aussi le cœur le plus sain peut être entravé et dérangé dans ses fonctions, si un ennemi quelconque, caché dans l'organisme, vient à l'étrangler en quelque sorte. Il faut chercher cet ennemi, écarter certains obstacles, et il ne restera plus trace d'une maladie de cœur.

Cela me fâche toujours, quand j'entends dire : Une maladie du cœur! Une affection du cœur! On inquiète le monde sans motif et l'on ajoute à la surexcitation déjà existante une surexcitation nouvelle.

Un homme, à la fleur de l'âge, vint me trouver en se lamentant que, d'après les déclarations des médecins, il avait une maladie de cœur, que le cœur se dilatait trop. Je m'informai minutieusement si jamais il avait été malade. Il répondit négativement à mes questions; mais, après un moment de réflexion, il crut devoir avouer qu'il avait un exanthème à une jambe, au-dessous du jarret. Cela me suffit. La nature vigoureuse s'était, pour ainsi dire, elle-même creusé, à l'endroit malade, un canal destiné à expulser les humeurs malsaines. Ma tâche consista donc uniquement à donner un coup de main à la nature, qui se curait elle-même, à l'aider dans son travail éliminateur. Sur le cœur, au contraire, je ne voulus exercer aucune action. Le malade me fit encore remarquer que toutes les fois que l'éruption était plus forte, il se sentait à l'aise dans la région du cœur, mais que, cette éruption disparaissant en tout ou en partie, il éprouvait de terribles palpitations. Voilà tout à fait mon affaire. Le patient reçut 2 fois par semaine le demi-maillot, et 1 fois le maillot inférieur, le manteau espagnol et le bain de vapeur des pieds. Le manteau espagnol exerça une action résolutive et dérivative sur tout le corps, tandis que le demi-maillot agit principalement sur le bas-ventre, le maillot inférieur acheva l'œuvre du demi-maillot et le bain de vapeur des pieds attira, d'une façon efficace, vers les régions inférieures ce qui restait encore d'éléments malsains. Dans l'espace de 3 semaines le corps évacua une quantité de matières morbides, et la maladie du cœur avait complètement disparu, sans plus laisser de trace. Si jadis, comme aussi après la guérison du corps, il n'y a pas eu de maladie du cœur, ne pourrai-je pas dire, à juste titre, qu'il n'y en a jamais eu, en aucun temps?

Un jour, à 10 heures du soir, je fus appelé auprès d'une mère de famille, que la difficulté de la respiration empêchait de parler. Les palpitations du cœur étaient si violentes qu'on en pouvait parfaitement remarquer les mouvements sur la couverture du lit et même en entendre les battements à une certaine distance. Un goût très sucré se manifestait au palais de la malade, qui craignait de mourir d'une hémorragie, d'autant plus que sa mère aussi en était morte la même année. Le médecin avait déclaré qu'elle souffrait de plusieurs maladies, en première ligne d'une maladie de cœur. Les mains et les pieds étaient tout froids, et un besoin de tousser la tourmentait continuellement.

Mains froides, pieds froids, palpitations d'une force extraordinaire, que dit tout cela? Il faut sans doute en conclure que tout le sang a quitté les extrémités pour refluer vers son foyer primitif, le cœur; et le voilà qui cherche de nouveau une issue. De là ces palpitations et ces coups de marteau, comme s'il voulait briser les verrous et forcer les portes, c'est-à-dire les valvules du cœur et les artères. Vous avez certainement déjà observé de quelle manière l'eau, qui, à la suite d'une pluie battante, s'est amassée dans un endroit sans issue, cherche à s'ouvrir un chemin : avec quel bruit, quel mugissement, quelle violence ne se fraie-t-elle pas un passage?

Les horribles battements du cœur de la pauvre femme furent, en 5 minutes, considérablement amoindris par l'application d'un linge plié en deux et mouillé sur le bas-ventre, où fut opérée ainsi une révulsion du sang, semblable à un enfant qui se laisse conduire par la main. Après 10 minutes, ils s'arrêtèrent, et le cœur, où s'était trouvé le défaut capital, fut libre. Comme applications ultérieures, la malade reçut, le premier jour, 2 lotions entières dans le lit; le second jour, le manteau espagnol; le troisième, un bain de vapeur de la tête, et le quatrième, un bain de vapeur des pieds. Cette série d'applications fut continuée pendant un certain temps. Le bas-ventre, qui ne voulait pas entendre raison, était le principal coupable, et c'est lui qui avait été, en tout cas, le meneur et l'instigateur de la violente crise. En attendant, l'eau finit par le calmer aussi, et tout rentra dans l'ordre. Autant que je sache, il ne manqua plus jamais rien à ce cœur.

Un homme de qualité était souffrant depuis des années et ne pouvait que difficilement faire face à ses devoirs d'état. Une anxiété extraordinaire augmentait ses tourments : le moindre incident lui occasionnait des battements de cœur, de l'agitation, de l'inquiétude; son entourage ne pouvait lui annoncer les nouvelles qu'avec beaucoup de ménagements, vu que la joie et la peine produisaient toujours des troubles dans les pulsations de son cœur. En été, comme en hiver, il fallait chauffer les chambres et faire bien attention pour entretenir sans cesse une chaleur égale. Les médecins les plus célèbres furent consultés, et leur consultation aboutit à dire que le patient, abstraction faite d'une maladie des poumons, d'une affection du foie et des hémorroïdes, avait un défaut organique du cœur, qui finirait probablement par un coup d'apoplexie. Le sujet mourut effectivement. En considération de l'étrange maladie, on procéda à l'autopsie du cadavre. Et que trouva-t-on? On trouva que les poumons, le foie et le cœur comptaient parmi les organes les plus sains, mais qu'il s'était simplement amassé une couche de graisse autour du cœur et sur la poitrine. Donc le monsieur est mort, à proprement parler, d'anémie : le sang, absorbé par la formation des muscles et de la graisse, finit par faire défaut. Un médecin, témoin oculaire, me l'a raconté lui-même, et il ajouta : « Voilà un cas où la science a été trompée une fois de plus. »

Une jeune fille gémit : « Chaque fois, dit-elle, que je marche vite, que je m'effraie, que j'ai peur, que j'entends raconter un malheur, je sens une forte pression dans la région du cœur, et le cœur bat si fortement que je crains de mourir subitement. Avec cela les mains et les pieds se refroidissent, et le cœur est envahi par une grande chaleur. C'est que deux médecins me l'ont aussi attesté, j'ai une maladie de cœur. »

Une maladie de cœur, naturellement! Cela pourrait-il être autre chose? Et pourtant le cas était clair, clair comme le soleil. Un enfant se trouve-t-il assis sous la porte, quand un gros chien vient à passer, l'enfant crie, se lève et s'enfuit effrayé dans la maison en criant : maman, maman! De même, quand le pauvre cœur est effrayé de certains évènements, il crie, il bondit, il palpite; le sang quitte les portes de la maison, les extrémités du corps; il se précipite dans la maison, dans le cœur, et celui-ci se met alors à battre et à crier plus fort, de manière qu'on l'entend à distance. Qu'y a-t-il d'étonnant à cela? Où est la maladie du cœur?

Cette fille doit commencer par jeter tout cet habillement inutile et nuisible, dont elle a l'habitude de s'emmitoufler, puis se mettre aux moyens faciles d'endurcir le corps. La tendre créature ne se laissera plus effrayer alors par l'aboiement d'un roquet ou par le sifflet d'une locomotive. Elle devra, 3 fois par jour, chaque fois pendant une minute, se tenir dans l'eau froide jusque par-dessus les mollets, et immerger autant de fois les bras tout entiers dans l'eau froide : excellents moyens de se fortifier. Si l'eau devait lui paraître froide, l'âme candide pourra souffler dessus et la réchauffer de son haleine. *Probatum est!* Ces exercices dureront une semaine. Puis la malade pourra, 3 fois par semaine, se lever brusquement de nuit pour se laver entièrement le corps, et entrer une fois par semaine dans l'eau fraîche jusque sous les bras pendant une demi-minute, en lavant énergiquement la partie supérieure du corps. Voilà les opérations de la seconde semaine. Pendant la troisième et la quatrième semaine, la malade devra se faire donner journellement 2 affusions supérieures et inférieures, puis chercher à se réchauffer par le travail ou par le mouvement. Au bout de 6 semaines la jeune fille était guérie et toute trace de la maladie du cœur effacée par l'eau.

Une demoiselle arrive et demande la guérison en racontant ce qui suit : « J'ai passé avec le numéro 1 mon examen comme maîtresse de musique, et pendant six ans j'ai enseigné la musique dans une institution religieuse. A présent j'ai tant mal à la tête, que je ne puis presque plus entendre un instrument, ni orgue, ni piano, ni violon. Même le son de la sonnette à l'autel me perce la tête. Les médecins me disent que j'ai une maladie de nerfs et de cœur. Si j'étais bien portante, je serais admise au couvent; mais me voilà incapable de gagner mon pain et, par-dessus tout, j'endure au physique et au moral d'indescriptibles tourments. »

Je répondis : « Je ne puis vous guérir; il faut que vous cherchiez remède ailleurs. » Sur sa demande pourquoi je lui donnais une réponse aussi dure, je lui répliquai : « Vous comme personne de la ville, avec vos hautes études, avec de pareilles connaissances littéraires et musicales, vous ne feriez tout de même pas ce que je voudrais; au reste, votre état, quoique déplorable, est susceptible de guérison. » Sur un ton résolu elle déclara : « Pour retrouver la santé, je ferai tout ce que vous désirez. » Elle a tenu parole. On était au mois de mars; je l'envoyai pendant 10 jours avec les servantes dans les prés, où elle devait marcher nu-pieds. Journellement je lui fis prendre, pour la transition insensible au froid, un pédiluve chaud et une affusion supérieure. Après 6 jours, au lieu du bain de pieds, je lui ordonnai de s'agenouiller chaque jour dans l'eau, de manière que le liquide atteignît la hauteur de l'estomac. Pour se donner du mouvement, elle prit part aux travaux des champs autant que le lui permettaient ses aptitudes et ses forces. Au bout de 10 jours, notre demoiselle alla trouver son bienfaiteur, qui lui avait ménagé l'occasion de s'instruire et qui lui avait aussi conseillé le traitement par l'eau froide. Au lieu de reprendre l'archet du violon et les cahiers de musique, elle continua les exercices hydrothérapiques et mania avec bonheur la bêche, le rateau et la fourche. A mesure que le corps se fortifia et perdit sa langueur, la santé revint et la maladie du cœur et des nerfs disparut. Au bout de 4 mois elle était guérie, la santé et la fraîcheur de l'enfance avaient reparu.

Un étudiant en théologie vint me consulter. Il ne se sentait pas du tout à son aise, et les médecins prétendaient qu'il avait, entre autres choses, une maladie de cœur. Il aurait pourtant désiré se faire prêtre, mais avec ces maux de tête, ces battements de cœur et toutes ces angoisses il faudrait renoncer à tout ; ce qu'il voyait et entendait, tout lui semblait être une illusion.

Je conseillai au patient d'endurcir rationnellement son corps, ce qui ne lui ferait aucun tort puisqu'il était bien constitué, et plus tard il pourrait choisir la carrière qui lui conviendrait. Quelques semaines après il reprit ses études, deux ans plus tard il fut prêtre et peu de ses condisciples jouissent d'une meilleure santé que lui. Chaque matin le jeune homme se promenait pieds nus pendant une demi-heure dans la rosée, et tous les jours il se plongeait dans l'eau à niveau de l'estomac, en se lavant la partie supérieure du corps. Quand la pluie l'empêchait de faire sa promenade favorite dans la forêt, il se donnait du mouvement par de légers travaux. Dans la suite il eut, pour se fortifier, recours à d'abondantes affusions supérieures, 1 ou 2 fois par jour, alternativement avec des demi-bains. La céphalalgie et la cardialgie disparurent, en même temps que les forces corporelles revinrent.

XVII. MALADIES DE L'ESTOMAC.

Pauvre estomac, tout le monde t'accuse ! Après le cœur et les nerfs, tu es bien le principal coupable. Demandez à cent personnes, si elles ne souffrent pas de l'estomac ; très peu d'entre elles vous donneront une réponse négative. Et pourtant, dans la plupart des cas, l'estomac est aussi innocent que l'enfant qui vient de naître, et il se porte tout aussi bien qu'un joyeux gamin qui s'amuse à jouer.

I. Gastralgie.

Amélie a, depuis une année entière, dû rendre la plupart des aliments qu'elle avait absorbés ; elle ne retenait que 3-4 cuillerées de lait tiède par jour. Elle a consulté les médecins de côté et d'autre. A la fin son pharmacien lui déclara qu'il ne possédait plus un seul remède qu'elle n'eût déjà essayé et pratiqué.

On chargea la malade sur une voiture et, sans me prévenir, on me l'amena. Que faire ? Je ne pus pas renvoyer les pauvres gens. La malheureuse était très amaigrie, ses traits affaissés, la voie cassée, — l'extrême détresse. Néanmoins elle ne toussait pas, ce qui, pour moi, était de la plus grande importance ; elle n'avait que d'horribles douleurs d'estomac. On vint donc réclamer quelque chose pour l'estomac. Je priai ces gens de se calmer et de ne pas tant se plaindre du pauvre estomac, qui était un des organes les plus sains chez cette personne, mais que c'était ailleurs que cela manquait. Les uns se fâchèrent, les autres rièrent. La malade dut se demander si j'étais bien maître de mes sens, et elle se dit sans doute : Comment ! venir de si loin, avec de pareilles douleurs, pour entendre les paroles dures et impitoyables d'un prêtre !

Cela me fut égal. Pourquoi ai-je ainsi jugé le cas ? La malade ne toussait pas, mais l'air et les gaz s'échappaient de la bouche. L'estomac et l'abdomen étaient remplis de gaz, remplis jusqu'à l'excès. Dans de pareilles conditions personne ne peut vivre, pas même l'estomac le plus docile et le plus tolérant : il est obligé de cesser son travail régulier, en tout ou en partie. Le mal empirait par la circonstance que la peau était toute sèche et la transpiration entièrement arrêtée.

Voici la série des applications que je prescrivis : Maillot inférieur tiède, lotion de la partie supérieure du corps, demi-maillot, lotion entière, affusion des genoux (une demi-minute), encore le maillot inférieur, affusion supérieure, agenouillement dans l'eau (une demi-minute) jusqu'au niveau de l'estomac, lotion entière, compresse supérieure et inférieure. La malade dut pratiquer, à chaque demi-journée, une de ces applications, dans l'ordre indiqué, et, en outre, se promener sur les dalles mouillées plusieurs fois par jour.

Par les maillots inférieurs tièdes j'ai cherché d'abord à réchauffer la peau, à l'humecter et à la ramollir, puis à agir principalement sur l'abdomen par les lotions entières et les autres opérations. Je réussis : l'air et les gaz sortirent par les voies naturelles ; la transpiration, fonction normale de la peau, se rétablit ; l'appétit rentra dans l'estomac débarrassé de l'air et des gaz ; le sang et les humeurs augmentèrent. Dans l'espace de 5 semaines la malade retrouva la santé.

Rose souffrait de l'estomac depuis des années, de violentes crampes d'estomac depuis plusieurs mois. Très souvent elle était obligée de garder le lit et, lors même qu'elle pouvait se lever, elle avait toutes les peines pour faire le plus nécessaire de ses travaux. Différents médecins avaient déclaré que, hormis le très mauvais estomac, il ne lui manquait rien. Elle a pris beaucoup de médecines sous la forme liquide et solide, en poudres et en pilules, parfois des préparations très fortes. Son aspect annonçait d'énormes souffrances : les traits allongés, le teint pâle, le corps n'étant plus qu'os et peau; le bas-ventre — pour compléter l'image de la maladie — extrêmement gonflé, et ses vêtements même lui faisaient mal. Elle a souvent eu des vomissements, tandis que ses pieds et ses mains étaient habituellement froids comme la glace.

Mon diagnostic fut le même que dans le cas précédent. La pauvre fille s'était gâté le bas-ventre en passant, souvent et subitement, du chaud au froid, du foyer ardent de la cuisine dans la glacière, sans savoir comment se garantir contre les influences préjudiciables, dont elle avait eu conscience de bonne heure. Elle n'avait personne qu'elle voulût consulter et supporta les bobos aussi longtemps que possible; mais enfin la pression de l'abdomen devint telle que l'estomac, resserré et contraint, se trouvait dans l'impossibilité de conserver les aliments absorbés.

Aux applications générales, destinées à stimuler le corps tout entier, durent s'ajouter des applications spéciales pour l'abdomen (non pour l'estomac), en vue de résoudre et d'éliminer ce qui s'y était accumulé, notamment les gaz. Voici comment se succédèrent les applications, une par jour : manteau espagnol (application générale), fomentation de fleurs de foin renflées sur l'abdomen (chaque jour pendant 2 heures), demi-maillot (résolvant et éliminant), compresse supérieure et inférieure, 2 lotions entières froides dans chaque nuit (en sortant du lit) ; puis de nouveau le manteau espagnol.

Comme applications accessoires, la marche sur les dalles mouillées ou dans l'herbe humide ainsi que parfois l'affusion des genoux rendaient de bons services. — Après 4 semaines, il suffit d'employer, alternativement, tous les 2 jours, le manteau espagnol et le demi-maillot, ainsi que la promenade nu-pieds, comme il est dit plus haut. Rose fut guérie et se porte bien depuis lors. Récemment je la rencontrai par hasard, et elle me dit : « Jamais de ma vie je n'ai joui d'une aussi bonne santé que maintenant. »

Frédéric avait d'abord eu beaucoup de rapports acides, plus tard il rejetait tout ce qu'il avait mangé et bu. Aucun moyen ne put le soulager, et le médecin définit la maladie comme squirre avec obstruction du pylore.

L'aspect du patient n'était pas mauvais, les traits, sans doute, un peu vieillis et le teint jaune. « L'estomac, dit-il, renvoie beaucoup d'air, l'abdomen est gonflé par les flatuosités comme un tambour, et puis apparaît régulièrement un violent mal de tête. »

Voilà de nouveau un manque d'activité dans les régions inférieures, l'atonie des intestins. De là l'irrégularité des selles, l'accumulation des gaz et la pression exercée sur l'estomac et dans la tête. Le malade dut donc, pendant 10 jours consécutifs, appliquer chaque jour sur le bas-ventre un linge mouillé dans un mélange d'eau et de vinaigre et le maintenir 2 heures durant; prendre chaque jour un pédiluve chaud animé de cendres et de sel, et se faire lotionner le dos 2 fois chaque nuit avec de l'eau froide.

Après 6 jours, on constata déjà du mieux dans l'état général. A partir du 10e jour, le patient eut recours au demi-maillot 2 fois par semaine, une fois au manteau espagnol et tous les 2 jours au bain de pieds avec cendres et sel. Dans la 3e recette, je prescrivis, pour les 2 dernières semaines, 3 affusions supérieures et inférieures et 2 demi-bains (jusqu'à hauteur de l'estomac) par semaine. En 6 semaines le malade fut radicalement guéri.

« Depuis longtemps j'ai une induration douloureuse à l'estomac. Cela me gonfle extrêmement et parfois je vomis tout avec beaucoup de douleurs. La plupart du temps les pieds me font mal et manifestent des mouvements convulsifs. Mes lèvres sont constamment blanches et tout mon corps s'amaigrit. J'ai consulté plusieurs médecins; mais ils ne m'ont prescrit que des purges, ce qui m'a bien travaillé et affaibli. »

Traitement. 1) Appliquer 3 fois par semaine, chaque fois pendant une heure, des fleurs de foin renflées sur l'abdomen; 2) toutes les 2 nuits sortir du lit, se laver complètement et se recoucher sans essuyer; 3) prendre chaque matin 25 gouttes d'absinthe, et chaque après-midi 25 gouttes de gratte-cul.

Je pourrais citer encore des cas pareils en nombre considérable. Ce que j'ai dit, doit suffire. Il faut néanmoins que je constate et que je reconnaisse une chose encore : si l'infirmité ne disparaît pas, si la pression, continue et accompagnée d'une inflammation de l'estomac, n'est pas enlevée, alors les funestes et dangereux abcès prennent naissance dans l'estomac, abcès qui dégénèrent ordinairement en cancer. Mais alors encore il peut y avoir des illusions et des méprises.

Je ne vais citer qu'un exemple à l'appui. On vint me dire un jour : « Un membre de notre famille souffre, au dire des hommes de l'art, d'un cancer stomacal bien prononcé. On m'envoie simplement demander quelles mesures prophylactiques sont à prendre, pour échapper à la contagion de la terrible maladie. » J'indiquai des règles, des précautions et en même temps des remèdes, qui guérirent le malade dans l'espace de 4 semaines et forcèrent le cancer à battre en retraite. Ces remèdes consistaient en tisanes de mille-feuille, d'absinthe et de sauge, ainsi que dans l'emploi du demi-maillot, alternativement avec les bains de pieds.

2. Aigreurs d'estomac.

Crescence me raconta : « J'ai quarante-cinq ans, presque chaque jour je souffre de fortes douleurs stomacales. Si le mal cesse par intervalles, c'est toujours pour très peu de temps. Bien souvent j'ai des renvois aigres et amères, et je ne sais plus comment me réchauffer; plus ces renvois aigres et amères sont forts, plus le froid est grand. »

Cette personne avait l'aspect bien souffrant; elle était très maigre, ses traits étaient tirés, le froid paraissait avoir chassé tout calorique. Elle souffrait d'une grande anémie, sans doute arrivée à la suite de mauvaise digestion.

Traitement. Versez de l'eau bouillante sur des fleurs de foin, mettez-les aussi chaudes que possible dans un linge ou mieux dans un petit sac, appliquez-les sur l'épigastre et l'abdomen, enveloppez le tout au moyen d'un linge, de manière à l'attacher à votre corps, et gardez-le pendant une heure et demie. Faites ainsi 3 jours consécutifs. Prenez chaque soir un pédiluve chaud avec cendres et sel (14 minutes), 3 jours durant, puis chaque 3ᵉ ou 4ᵉ jour seulement, et chaque semaine 3-4 lotions de nuit, en sortant du lit et en y rentrant aussitôt. Ensuite prenez journellement 4-6 cuillerées d'infusion d'absinthe et continuez ainsi pendant 2 semaines. Après cela vous pourrez vous contenter, par semaine, d'un pédiluve et d'une lotion de nuit ou encore d'un demi-bain.

Des congestions après les repas et des renvois, particulièrement 2 heures après les repas et plus tard pendant tout l'après-midi, à 4-5 minutes d'intervalle; en outre des selles peu abondantes, une complète atonie des intestins, une forte sueur aux pieds (d'une odeur fétide) : voilà un état qui durait depuis 5-6 ans. Plusieurs moyens furent employés, tous sans résultat. L'aspect de la personne — couleur de porcelaine — dénotait une grave maladie; les bords des yeux étaient gris et bleus, manque de sang, peu de calorique naturel, mauvaise digestion, et partant nutrition défectueuse du sang et de l'organisme. — Comment traiter ce cas?

J'ordonnai le traitement suivant : 1) Résoudre les substances morbides, 2) augmenter la chaleur interne, 3) provoquer une meilleure digestion en stimulant les organes, pour améliorer le sang et les humeurs et mettre toute la machine dans une marche régulière. Car cet organisme ressemblait à une machine qui avait été activement graissée, mais dont les éléments constitutifs n'étaient pas bons, et voilà pourquoi il fallut purger et déterger la machine dans toutes ses parties. Donc les substances morbides renfermées dans les pieds furent résoutes et éliminées par des pédiluves, répétés 3-5 fois, jusqu'à cessation de la sueur des pieds; les lotions entières produisirent une transpiration générale et augmentèrent ainsi la chaleur naturelle; les organes furent stimulés et fortifiés par l'affusion supérieure et inférieure. On pratiqua journellement 2 de ces applications, 8-10 jours durant.

La seconde recette prescrivit, pour les 10 jours suivants, la lotion totale, la compresse supérieure et inférieure, l'agenouillement dans l'eau, l'affusion dorsale.

La troisième recette marquait des demi-bains et des lotions totales.

Au bout de 3-4 semaines, l'organisme était remis. Mais, pour maintenir ce mieux et pour le parfaire, il fut nécessaire de recourir encore à quelques applications par semaine, comme la lotion totale ou l'affusion supérieure et inférieure.

Une femme de soixante-quatre ans a une vive cuisson dans l'estomac, des éructations et des vomissements, souvent aussi une fièvre froide et parfois une forte sueur. Pendant des semaines le mal augmente, malgré tous les moyens employés. Voici la recette qui produira les meilleurs résultats : 1) chaque jour deux fois 20 gouttes d'absinthe dans une petite tasse d'eau bien chaude; 2) en outre, chaque jour, une compresse inférieure chaude pendant une heure; puis, 3) tous les deux jours, un linge plié en deux, plongé dans l'eau chaude et appliqué une heure durant sur l'abdomen; enfin, 4) tous les deux jours, un pédiluve chaud avec cendres et sel, de la durée de 14 minutes.

Une personne de quarante ans se plaignait de fréquentes douleurs d'estomac, de douleurs dans le bas-ventre, d'inappétence, de rapports aigres et de débilité. De plus, les mains et les pieds étaient habituellement froids.

Traitement : 1) chaque matin et chaque soir frotter énergiquement la poitrine et le bas-ventre avec un liquide moitié eau, moitié vinaigre; 2) manger chaque jour 6-8 graines de genièvre; 3) se laver totalement 3 fois par semaine, en sortant du lit et en y rentrant sans s'essuyer.

La malade fut guérie en quinze jours. Pour conserver la santé, elle dut, pendant un temps assez long, continuer la lotion totale, une fois par semaine.

3. Catarrhe d'estomac.

Une femme de quarante ans vint se plaindre comme suit : « Au côté gauche, en dessous des côtes, j'éprouve toujours des douleurs, tantôt plus, tantôt moins. Quelquefois c'est insupportable. J'ai de même des difficultés avec l'urine : parfois je n'en puis pas rendre du tout; quoique de temps à autre il y ait du mieux, je souffre toujours beaucoup, si bien que souvent déjà j'ai souhaité la mort. Puis je suis aussi gonflée d'une façon extraordinaire; mon cou devient parfois tellement gros et boursoufflé, que je ne puis presque plus parler. J'ai déjà employé bien des médicaments et d'autres moyens ; parfois je me sentais soulagé, mais chaque fois l'ancienne histoire revenait. »

Cette pauvre femme fut quitte de ses souffrances dans l'espace de 4 semaines, au moyen des applications qui suivent :

1° Pendant les 12 premiers jours : *a)* mettre des fleurs de foin renflées dans un linge et les appliquer à l'état chaud sur l'abdomen et l'estomac, pendant une heure et demie, 4 fois par semaine ; — *b)* se laver nuitamment, en sortant du lit et en se recouchant immédiatement, avec de l'eau mêlée de sel, pendant une minute, 3 fois par semaine ; — *c)* boire chaque jour une tasse d'infusion faite de 20 graines pilées de genièvre et d'un peu de prêle, cuite pendant 10 minutes et répartie en 3 portions, à prendre dans le courant de la journée.

2° Après ces 12 premiers jours, employer pendant 3 semaines : *a)* une fois par semaine, l'application des fleurs de foin ; — *b)* trois fois par semaine, se laver totalement pendant la nuit ; — *c)* deux fois par semaine, un demi-bain, durant une demi-minute ; — *d)* continuer de boire l'infusion, comme ci-dessus. Pour conserver la santé à l'avenir, il suffit de 2 demi-bains par semaine.

Une mère de famille se lamente : « J'ai toujours des douleurs dans le ventre, qui est souvent très gonflé ; et, quand c'est bien fort, je sens une pression dans l'estomac, qui me donne beaucoup d'aigreurs et me fait parfois vomir tout ce que j'ai mangé. Je sens une lourdeur dans la tête et souvent des vertiges. Il y a des époques où je suis obligée d'évacuer l'urine après chaque demi-heure, d'autres fois je n'en rends qu'à peine une fois par jour. Trois médecins m'ont affirmé que j'ai un catarrhe de l'estomac. »

Cette malade fut guérie dans l'espace de 4 semaines : pendant la première semaine, elle ne reçut par jour que 2 affusions supérieures et 2 affusions de genoux, ainsi qu'une tasse de tisane de graines de genièvre et de prêle. Pendant la seconde semaine, une affusion supérieure et une affusion de genoux par jour, et 2 maillots montant jusqu'aux aisselles. Pendant la troisième semaine, une fois le manteau espagnol, 3 fois le bain de siège et une fois le demi-bain. Pendant la quatrième semaine enfin, des demi-bains, 3 fois le manteau espagnol, et une promenade quotidienne dans l'eau.

4. Crampes d'estomac.

Monsieur N. s'est souvent refroidi, ce qui lui a attiré des douleurs de ventre, et, par suite d'une accumulation de gaz, il avait souvent des vomissements. Quand une bonne quantité d'air s'était ainsi échappée et que le vomissement avait été bien fort, il éprouvait du mieux et se sentait le meilleur appétit. Mais le mal finit par s'accentuer de plus en plus et par se déclarer après chaque repas, en prenant un degré d'intensité intolérable. Avec cela les mains et les pieds étaient froids comme de la glace, et le corps entier frissonnait un peu.

Dans ces cas l'estomac est ordinairement très innocent; c'est la pression violente de l'air qui produit les nausées et les vomissements. Ces derniers soulagent seulement pour un peu de temps. Le mal ne disparaît que quand le corps tout entier a rétabli une chaleur égale, une transpiration égale et le cours régulier du sang.

J'obtins ce résultat en faisant, le premier jour, laver 3 fois le malade dans son lit avec de l'eau bien chaude mêlée de vinaigre et en le faisant bien couvrir, sans essuyer. Au second jour cette opération fut pratiquée 2 fois et dans la suite une fois par jour. Ce procédé suffit toutes les fois que, par suite d'un refroidissement, on a de la fièvre avec des rapports d'air et des vomissements.

Je fus appelé auprès d'une malade qui, couchée au lit, tremblait de tout son corps; les convulsions la soulevaient tantôt en l'air, tantôt elles la jetaient à droite et à gauche. Elle ne pouvait pas parler; mais sa mère me raconta ce qui suit:

« Ma fille a constamment un horrible mal de tête, une violente oppression à la poitrine et dans la région gastrique. Ses mains et ses pieds sont continuellement froids comme la glace et humides d'une sueur gluante. Elle est mariée depuis 9 mois; les 10 premières semaines elle se portait très bien; puis cet état s'est dessiné petit à petit pour arriver à ce degré d'exacerbation. Elle ne peut rien manger, tout au plus quelques cuillerées de bouillon ou de café; tout ce qu'elle a reçu des médecins, même les injections et ce que l'on emploie pour provoquer le sommeil, n'a servi qu'à aggraver la maladie. »

Je donnai à cette malade les conseils suivants: Poser 2 fois par jour les pieds dans l'eau froide jusqu'au-dessus des mollets et laver en outre les pieds avec l'éponge ou l'essuie-mains; immédiatement après, immerger les mains et les bras dans l'eau froide jusqu'aux épaules, pendant une minute, et en outre laver les mains. Après cela, les mains et les pieds devront être mis sous la couverture chaude du lit. Tous les matins et tous les après-midi, la malade doit prendre 12 gouttes d'essence de camomille (voir pharmacie) dans 6 ou 8 cuillerées d'eau chaude. En fait de nourriture elle doit prendre de temps en temps 3 ou 4 cuillerées de lait ou de café de malt; il est préférable de faire alterner les deux.

Après 12 jours, la malade était remise au point d'avoir de l'appétit pour la nourriture ordinaire; les crampes étaient parties, l'oppression à la poitrine et à la région stomacale avait cessé; le mal de tête n'existait plus, les mains et les pieds étaient chauds.

Elle employa ultérieurement les applications suivantes : Tous les 2 jours, immersion des pieds dans l'eau froide, comme il est dit ci-dessus; 2 fois par semaine, un bain de pieds chaud, animé par des cendres et du sel, pendant 14 minutes, et, une fois par semaine, se lever de nuit pour se laver le corps entier et se recoucher tout de suite après. A la place des gouttes de camomille, elle prit de l'essence d'absinthe et de sauge, chaque fois 10-12 gouttes, dans l'eau chaude. La malade se trouva si bien remise qu'elle put de nouveau aller à l'église et reprendre ses occupations domestiques. Pour se rétablir complètement et se fortifier davantage, il ne lui fallut plus qu'une lotion froide par semaine; mais ces lotions seraient avantageusement remplacées par des demi-bains.

XVIII. MALADIES DU CANAL INTESTINAL

ET DES PARTIES ACCESSOIRES.

En passant en revue les états morbides qui peuvent occuper les intestins, nous nommerons d'abord ceux qui affectent des portions distinctes du canal intestinal, puis ceux qui atteignent simultanément plusieurs ou même toutes les parties de l'appareil. Nous citerons donc les *coliques*, la *diarrhée*, la *constipation*, la *dysenterie*, les *hémorroïdes*, la *fièvre muqueuse*, le *typhus*, les *vers intestinaux*, la *hernie*...

I. Coliques.

Les coliques, appelées aussi entéralgie ou douleurs d'intestins, proviennent de causes très diverses et sont souvent accompagnées de diarrhée ou de vomissement. Elles se manifestent parfois subitement, sans que l'on en devine ni la cause ni l'occasion. Il peut y avoir eu un refroidissement, un échauffement, ou bien un aliment, une boisson quelconque a joué ce tour à la nature. Il faut coucher le malade sans retard, lui appliquer sur le ventre un linge chaud, peut-être aussi une bassinoire,[1] et bien le couvrir (mais sans trop l'incom-

[1] On peut se servir aussi d'une brique chauffée et enveloppée dans un linge ou un molleton. Chacun connaît les cruchons de grès à eau minérale : on en remplira un d'eau chaude, on l'enveloppera, et on aura une excellente chaufferette ou bassinoire.

moder), afin que l'air n'ait pas d'accès auprès de lui. Comme calmant, on lui administrera une chopine de lait, dans lequel on a fait bouillir du fenouil ou du cumin. Ce simple remède domestique suffira.

Quant aux aliments et à la boisson, je recommande, tant que l'état de maladie dure, une nourriture très simple, peu salée, peu épicée, facile à digérer; comme boisson, j'aime voir l'eau pure ou mêlée de vin et le lait.

Un régisseur raconte : « Depuis des années je souffre d'un mal de ventre, parfois presque insupportable; j'ai souvent des coliques, des tranchées. Il y a longtemps que je ne puis plus rien manger sans éprouver de fortes douleurs, suivies chaque fois de dévoiement. J'ai pris une masse de médecines, mais je n'ai trouvé que peu de soulagement, tout au plus pour un peu de temps. »

La mine de cet homme à la force de l'âge était très malade, son corps amaigri, son teint pâle et ses yeux troubles. Comment faire? Il prit, 1) chaque semaine, 3 bains de siège; 2) chaque matin et chaque soir, une ablution vigoureuse de la poitrine et du ventre avec de l'eau mêlée de vinaigre; 3) un demi-bain d'une minute par semaine, et, 4) 2 fois par jour 12 gouttes d'absinthe dans l'eau chaude pour l'usage interne.

En 4 semaines le pauvre homme était délivré de son infirmité.

2. Diarrhée.

Il y a des personnes qui sont prises de la diarrhée sans y avoir donné occasion. Cette infirmité peut se présenter régulièrement, p. ex. à certaines époques précises, 1 ou 2 fois par an, ou bien irrégulièrement. Les personnes se portent bien avant et après. La diarrhée régulière provient de ce que la nature vigoureuse expulse le trop-plein des matériaux amassés. Comme on travaille sans inquiétude, quand la chaudière est pourvue d'une soupape de sûreté! De même aussi on peut être tranquille, si la nature, semblable à une pareille chaudière, rejette d'elle-même ce qui est superflu et malsain.

Je n'ai absolument rien à prescrire contre cette sorte de diarrhée; ne faites rien, je vous le recommande, pour la combattre. Le plus souvent ces évacuations ont lieu en automne ou au printemps, et il nous semble que l'air et la température y contribuent pour leur part.[1]

Quant aux diarrhées irrégulières, accompagnées ou non de douleurs, il faut y faire attention. Ce sont des avertissements, par lesquels nous apprenons qu'il s'est rassemblé dans le corps des éléments morbides qui, s'ils ne sont pas éliminés, portent souvent préjudice. L'expérience, en effet, nous enseigne que, chez les personnes ainsi atteintes, l'un ou l'autre organe est ordinairement en souffrance et que de pareils malades meurent généralement de bonne heure, ou du moins n'atteignent pas un âge avancé. La diarrhée est souvent le signe avant-cou-

[1] Si l'on parcourt les journaux au printemps ou en automne, à peu près à chaque saison, on verra quel rôle jouent les pilules sanguipurges, les herbes dépuratoires du printemps et de l'automne. Je ne conseillerais jamais chose pareille. Celui qui veut absolument se droguer (il y a de ces gens-là), n'aura qu'à prendre, l'un ou l'autre jour de la semaine, pendant 5-6 heures, une cuillerée d'eau fraîche après chaque demi-heure. Cela aide la nature; le reste peut la gâter.

reur de graves maladies. Dans l'œuvre de la guérison il faut, avant tout, agir sur le bas-ventre, alternativement toutefois avec des applications sur le corps tout entier. Il n'est jamais prudent d'arrêter subitement la diarrhée ; les matières putrides doivent être éloignées peu à peu et les organes intérieurs si bien fortifiés que la nature ne donne plus naissance à des éléments morbides, ou qu'elle les élimine en temps voulu.

Pour l'usage interne il faut employer le thé d'absinthe avec de la sauge, de centaurée avec de la sauge, ou encore de mille-feuille avec du mille-pertuis, à la dose d'une ou de deux petites tasses par jour. On peut aussi prendre 6 ou 10 baies de genièvre par jour. Tous ces remèdes ont pour effet de favoriser la digestion, d'entretenir le suc gastrique, et renferment en même temps des substances nutritives.

La diarrhée est-elle forte et dure-t-elle longtemps, alors il faudra prendre, 2 fois par jour, une demi-cuillerée d'esprit de myrtilles dans de l'eau chaude. Comme applications hydrothérapiques, il suffit, au commencement, de prendre, par semaine, 3-4 compresses sur le ventre, où on les laisse environ une heure et demie (à cet effet on plie un linge en 4, on le trempe soit dans de l'eau vinaigrée, soit dans une décoction de branches de pin, et on l'applique sur le bas-ventre), et puis également un demi-maillot par semaine. L'on continue ce traitement pendant quinze jours. Au bout de ce temps, on peut, pour se fortifier, prendre 1 ou 2 demi-bains par semaine, avec lotion du haut du corps, de même aussi 1 ou 2 lotions entières par semaine, qu'on s'administre nuitamment, en sortant du lit. Ce traitement dure 3-4 semaines. Si ensuite on se faisait une règle de ne pas laisser passer de semaine sans prendre au moins une lotion entière ou un demi-bain froid avec lotion du haut du corps, tout l'organisme en deviendrait plus fort et plus sain, et l'état anormal, dont nous venons de parler, disparaîtrait, à moins qu'il n'ait des causes plus profondes.

Un homme de quarante huit ans vient me raconter : « Je souffre sans cesse d'un dérangement du corps. Comme j'ai voyagé, j'ai eu 7 selles aujourd'hui; à la maison, je vais jusqu'à 6 fois par jour à la garde-robe. Voilà 9 mois que ce mal dure. »

Cet homme avait l'air très bien portant, n'étant ni maigre ni trop gros, et son teint était frais. Il dut : 1) accepter une affusion supérieure chaque matin et chaque après-midi; 2) se promener chaque matin dans l'eau et recevoir une affusion de genoux l'après-midi; 3) prendre chaque jour 6 ou 8 baies de genièvre.

Au bout de 5 jours, le dérangement cessa, et les selles devinrent régulières. Quelqu'un demandera peut-être pourquoi, dans ce cas, j'ai prescrit le susdit traitement, tout à fait différent des applications usitées pour la diarrhée. C'est que, chez cet homme, fort et bien portant, aux yeux sains et clairs, la nature était encore en bon état. Si on vient en aide a une pareille nature et qu'on lui amène du calorique au moyen des applications d'eau, alors elle sera à même d'arrêter le dévoiement par ses propres forces, donnant ainsi raison au proverbe allemand : *Un bon aubergiste met lui-même les soûlards à la porte.*

Comme applications ultérieures, j'aimerais voir 2 ou 3 demi-bains par semaine ou bien autant d'affusions supérieures avec affusions des genoux.

Un autre particulier de quarante-huit ans vint raconter ce qui suit : « Depuis de longues années, avec peu d'interruptions, j'ai un dérangement de corps. Je me suis déjà soumis à différents régimes, j'ai consulté beaucoup de médecins, j'ai employé également une quantité de remèdes domestiques, j'ai pris les eaux en plusieurs endroits — rien n'y a fait. Le dévoiement est particulièrement considérable quand je bois soit de l'eau, soit du vin ou de la bière. Les aliments bien secs me vont le mieux. Comme chez moi tout s'en va trop vite et mal digéré, je n'ai jamais de forces et, quoique je ne sois pas tout à fait maigre, mes muscles sont néanmoins bien flasques. »

Traitement. Première semaine : 1) chaque jour, 2 affusions supérieures ; 2) chaque jour, marche dans l'eau et 3) affusion des genoux.

Deuxième semaine : un jour affusion supérieure et marche dans l'eau, l'autre jour demi-bain.

Après ces 2 semaines, le malade se sentait plus fort, il éprouvait un mieux considérable, mais le dévoiement persistait.

Troisième semaine : 1) application quotidienne sur le bas-ventre, pendant 1 heure et demie ou 2 heures, d'un linge plié en 4 et trempé dans l'eau mêlée de vinaigre ; 2) un jour, affusion supérieure et affusion des cuisses ; 3) l'autre jour, demi-bain et affusion supérieure.

La troisième semaine amena une modification complète dans les selles.

Quatrième semaine : 1) chaque jour, demi-bain, 2) tous les 2 jours application d'un linge, comme dans la semaine précédente.

A l'avenir, pour recouvrer et conserver la santé

et les forces, il suffit d'employer, chaque semaine, 2 demi-bains et 1 ou 2 fois l'application du linge mouillé, comme ci-dessus.

Pour l'usage interne on a eu recours aux gouttes d'absinthe alternativement avec les baies de genièvre.

Vous demanderez peut-être pourquoi j'ai précisément suivi cette série d'applications. Je vous répondrai que les applications de la première semaine avaient pour but de fortifier le corps par le haut et par le bas; celles de la seconde semaine fortifièrent le corps en général et les organes intérieurs; celles de la troisième semaine exercèrent principalement une action corroborative sur l'estomac et les intestins.

De cette manière le corps tout entier fut amélioré. Les applications de la quatrième semaine comprirent l'organisme entier dans toutes ses parties. Cette distribution a donc été heureuse pour le cas donné. Ce qui a été pris pour l'usage interne, a servi soit à favoriser la digestion, soit à fortifier les organes.

3. Constipation.

S'il y a des gens qui ont à se plaindre souvent de la diarrhée, il y en a davantage encore qui souffrent de constipation (rareté et dureté des évacuations alvines). Ils croient, par conséquent, devoir prendre médecine; mais cette médecine, qui, sans doute, entretient la liberté du ventre, finit presque toujours par porter préjudice. On peut dire hardiment : Plus vous prenez une médecine de ce genre, plus votre organisme en pâtit. Qui pourrait énumérer tous ces moyens laxatifs, destinés à combattre la constipation? J'ai connu un chirurgien de village qui, dans toute la contrée, avait la réputation de très bien purger les gens. Que faisait-il? La plupart du temps il prenait de la me... d'oie et en fabriquait une infusion qu'il servait alors à ses honorables clients. Je pourrais vous conter encore d'autres histoires, si vous le désiriez. *Mundus vult decipi*, le monde veut être trompé! Est-ce qu'il n'y a que les gens simples et les paysans qui soient ainsi menés par le nez? Les personnes de condition ne le sont pas moins, mais on s'y prend autrement. Que de flacons d'eau minérale n'absorbent-elles pas tous les jours! Et ces flacons produisent, en effet, des selles copieuses. Un jour je vis venir à moi un malade qui m'apporta une quantité considérable de mercure, qu'il avait trouvée dans les matières fécales. On la lui avait administrée, pour provoquer une évacuation. Combien de pilules Morisson n'a-t-on pas avalées jadis, et combien d'hommes ont ainsi trouvé une mort prématurée! Il n'y a guère de maladie dont le traitement soit aussi varié que dans le cas de constipation. Et quel est le résultat ordinaire de tous ces essais et tâtonnements, les uns plus malheureux que les autres? C'est que plus on continue à prendre un médicament purgatif, plus la maladie empire, et à la fin on ne peut plus aller à la garde-robe, à moins d'avoir pris médecine. Ainsi, hier soir encore est venu un malade abandonné par les hommes de l'art : il lui est impossible de laisser passer un seul jour, sans prendre un lavement ou un remède drastique quelconque, pour avoir la plus petite selle. Voilà l'effet de tous ces moyens malencontreux! et notre homme ne compte pas encore quarante ans.

La science médicale de notre époque a fait un grand progrès en condamnant tous ces remèdes violents, et beaucoup de médecins — il faut le dire à leur éloge — ont analysé chimiquement des centaines de recettes mystérieuses et ont mis a nu la fraude des marchands d'orviétan. Néanmoins le spectre des arcanes se glisse encore toujours dans des milliers de familles et y cause un mal immense.[1]

Si l'on est constipé, ce n'est pas seulement l'estomac ou un autre organe qui soit en souffrance : la plupart du temps c'est l'organisme tout entier qui est malade. J'ai la ferme conviction, conviction étayée d'un grand nombre de faits réels, que, pour cette infirmité aussi, l'eau est le remède le plus sûr et le plus inoffensif qu'il soit possible de trouver en ce bas monde. Elle a de l'effet, si on la laisse agir à l'extérieur et à l'intérieur.

Une des premières questions que le médecin adresse au malade se rapporte à la liberté de ventre. Si les selles sont régulières, c'est le premier signe de santé ; si elles sont irrégulières, une maladie s'annonce. Si l'on ne remédie pas à la suppression des selles, à cet état de resserrement habituel du ventre, on ira, tôt ou tard, à la rencontre d'une grave maladie, peut-être d'une mort prématurée.

Si, en été, il n'a pas plu depuis un long espace de temps, la terre devient sèche et friable. Si dans l'organisme les liquides ne sont pas convenablement élaborés et distribués, alors l'humidité nécessaire fera défaut à telle ou telle partie du corps, et il s'y

[1] Plusieurs almanachs, revues et journaux ont publié, dans les dernières années, des nomenclatures de remèdes mystérieux, pour prévenir le public. Combien de fois n'a-t-on pas stigmatisé une quantité de ces mauvaises drogues, qui coûtent bien cher aux acheteurs dupés ? Plus d'un y a perdu la santé.

produira de la chaleur, quasiment une sécheresse, dont les suites sont inévitables.

Il y a de longues années déjà, on cherchait à guérir cet état maladif par une cure d'eau. Mais quelle cure? J'ai connu moi-même des gens qui buvaient journellement 3, 4 ou même 6 litres d'eau. Etait-ce bien? Cela s'appelle abuser des bonnes choses. Voilà pourquoi la plupart de ces fiers amis de l'eau se sont fait plus de mal que de bien : la nature ne supporte pas longtemps un pareil traitement hydrothérapique; c'est une torture déraisonnable. Mon principe est: *Plus l'eau agit doucement, plus elle guérit sûrement.*

Comment traitera-t-on la dureté des selles? Prenez pendant la matinée, depuis le déjeûner jusqu'à midi, une cuillerée d'eau après chaque demi-heure. Au moyen de ces petites portions vous aurez plus de résultat que si vous prenez, d'un seul coup, une demi-chopine ou davantage. Dans l'après-midi vous pourrez prendre également une cuillerée d'eau par heure ou par demi-heure. Cet arrosement continu, quoique parcimonieux, a un effet réfrigératif et multiplie le suc gastrique. Au reste, rien n'empêche le patient de boire une fois davantage, s'il a soif.

En place de l'eau on peut se servir aussi d'un certain nombre de tisanes, toutes faites de plantes faciles à trouver. Qui ne connaît les fleurs du prunellier? L'action d'une tisane de ces fleurs est excellente. L'infusion des fleurs de sureau, qui a un effet rafraîchissant et résolutif, enlève la chaleur intérieure; si vous y ajoutez 3 ou 4 graines d'aloès, vous aurez un remède laxatif, rafraîchissant, résolutif et éliminateur. L'infusion de 6 ou 8 feuilles de sureau, cueillies à l'état vert dans le courant du printemps et de l'été, est également rafraîchissante. On prend une demi-tasse le matin et une demi-tasse le soir. Personne ne devrait mépriser ces bonnes plantes médicinales, d'autant plus que le bon Dieu, le premier des médecins et le premier des pharmaciens, les fait pousser gratuitement pour nous tous.

A l'usage interne de l'eau vient s'associer son usage externe. Dans ce but le patient remplira d'eau le creux de sa main et s'en lavera énergiquement le bas-ventre, à l'heure du coucher ou à l'heure du lever. Ce moyen est extrêmement simple et agit très bien ; il suffit chez beaucoup de personnes, qui ont des natures faibles.

Si vous trouvez que cette application est trop légère, faites-vous administrer, de temps en temps, une affusion d'eau froide sur les genoux, durant 1-3 minutes : application excellente pour provoquer la selle.

Ne suffit-elle pas, et existe-t-il une grande chaleur dans le corps, alors étendez-vous plusieurs fois par semaine sur une compresse inférieure ; la compresse supérieure rend service aussi. Le bain de siège froid, pris 2 ou 3 fois par semaine, a également beaucoup d'effet. Le bain froid entier, aussi court que possible, n'est pas non plus à dédaigner.

Toutes ces applications, que je viens de nommer, stimulent et animent l'organisme paresseux et lâche, lui donnent une activité nouvelle et le réconfortent ; par suite les matières rendues seront abondantes. Quand le rouage est huilé, la machine marche bien.

Il n'y a rien qui surpasse le moyen sûr et inoffensif de l'eau, et quoi de plus facile que de boire de l'eau ou de se laver avec de l'eau?

Disons, en cet endroit, un mot sur les vomitifs.

Si déjà je trouve que les purgations drastiques par le moyen des minéraux et des poisons, que ce soit sous la forme de poudres ou sous la forme de pilules, sont contraires à la nature, c'est bien plus encore le cas pour les vomitifs, qui malheureusement sont souvent des poisons aussi. Il fait pitié de voir souffrir un homme maltraité et martyrisé de cette façon. Le sang ou plutôt la bile me monte chaque fois à la tête. On aura remarqué que je n'ai pas parlé ci-dessus des purgatifs si connus et si universellement employés, tels que les racines de rhubarbe, les feuilles de séné, le sulfate de magnésie, le sel de Glauber, etc... Et pourquoi pas? C'est que ces purgatifs, quoique inoffensifs, me semblent néanmoins beaucoup trop forts; on arrive au même résultat d'une manière bien plus douce. Qui donc va s'armer du fusil pour aller à la chasse d'une puce ou d'une mouche?

Je me déclare d'autant plus contre les vomitifs, qu'ils s'appellent émétique, ipécacuana ou autrement. Ce sont des remèdes intolérables. Si jamais votre intérieur a des envies de se vider par le baut, — il y a de ces cas-là, — eh bien! faites comme ce paysan qui, lorsqu'il avait de violentes nausées, s'enfonçait tout simplement le doigt dans la gorge et guérissait ainsi radicalement les maux de cœur. Cherchez toujours, lors même que vous avez les plus fortes envies de vomir, à régulariser le cours naturel des matières fécales. Mon remède le plus énergique à cet égard est le *fouille-régulateur*. Ce médicament a cela de remarquable que, d'un côté, il provoque des selles abondantes et que, d'autre part, il calme même la diarrhée. Faites-en la preuve au moyen d'une demi-tasse. Il se met à la recherche des éléments morbides et retenus trop longtemps dans le corps, et les expulse. N'y a-t-il pas de ces éléments ou sont-ils éliminés, son travail s'arrête de soi-même. De là son effet double. Quelle hâblerie! s'écriera-t-on avec dédain. Qu'on le dise ou qu'on ne le dise pas, cela m'est égal. Le fait existe, la vérité restera. Pourquoi tous les purgatifs drastiques affaiblissent-ils tellement et pourquoi sont-ils si nuisibles dans leurs suites? C'est parce qu'ils n'évacuent pas seulement les matières morbides, mais parce qu'ils chassent tout indistinctement, parce qu'ils traquent même les meilleurs sucs, les sucs nécessaires à la production des forces. Qui n'a pas senti lui-même cet effet? De là cette grande faiblesse, cette diminution rapide et énorme des forces à la suite des cures drastiques. Quelle folie! Quelle responsabilité! *Sapienti sat.* Dommage rend sage ou, du moins, devrait rendre sage.

Un prêtre de quarante-cinq ans s'explique comme suit : « Depuis plus de vingt-cinq ans je souffre constamment de constipation et depuis quelques années aussi d'embarras gastriques. Il y a environ huit ans, je me soumis à une cure d'eau froide, ce qui améliora mon estomac, mais la constipation me resta. En 1885 je fus pris, en outre, d'une maladie de reins, à laquelle s'ajouta, dans la vessie, une quantité excessive d'acide urique et la gravelle. Le médecin me prescrivit une cure de raisins et, après cela, une cure au sel de Glauber (sulfate de soude) pendant 10 jours, d'où résulta un catarrhe très intense du gros intestin. Après que j'eus passé en vain par tous les traitements imaginables, on m'avoua que mon infirmité était incurable, qu'elle pouvait bien être adoucie, mais pas guérie. J'étais affligé d'insomnie, de manque d'appétit, de fatigue, de courbature, de dégoût pour le travail, de douleur et d'oppression dans la région rénale, de constipation à un haut degré, avec tension et gonflement du bas-ventre, de pieds sans cesse froids, tandis que la tête était chaude, le reste du corps en sueur, tantôt plus, tantôt moins. C'est dans cet état que je pris la résolution de chercher mon salut dans l'eau froide, contre laquelle j'ai été tant prévenu. »

Je lui donnai la recette suivante : Tous les jours, une affusion supérieure, une affusion dorsale, un bain de siège ; de plus, s'il en est besoin, un demi-bain, une affusion de genoux et une promenade dans l'eau. Mais ce qui a fait le plus d'effet, c'est le manteau espagnol, qu'il a pris en affection depuis. Après un traitement de 12 semaines, la digestion était rentrée complètement dans l'ordre, sans diète spéciale ; la nutrition était excellente, le poids du corps avait augmenté de 13 livres.

4. Dysenterie.

La dysenterie est une sœur du choléra. Les deux se ressemblent parfaitement. Cette maladie débute, en règle générale, par de violentes crampes dans le bas-ventre et un dévoiement considérable. Dans les matières rendues se trouve beaucoup de sang.

On guérit promptement la dysenterie, en prenant un linge plié en deux, pour le tremper dans l'eau bien chaude mêlée de vinaigre et pour le lier sur l'abdomen. A l'intérieur un petit verre d'esprit de myrtilles, qu'on peut fabriquer soi-même et qui ne devrait faire défaut dans aucune pharmacie de famille, a un effet tout à fait surprenant. On peut aussi, 2 fois par jour, verser 2 cuillerées de cette essence dans l'eau chaude, et on aura une potion rafraîchissante et bien agréable. Si, au second jour, l'état de la maladie n'est pas essentiellement amélioré, il faut renouveler la fomentation sur le bas-ventre et recourir de nouveau à l'esprit de myrtilles.

Joseph se tordait comme un ver dans son lit. Parfois les crispations le retournaient comme une boule. Il criait de douleur. Les selles renfermaient plus d'un demi-litre de sang. Deux cuillerées d'essence de myrtilles, prises dans la matinée et dans l'après-dîner, ont remis tout en ordre dans un court espace de temps.

Anna, une femme de plus de cinquante ans, se plaint de terribles convulsions. Un flux de ventre, avec beaucoup de sang, lui fit craindre que ce ne fût le véritable choléra. Le linge trempé dans l'eau mêlée de vinaigre et appliqué sur le ventre, ainsi que le petit verre d'esprit de myrtilles, voilà ce qui, en un seul jour, a guéri la malade. — Si on n'avait pas de myrtilles, on ferait bouillir du lait avec du fenouil : on obtient ainsi une infusion qui rendra de très bons services.

5. Hémorroïdes.

Les hémorroïdes peuvent être en partie un héritage, en partie une suite du genre de vie. Les personnes sédentaires, les copistes, les hommes d'étude, les gastronomes, etc..., sont beaucoup affligés de cette maladie sournoise. Le campagnard, qui, d'un bout de l'année à l'autre, mange des pommes de terre et des farineux, qui ne voit la viande qu'aux jours de dimanche et de grande fête, qui, en place de la bière et des vins forts, se contente du lait et du breuvage des apôtres (l'eau), et qui tous les jours se livre à des travaux pénibles, celui-là, dis-je, ne connaît d'ordinaire les hémorroïdes que de nom.

Cette infirmité est gênante, souvent très gênante, mais peu grave, surtout au début; il y a même des personnes obligées de porter leur mal des années entières ou toute leur vie. La démangeaison, le prurit est bien désagréable, parfois très pénible; mais ce qui est plus pénible encore, c'est son effet déprimant sur le moral, en rendant morose, capricieux, irritable; il y a des cas où cette maladie abreuve d'amertume toute la vie d'un homme et porte l'irritabilité jusqu'au délire. De là, vous voyez combien l'insouciance en face de ce mal serait déplacée; il faut, au contraire, en prendre soin, afin qu'il n'empire pas trop et qu'il ne finisse point par devenir dangereux.

Eh bien! en quoi consistent les hémorroïdes, quelle en est l'origine? Qui n'a déjà vu un dindon avec ses poches membraneuses, qui lui pendent par-devant, au cou, parfois comme des sachets vides de tout? Quand une de ces bêtes vient à se fâcher, voilà que ses petits sacs charnus se remplissent de sang et deviennent comme des boules rouges. Les hémorroïdes sont de semblables tumeurs renfermant du sang et du mucus, se formant à la marge de l'anus ou à l'intérieur du rectum, donnant lieu à un écoulement de sang (hémorroïdes fluentes) ou disparaissant sans donner lieu à un flux sanguin. Les vaisseaux sanguins sont des tubes élastiques, susceptibles de se dilater. Plus le sang afflue d'une façon désordonnée à un endroit, plus ces vaisseaux se dilatent, ce qui a lieu surtout là où le sang s'amasse et forme en quelque sorte des lagunes. Il en résulte de petites tumeurs plus ou moins grosses et dures, comme les verrues à la main ou à la figure, et ces bourrelets sont remplis de sang. S'ils siègent à l'intérieur du corps, dans le rectum même, ce sont des hémorroïdes internes, tandis que les hémorroïdes sont appelées externes, si elles se manifestent au dehors de l'anus.

De temps à autre ces tumeurs ou bourrelets éclatent et laissent écouler une mucosité brune, très souvent du sang pur. Cet écoulement soulage beaucoup le patient; si les veines hémorroïdales ne laissent pas échapper un flux sanguin et qu'elles soient gorgées et nombreuses, elles occasionnent de violentes douleurs et bien des embarras. Ajoutons que ce n'est pas seulement au fondement et au rectum que se produisent ces dilatations variqueuses des veines : elles se dessinent même quelquefois aux parois des veines dans l'intérieur du corps. De même que les maraudeurs se joignent aux troupes régulières, ainsi ces sortes de sangsues s'attachent aux veines, surtout aux veines principales.

Plus les tumeurs hémorroïdales sont nombreuses et plus elles s'ouvrent fréquemment, plus aussi elles portent préjudice aux parties atteintes. Par suite il n'est pas rare de voir se produire à ces parties des ulcérations malignes et incurables, comme le cancer du rectum, des fistules, des abcès, etc...

Les douleurs sont augmentées et multipliées par les ascarides, petits vers qui se trouvent dans le rectum et qui s'attachent aux parois de cet intestin, comme des tiques. S'ils sont nombreux, ils corrodent le rectum, et les conséquences en sont des ulcérations malignes.

Le traitement des hémorroïdes par l'eau est facile

et, dans la plupart des cas, couronné de succès.[1] Le nombre des malades de cette catégorie que j'ai guéris est très considérable, et je puis dire que tous les cas ont eu une heureuse solution.

Commençons par attaquer les ascarides, s'il en existe. Ils se trahissent, la plupart du temps, par un chatouillement, une démangeaison, un prurit dans la région anale, ce qui, du reste, a lieu aussi par le fait du gonflement des tumeurs hémorroïdales. A cet effet on prend 1, 2 ou 3 clystères froids, l'un à la suite de l'autre, et on les laisse partir immédiatement après. Quand l'eau froide parvient dans le rectum, les ascarides se détacheront en quelque sorte de l'anus, de même que la sangsue quitte l'endroit mordu, lorsqu'on la saupoudre de sel. Si le liquide injecté est évacué sans retard, les petits vers détachés seront entraînés avec lui au dehors. Si l'on répète cette opération 2 ou 3 fois (l'on peut faire fonctionner la seringue 2 ou 3 fois par semaine), il partira beaucoup de ces ascarides, sinon tous.

N'a-t-on affaire qu'à des tumeurs hémorroïdales, il faut observer ce qui suit : Quand il y a un trop grand afflux de sang, on le détournera; les veines trop dilatées doivent être rétrécies, les impuretés et toutes les matières impropres sont à éliminer. Dans ce but l'application suivante rend un bon service : Faites usage de la compresse inférieure, c'est-à-dire étendez sur le lit un linge très gros, plié en plusieurs doubles, trempé dans l'eau la plus froide, assez long

[1] J'ai connu un malheureux, chez lequel les hémorroïdes faisaient saillie de la longueur d'un pouce, à travers l'anus. Pour obvier à l'inflammation, il dut les tenir constamment dans l'eau fraîche, Dans de pareils cas, le remède n'est pas facile, et mes applications arrivent trop tard.

pour couvrir tout le dos jusqu'au bas du fondement et assez large pour dépasser le dos de chaque côté; couchez-vous là-dessus pendant trois quarts d'heure, et répétez cette opération 3 ou 4 fois par semaine. Si le drap de lit devient chaud avant les 45 minutes écoulées, il faut l'enlever ou, ce qui vaut mieux, le tremper derechef.

Parmi les autres remèdes contre les hémorroïdes, nommons le bain de siège, qui est à prendre froid 3-4 fois par semaine. On peut le répéter chaque demi-journée ou pendant la nuit 2-3 fois, mais en n'y restant jamais au delà d'une ou de deux minutes. Cette application, comme la précédente, agit à la fois sur les hémorroïdes existantes et sur les causes qui les produisent.

Quiconque est affecté d'hémorroïdes et entreprend, à chaque trimestre, pendant 1 ou 2 semaines, une des cures citées, est certain que son mal n'aura pas de suites graves et que, s'il ne disparaît pas complètement, du moins il ne sera jamais trop gênant. Pour ceux, au contraire, qui trouvent ces exercices trop pénibles, je ne connais, hélas! point de remède.

Relativement à la nourriture je n'attire l'attention que sur un point qui, à mon avis, n'est pas suffisamment apprécié. Beaucoup de personnes affligées d'hémorroïdes se sont mises à manger, au lieu du pain ordinaire, du pain de son, et depuis ce moment leur mal, tout en ne disparaissant pas entièrement, ne les gêne plus grandement. Je recommande vivement ce pain de son, qui devrait avoir de l'avenir. Ce n'est pas seulement chez l'un ou l'autre, mais chez la plupart des hommes (pour d'autres motifs encore) qu'il devrait être en usage, puisqu'il est un aliment sain et confortant. Mais, remarquez-le bien, je parle du pain de son véritable, non falsifié. Le frelatage s'est déjà emparé aussi de cet article. J'ai trouvé un jour, dans une grande ville de l'étranger, du pain de son (on sait qu'il est très lourd) aussi léger que le pain ordinaire. Je coupai la petite miche : ce n'était pas du pain de son, le boulanger avisé s'était contenté de le saupoudrer de son, comme on saupoudre de cumin ou d'anis. Dans la pharmacie domestique, nous avons indiqué une recette pour la préparation du pain de son.

6. Fièvre muqueuse.

S'il m'est permis de comparer le catarrhe à un petit enfant, je dirai que la fièvre muqueuse ou pituiteuse est un adolescent. La fièvre muqueuse provient régulièrement des catarrhes, et de ces deux peuvent naître toutes sortes de complications, comme il a été dit ailleurs. La guérison s'opère de la même manière dans l'un et l'autre cas, et par conséquent les applications sont les mêmes. Voulez-vous être délivré promptement et facilement du catarrhe, couchez-vous, lavez-vous d'heure en heure la poitrine et le ventre, et faites-vous laver le dos. Un catarrhe, s'il est encore à son début, sera guéri par 3 ou 4 de ces lotions dans une seule et même nuit. Lorsque le catarrhe fait des progrès, c'est-à-dire lorsque certaines parties dans la gorge, dans la tête et dans la poitrine s'enflamment, alors nous sommes en présence de la fièvre muqueuse, qui partant n'est autre chose qu'un catarrhe affectant le corps tout entier. Les endroits où le catarrhe a pris d'abord, soit le gosier, soit la poitrine, restent toujours, jusqu'à entière guérison, les plus sensibles. Ajoutons encore que généralement on donne le nom de fièvre muqueuse à l'inflammation catarrhale du canal intestinal.

7. Thyphus.

De même que la variole est caractérisée par des élevures et pustules à l'extérieur, ainsi le typhus produit une éruption à l'intérieur. On distingue, suivant le siège de la maladie, le typhus de la tête et le typhus du bas-ventre. Dans certains cas, les abcès prennent, mais n'arrivent pas à leur développement, comme il y a aussi des phlegmons qui, un moment, manifestent une inflammation et qui bientôt après disparaissent complètement. Cette sorte de typhus a un nom particulier, qui a peu d'importance pour les gens de la campagne Je le passe.

Quant à la guérison, il faut d'abord remarquer trois choses : avant tout il s'agit d'empêcher la fièvre de faire trop de progrès ; autrement toutes les forces et les humeurs du corps seraient misérablement consumées ; puis, tâchez de résoudre les pustules ou, s'il n'en existe pas encore, de les prévenir, en d'autres termes, d'éliminer les substances purulentes qui remplissent les pustules ; enfin, ne négligez aucun moyen de congédier au plus vite ces substances puriformes du corps.

Il n'y a pas de moyen plus apte et plus sûr, pour atteindre ce triple but, que l'eau : car elle rafraîchit, résout, épure.

Jean alla à l'enterrement de son frère mort du typhus. Il commit l'imprudence de mettre un habit du défunt, et peu de jours après il était pris du typhus à un haut degré. Grande était la fièvre, plus grande encore l'anxiété. Sans retard Jean fit placer à côté de son lit une cuve remplie d'eau. Toutes les fois que la chaleur et l'anxiété augmentaient, il plongeait pour une minute au plus. Il s'asseyait dans la baignoire de manière que l'eau lui montait jusqu'à la région ombilicale, se lavait rapidement le haut du corps au moyen d'une grosse serviette, mettait en toute hâte, sans s'essuyer, une chemise fraîche et remontait ensuite dans son lit chauffé. Il s'en trouvait très bien. Il réitéra cette opération pendant 3 jours, 3 ou 5 ou même 6 fois journellement. Il n'avait pour cela pas besoin d'horloge ; la fièvre lui indiquait l'heure de prendre le bain : 6 fois le premier jour, 3 fois le second jour, une fois dans la suite. Après 5 jours, tout danger était passé. Mais voilà que la femme du convalescent fut prise aussi du typhus. Elle eut recours à la même baignoire, et en peu de jours elle était guérie également.

Qu'est-ce que les deux malades mangeaient et buvaient? Leur boisson consistait dans l'eau et le lait caillé. Quant à la nourriture, ils s'en abstenaient complètement, jusqu'à ce que l'appétit fût revenu, et alors ils se faisaient servir de la soupe au pain, de la soupe au lait, de la soupe à la farine grillée; une pomme de terre ou même deux ne leur faisaient point de mal non plus. Au bout de peu de jours, ils se remirent à leur régime ordinaire.

Max, un petit géant, alla visiter son beau-frère Jean atteint du typhus. Il s'imaginait qu'une pareille maladie n'aurait jamais de prise sur lui. Mais voilà que, huit jours plus tard, ses forces gigantesques vinrent à faillir et son courage héroïque se faire jour en longues jérémiades : « Je ne puis plus marcher, ni même me tenir debout; je me sens serré, j'ai mal partout ! » Il avait attrapé le typhus.

Max ne possédait pas de baignoire, mais une grande cuve en bois. Il s'y agenouillait et se lavait tout le corps (pendant une minute environ) avec l'eau la plus froide et un linge très grossier, toutes les fois que la chaleur arrivait à un degré élevé. Il continua cette cure pendant huit jours. Dès le sixième jour, il demanda un potage ; après 10 jours, il se leva et en peu de temps toutes ses forces revinrent. Ayant ainsi réchappé, il put, dans la suite, faire profiter de son expérience d'autres personnes atteintes du typhus.

En un temps où, dans l'espace de 5 semaines, près de 20 personnes ont été guéries et sauvées par la méthode décrite ci-dessus, un enfant de deux ans hérita le typhus. Personne ne voulait croire que le petit être échapperait à la mort. Toutes les fois qu'il se plaignait et pleurait, sa mère le plongeait tantôt dans un bain quelque peu tempéré par un mélange d'eau chaude et le lavait à l'eau froide au sortir du bain ; tantôt elle l'enveloppait dans un linge trempé dans l'eau tiède. La tendre créature se rétablit en 12 jours.

Aux malades, qu'une première frayeur pourrait détourner absolument de l'eau froide, j'accorde volontiers l'emploi de l'eau tiède pour leurs applications, mais rien que pour le motif indiqué ; car il est constant qu'en général l'eau la plus froide, puisée à la fontaine, à la source ou à la rivière, rend les meilleurs services.

Une fillette est renvoyée du pensionnat. Elle se plaint d'un violent mal de tête, d'une alternative rapide du froid et du chaud et d'un flux de ventre considérable. Elle est incapable de travailler et de marcher.

Traitement : le premier jour on lava à la malade 3 fois le dos, la poitrine et le bas-ventre, et on lui lia une fois pendant 2 heures un linge mouillé autour de l'abdomen. Le second jour elle prenait des demi-bains avec lotion du haut du corps, toutes les fois que la chaleur semblait l'exiger. Le troisième jour il suffit de 2 de ces bains, et le quatrième jour il n'en fallut plus qu'un seul. L'enfant était hors de danger et se remit promptement.

Je pourrais citer plus de douze cas où des malades, traités suivant des méthodes allopathiques et autres, avaient fini par devenir si misérables, si pauvres en sang et en humeurs, si épuisés, qu'un rétablissement proprement dit était devenu impossible. Les funestes narcotiques, la chère quinine, etc..., avaient réduit l'estomac à l'état le plus déplorable.

Je conseille habituellement aux convalescents excessivement débilités du typhus de boire 3-4 petites tasses d'infusion d'absinthe par jour, ce qui fournit un bon et abondant suc gastrique ; puis je leur prescris de se faire laver ferme le dos, la poitrine et le ventre avec de l'eau et du vinaigre, 3 ou 4 fois par jour.

Sans doute, il faut une grande énergie, surtout quand le patient appartient à la soi-disant bonne société, pour faire usage de l'eau froide, que l'on craint si universellement. Lorsque ce sont des âmes tendres, à qui cette prétendue cure de cheval pourrait causer de légères syncopes, je leur donne le conseil de prendre une éponge, de la mouiller dans l'eau froide et de s'en laver la poitrine et le ventre, comme elles se lavent chaque matin la figure et les mains. Pourvu qu'elles fassent une fois cette opération, elles en éprouveront bientôt l'effet bienfaisant, elles prendront courage et présenteront également de l'eau au dos et aux autres parties du corps.

Si un patient ne sait se résoudre à ce minimum, s'il trouve ce procédé trop rude, eh bien! qu'il fasse comme bon lui semblera: il en portera tout seul les conséquences.

Grand émoi, quand dans une maison ou dans un établissement se déclare une maladie épidémique. Sans exagérer, je prétends: si, dans un dortoir où couchent 10 enfants, un seul est pris du typhus, il est bien certain qu'un second n'en sera pas atteint, à condition qu'on emploie le traitement par l'eau. Car la contagion s'opère la plupart du temps par les miasmes, les exhalaisons malsaines du corps. Or, suivant notre méthode, les linges mouillés absorbent et étouffent ainsi les principes contagieux dans leur germe même. Si la chambre est souvent aéré et l'air toujours pur, il n'y a guère lieu de redouter la respiration du malade. Mais il va de soi que les excréments doivent être éloignés au plus tôt et être jetés en des endroits bien isolés

Un malade, français d'origine et de haute condition, écrit ce qui suit :

« J'ai souffert pendant plusieurs années de rhumatisme ainsi que d'un catarrhe intense aux fosses nasales et à la gorge; le catarrhe s'attaqua à la trompe d'Eustache et endommagea l'ouïe. En 1877 et 1878 j'ai pris, 2 mois durant, des douches d'eau soufrée à Aix-les-Bains, mais sans le moindre succès. En 1879 on me conseilla de faire un essai avec l'appareil Baunscheid, qui stimule le principe vital. J'écoutai le conseil et je me soumis, pendant 5-6 semaines, à un véritable martyre: car chaque semaine on me mit ce stimulateur sur tout le dos, dans la nuque et derrière les oreilles. Il en résulta que mon état nerveux et mon catarrhe augmentèrent au moins du double!

« Au mois de juillet 1879 j'allai voir, à Strasbourg, le meilleur spécialiste pour les maladies d'oreilles, mais lui aussi ne trouva pas moyen de guérir mon catarrhe de nez et de gosier. Comme l'ouïe laissait à désirer et que le catarrhe se faisait sentir de plus en plus dans la trompe d'Eustache, je cherchais partout un médecin qui pût me secourir. Par une circonstance fortuite j'arrivai à Aix-la-Chapelle, où le docteur Schw., un auriste qui m'avait été recommandé, essaya, pendant 3-4 semaines, de me guérir au moyen de cautérisations. Dans la troisième semaine je fus pris du typhus, sans doute à la suite de mon excessive sensibilité nerveuse, engendrée par la pierre infernale. C'était le typhus pétéchial, maladie extrêmement grave; la fièvre monta à la température de 41,3 degrés. Quand les hémorragies se déclarèrent, on désespéra de me sauver. Je ne veux point parler de la fréquente injection de toutes sortes de poisons.

« Après 6 semaines je revins à la vie, mais non point à la santé; car depuis que j'ai eu le typhus (automne 1879), je suis toujours resté souffrant. L'estomac et le bas-ventre étaient très sensibles. Les aliments les plus légers me faisaient mal, et, à moins d'avoir pris un clystère, je ne pouvais jamais aller à la garde-robe. J'étais tellement irritable, qu'à la moindre émotion je ne savais à quel saint me vouer. Le sommeil ne se présentait jamais avant minuit. A la suite du typhus, mon catarrhe et ma maladie d'oreilles avaient augmenté, j'étais devenu presque sourd.

« En 1880 je me rendis à Paris pour consulter le docteur D., un célèbre spécialiste — mais sans succès. De Paris j'allai à Lyon, pour voir un autre auriste, le docteur J. — encore sans le moindre résultat. Toutes les inhalations, toutes les cautérisations, auxquelles il me soumit pendant 5-6 semaines, restèrent sans effet.

« En 1881 j'ai passé 5 mois à l'hôpital de Strasbourg. Le médecin voulait, avant tout, guérir l'estomac et le bas-ventre. Mais, voyant qu'il y perdait son latin, il finit par me prescrire un régime de laitage, avec lequel je m'en suis tiré misérablement pendant quatre années. »

Ce malade, en venant chez moi, ne ressemblait plus qu'à un squelette ambulant. Dans ces cas invétérés et désespérés l'eau peut-elle encore secourir ou du moins soulager? Nous répondons hardiment *oui*. Il va de soi que les premières applications doivent être de nature résolutive et agir surtout sur les pieds et sur la tête. En même temps il faut chercher à opérer également une résolution à l'intérieur et, par intervalles, pratiquer une application réconfortante. Voici, à peu près, la série des applications : Bain de vapeur de la tête, durant 24 minutes et suivi immédiatement de l'affusion supérieure et inférieure; bain de vapeur des pieds; affusion supérieure et inférieure; demi-maillot; bain chaud avec alternative de bain froid; bain de vapeur de la tête, compresse supérieure et inférieure. Chaque jour eut lieu une ou (suivant l'état du patient) deux opérations, et cela pendant 3-4 semaines. Puis, pendant un certain temps, on ajouta, chaque semaine, 2 lotions totales (nuitamment, hors du lit), ainsi qu'un demi-bain d'une ou de deux minutes. — A l'intérieur la guérison fut favorisée par 2 infusions, prises alternativement et consistant l'une en un mélange de mille-feuille, de sauge et de mille-pertuis, l'autre en un mélange de baies de genièvre et de plantain. Chaque tisane fut prise 3-4 fois par semaine.

Je crois devoir ajouter, à cet endroit, deux observations. Dans notre cas particulier il fallait viser surtout à une transpiration abondante, puisque beaucoup d'indices signalés chez le malade, comme les traits défigurés du visage et le gonflement fongueux, trahissaient clairement l'existence d'obstructions et d'indurations, dont les unes se manifestaient à l'extérieur, tandis que les autres demeuraient cachées à l'intérieur. — Parmi les applications d'eau vous ne rencontrez qu'une fois le bain de vapeur des pieds, tandis que le bain de vapeur de la tête se retrouve souvent. Pourquoi cela? C'est que la tête était gonflée, tandis que les jambes du malade à taille herculéenne ressemblaient à des fuseaux. On pouvait donc, sans danger, faire agir la vapeur à différentes reprises sur la tête; elle trouvait là un champ d'action. Les pieds et les jambes, par contre, n'en avaient pas besoin : ils étaient déjà assez amaigris, et la chaleur, qui y faisait défaut, dut leur être amenée par d'autres moyens. Dans de pareils cas, il n'y a pas à plaisanter avec les bains de vapeur, qui exigent toujours de la circonspection.

Pour ces natures épuisées, il n'y a qu'un pas jusqu'à la phtisie.

Le patient éprouva un mieux sensible et partit, en m'exprimant tous ses remercîments.

8. Vers intestinaux.

Parmi les parasites (entozoaires) qui vivent et se développent dans le corps de l'homme, qu'ils parviennent à affaiblir et à rendre malade, les plus connus sont les vers intestinaux ou helminthes. C'est avant tout dans l'organisme des enfants qu'ils se rencontrent, et, si la mère de famille ne veille pas avec soin, ils peuvent faire beaucoup de mal. Leur développement dans les intestins est favorisé par l'usage trop fréquent et immodéré d'aliments farineux et de pain bis. Les symptômes sont : grand appétit, malaise et douleurs dans la région ombilicale. Le signe principal, auquel on reconnaît l'existence des vers chez les enfants, c'est la démangeaison au nez : les enfants ne cessent de fourrer le doigt dans les fosses nasales. Ils ont aussi le visage pâle, le teint malade, parce que les ascarides enlèvent la nourriture au corps.

Traitements : 1) Découpez un oignon et faites-le macérer dans un quart de litre d'eau pendant une nuit. Au matin, on comprime bien les morceaux d'oignon et on boit le liquide à jeun. Si vous employez ce remède 3 ou 4 fois, les vers seront sûrement tués et évacués. — 2) Prenez une cuillerée de miel, faites bouillir dans un quart de litre d'eau et buvez. Les vers se gorgeront de ce liquide et, si plus tard on prend une tasse d'infusion d'absinthe, ce qui est un poison pour eux, ils en périront et seront expulsés. — 3) Le vermifuge le plus efficace est le semen-contra, graine aromatique d'une herbe anthelminthique.

Une personne, après avoir été longtemps malade et avoir usé de médicaments, vit un jour sortir de sa bouche 3 gros et longs vers. Deux cuillerées de semencine (semen-contra), prises deux jours de suite, opérèrent, dans l'espace de 3 jours, l'expulsion de 78 grands vers. Après avoir pris le remède, il faut rester 2 heures sans manger. Le semen-contra ne coûte pas cher ; on peut l'acheter dans toutes les pharmacies.

De tous les vers du canal intestinal le plus dangereux est le ver solitaire ou *ténia*. Pour l'expulser, il existe de nos jours un très bon moyen, un téniafuge excellent, que chaque pharmacien vous soignera.

9. Hernies.

Un mal bien fréquent et dominant à notre époque. ce sont les hernies de toutes espèces. Tantôt elles apparaissent tout à coup, comme les champignons de la forêt ; tantôt elles s'annoncent par des douleurs à telle ou telle partie du corps. Tous ceux qui en sont affectés comptent parmi les invalides, c'est-à-dire parmi ceux qui ne sont plus propres à tous les travaux indistinctement ; car toute hernie implique non seulement le danger de violentes souffrances, mais encore le danger de mort même, s'il intervient une imprudence.

Ces infirmités se présentent principalement chez les personnes de nature faible. Aussi notre époque de mollesse peut-elle offrir des fruits de ce genre en grand nombre. Je suis intimement convaincu que, si, dès la jeunesse, on cherchait à s'endurcir raisonnablement et si on ne se nourrissait que d'aliments substantiels et bien choisis, au lieu de cette alimentation sophistiquée, raffinée et mauvaise à tant d'égards, toutes ces infirmités ne se signaleraient que rarement, en général seulement dans les cas où une action violente, percussion ou choc, serait exercée sur le corps. Il y a cinquante ans, l'on ne connaissait que peu de gens affectés de hernies dans un village; dans une petite ville on pouvait les compter sur les doigts. Aujourd'hui sur 20 personnes, prises au hasard, 3 ou 4 ont une hernie. Pour comble de malheur, ces malades cherchent à cacher leur infirmité le mieux possible. On n'aime pas que le public dise qu'un tel a une hernie. Pour plus d'un cela sonne presque comme une offense, une flétrissure, qui le fait rougir jusque par-dessus les oreilles. Folie que tout cela! De cette manière les soins nécessaires sont négligés et le mal gagne en gravité. L'on ne rencontre pas seulement des hernies chez ceux qui, jour par jour, se livrent à des travaux pénibles, mais encore dans les classes aisées et dans le grand monde. C'est vite fait! L'un reçoit sa hernie au cabinet d'aisance; l'autre saute par-dessus un petit fossé, et il est brisé; un troisième souffrait beaucoup de la ventosité, une chose insignifiante survint, et le péritoine eut une fissure. Un prédicateur a parlé avec feu, et il descend de chaire avec une hernie.

Je suis chaque fois profondément peiné (parce que la plupart du temps on pourrait prévenir le mal si aisément), quand j'apprends qu'il y a de nouveau un corps sain et fort qui vient d'avoir une hernie, et qu'un tel, à la fleur de l'âge et de la force, a été rangé parmi les invalides. C'est presque ce nom qu'il faut leur donner; car beaucoup de ces hommes affligés d'une hernie sont obligés d'abandonner leur carrière avant le temps, souvent dès l'âge de 40 ou 50 ans, et rarement il se passe une semaine où les incommodités de la hernie ne constituent pas la pièce principale de la croix journalière. Qui en a fait l'expérience, sait que je ne rêve pas, que je n'exagère par. Vraiment, l'on devrait se donner plus de peine pour rechercher les causes de l'extension excessive de ce mal, en d'autres termes, pour porter remède à l'humanité affaiblie et efféminée. Où en arriverons-nous donc?

J'ai déjà parlé d'une cure d'eau raisonnable, modérée. Le peu de peine et les minces sacrifices, qu'il faut s'imposer, seraient certes compensés largement, lors même que par elle on ne pourrait prévenir que cette seule infirmité. Car la hernie (à part les exceptions, dont il sera question plus loin, à propos des enfants) n'est pas un vice de naissance ou de constitution, elle ne se produit qu'à la suite d'une faiblesse native ou survenue plus tard. Or, cette faiblesse pourrait être évitée ou écartée par des procédés d'endurcissement, spécialement au moyen de l'eau. Le monde des classes élevées finira-t-il par devenir plus prudent? J'en doute. Mais c'est à vous, brave ét vaillant campagnard, que je réserve mes conseils, si vous me lisez avec confiance : prenez un ou deux demi-bains par semaine, ou encore quelques bains de siège froids (tout baquet peut servir). Vous en éprouverez bientôt l'action confortante. Pour ces sortes de bains vous n'avez pas besoin de choisir un temps déterminé. Toute heure est bonne et toute l'opération, déshabillement, bain et rhabillement compris, ne doit durer au delà de 4 minutes, 6 minutes au maximum. Vous pourrez prendre votre bain en suspendant votre travail, pour y retourner immédiatement après. Mais si on est en complète transpiration ! Cela n'empêche pas, baignez-vous tranquillement, vous n'avez rien à craindre. Je me suis exprimé longuement sur ce point en parlant des bains entiers et des demi-bains. Chaque parole dans cette matière pleine de responsabilité a été mûrement réfléchie, longtemps expérimentée et mise en pratique avant d'être prononcée et écrite. Entrez dans l'eau jusqu'à la poitrine, lavez énergiquement et en toute hâte le haut du corps, puis habillez-vous sans vous essuyer et retournez allégrement à votre ouvrage. Après 3 ou 4 bains de ce genre, vous n'aurez plus besoin d'encouragement ni de ferme propos ; le bain ou la lotion deviendra presque un besoin et vous rendrez avec plaisir ce service à votre corps. A l'œuvre (guérison, santé parfaite) on reconnaitra l'ouvrier !

Un paysan vint se plaindre un jour de fortes douleurs un peu au-dessus des hanches. Le médecin lui avait déclaré qu'une hernie était en voie de se déclarer. Je lui conseillai de s'appliquer assidûment des compresses supérieures et inférieures. La douleur ne tarda pas à se calmer. Le paysan s'abstint pour un temps des travaux les plus pénibles, et le mal annoncé ne se présenta point. Cet avertissement l'a fait réfléchir et l'a rendu sage : il devint un ardent ami de l'eau.

Un homme d'une quarantaine d'années se plaignait de vertiges, de congestions et de violents maux de tête. Il avait bon appétit, mais lorsqu'il le satisfaisait, il était obligé d'en pâtir. Son teint de rose dénotait une florissante santé, mais son ventre était d'une grosseur peu naturelle, contrastant singulièrement avec les bras et les jambes trop minces. Suivant l'avis des médecins, il portait un bandage, parce que deux hernies étaient en voie de se produire. Cependant le mal essentiel consistait dans le gonflement de l'abdomen par les gaz.

Lorsque, par l'emploi de l'eau, les gaz furent éloignés et les organes fortifiés, les tumeurs herniaires disparurent, ainsi que les congestions et le mal de tête, si bien qu'au bout de 4 semaines le rétablissement était complet.

Traitement. 1er jour : affusion supérieure avec affusion des genoux dans la matinée, puis affusion supérieure et marche dans l'eau pendant l'après-midi. — 2e jour : affusion supérieure et marche dans l'eau jusqu'à hauteur des genoux dans la matinée, affusion supérieure et immersion des pieds dans l'après-midi. — 3e jour : affusion supérieure et agenouillement dans l'eau avant-midi, affusion dorsale après-midi. 4e jour : comme la veille. — 5e jour : matin bain, plus tard affusion supérieure; après-midi affusion supérieure et, 2 heures après, bain de siège. — 6e jour : affusion supérieure et, 2 heures après, demi-bain; après-midi bain jusqu'aux aisselles. — 7e jour : marche dans l'eau jusqu'au-dessus des chevilles et, 2 heures plus tard, affusion dorsale.

Le traitement fut continué de cette manière, et au bout de 4 semaines la santé était redevenue parfaite. Il est remarquable comme la figure tuméfiée et le ventre extraordinairement étendu, ainsi que les hernies, disparurent entièrement.

Avant de finir, posons encore une question : Les

hernies ne peuvent-elles jamais être guéries? J'en ai guéri plusieurs, tant qu'elles étaient récentes, même chez des adultes, en faisant frictionner vigoureusement la partie endommagée avec de l'huile camphrée et en y appliquant un emplâtre de poix (la poix étendue sur la toile cirée). La graisse de renard est également et a toujours été reconnue comme un des meilleurs remèdes pour guérir une hernie récente : on en frictionne, tous les 2 ou 3 jours, la partie herniée, ensuite on y applique chaque fois l'emplâtre de poix. J'ai guéri de cette manière une hernie qui avait déjà 7 semaines.

Les hernies se produisent chez un nombre relativement considérable d'enfants. La raison en est, la plupart du temps, qu'ils sont trop gonflés par la nourriture et qu'ainsi le péritoine se déchire à un endroit donné. Il faut préparer à ces enfants, chaque jour, un bain à paille d'avoine et, chaque jour également, une compresse inférieure et supérieure, petite naturellement, comme elle convient au petit être, et cela jusqu'à entière guérison. En outre, ayez soin de frotter doucement la partie lésée avec de l'huile camphrée ou, mieux encore, avec de la graisse de renard. Ces hernies guérissent au bout de peu de temps, pourvu qu'elles n'aient pas pris un trop grand développement; car autrement on ne pourrait guère songer à la guérison, et alors il n'y aurait d'autre expédient que de procurer aux malheureux un bandage, qu'ils seraient obligés de porter suivant les indications du médecin.

Ce sont les mères qui ne devraient rien négliger — c'est à cela que je reconnais en ce point le véritable amour maternel — pour prévenir, dès le début et radicalement, de pareilles infirmités. C'est très important, et bien des choses en dépendent dans la suite : la vie heureuse ou malheureuse de l'enfant, le chagrin ou la consolation des parents. Si Dieu me prête vie, je consignerai un jour pour les mères quelques avis et conseils pratiques sur la manière de soigner et d'endurcir rationnellement leurs enfants dès la naissance.[1] Qu'elles ne s'effraient pas du froid hydropathe; il est tout cœur pour l'éducation et pour ceux qui y coopèrent. Je ne m'adresserai pas aux mères qui ont les nerfs faibles et qui, en emmitouflant sottement leurs chérubins dans le velours, la soie et la laine, leur refusent le bienfait de l'air frais. Je ne parlerai qu'à celles qui prennent à cœur de contribuer pour leur part à la formation d'une génération viable et forte. La lecture de ces conseils pratiques profitera également aux grands enfants.

10. Parturition.

Disons, à cette place, quelques mots d'un état maladif, dont il n'est pas question ailleurs, et qui se rapporte à la parturition, à l'accouchement.

Une jeune femme avait mis au monde 3 enfants morts-nés. Elle en était très désolée et découragée, d'autant plus que le médecin lui déclarait qu'elle n'arriverait jamais à terme, qu'elle n'aurait jamais d'enfant viable. Je la consolai et lui fis espérer que, si elle voulait se soumettre à des applications d'eau, sa nature se fortifierait au point qu'elle pourrait bien avoir confiance dans l'avenir. Ces paroles

[1] Ce nouvel ouvrage a paru, nous l'avons déjà indiqué plus haut.

furent un heureux message pour la femme désespérée.

Elle se mit à pratiquer les moyens faciles d'endurcir le corps; peu à peu elle s'habitua aux moyens plus pénibles et finit par prendre même des demi-bains et des bains entiers. Dans l'espace de trois ans, elle gratifia son mari heureux de 3 enfants sains et vigoureux.

Une autre femme fut atteinte du typhus; elle avait un mal de tête désespérant. Sa parenté l'emmena à la campagne pour lui permettre d'y mourir tranquillement. La pauvre femme, pour comble de malheur, allait devenir mère. On vint me consulter; je conseillai les demi-maillots, qui furent aussitôt employés. Le mal de tête cessa. Pour avoir plus de sûreté, la famille alla demander au médecin, qui avait traité auparavant la malade, si peut-être un maillot pourrait rendre de bons services. Le verdict fut que le premier maillot provoquerait une naissance prématurée. En attendant, avant l'arrivée de cette fatale nouvelle, le maillot avait déjà été appliqué 6 fois. La malade fut guérie du typhus et donna, plus tard, naissance à un enfant bien portant.

XIX. MALADIES DU FOIE.

Les maladies de l'appareil biliaire sont fréquentes et variées. Nous ne séparerons pas les affections du foie lui-même, les maladies des canaux biliaires et les affections de la bile; nous considérons les états morbides de l'organe sécréteur de la bile dans leur ensemble.

I. Jaunisse.

On appelle ictère ou jaunisse une affection caractérisée par une coloration jaune de la peau. La vésicule biliaire se trouve dans le foie, et c'est de là que la bile se répand à travers deux canaux. Il peut se produire dans ces canaux des concrétions particulières, appelées calculs biliaires, qui créent des obstacles au cours de la bile. Des désordres peuvent aussi se produire par une pression, un choc ou d'autres accidents, par suite desquels la bile s'introduit dans le sang et les humeurs. C'est alors que survient l'ictère, qu'on nomme aussi jaunisse. Cette affection se manifeste également à la suite de certaines maladies graves, comme le typhus, une forte fièvre, etc... Il se peut encore que le foie soit malade et qu'en conséquence le sang s'altère ou s'infecte même peu à peu.

Si la jaunisse ne provient que d'un accident ou d'une maladie, elle a généralement peu d'importance; si, au contraire, elle provient d'une affection du foie, elle amène facilement la mort.

Les premiers symptômes de la jaunisse se remarquent dans le blanc de l'œil, puis dans la peau elle-même, dans la selle et dans l'urine; l'appétit tombe ordinairement et le goût se modifie la plupart du temps. Si le foie est intact, la guérison ne souffre pas de difficulté.

Pour l'usage interne je recommande spécialement : chaque jour 3-4 potions de tisane d'absinthe, à la dose de 3-4 cuillerées chaque fois; ou bien 3 fois par jour une pincée de poudre d'absinthe, à prendre dans 6-10 cuillerées d'eau chaude. La tisane de sauge avec absinthe rend de très bons services aussi. De même 6 grains de poivre, absorbés avec la nourriture, constituent un bon remède digestif. On fait bien d'être sobre dans le boire et le manger. Le lait est un excellent aliment dans ces circonstances.

Les meilleures applications d'eau sont : 2-3 demi-maillots par semaine et autant de lotions (en sortant du lit et en s'y remettant aussitôt). La couleur ictérique se maintient parfois des semaines entières, mais ne présente absolument pas de danger. Il en est de la jaunisse comme d'une étoffe dont on ne peut extraire d'un seul coup toute coloration. Mais si la teinte jaune passe peu à peu au brun et au brun-foncé, si l'appétit continue à diminuer, si la peau devient le siège d'un prurit incommode, et si l'amaigrissement va toujours en augmentant, alors il y a tout lieu de craindre que le foie ne soit incurable, qu'il ne soit pris d'une induration ou d'un cancer, ou d'une autre maladie semblable.

Une tasse de lait, prise matin et soir, dans laquelle on aura mis avec du sucre une cuillerée de poudre de charbon, a un effet tout particulier sur le foie malade et la jaunisse.

2. Hypocondrie.

J'ai toujours beaucoup de pitié pour les hypocondriaques, comme pour les scrupuleux. « C'est un hypocondriaque, c'est un scrupuleux », entendez-vous dire mille fois. Manière de parler creuse et fade ! Avec cela on se moque de ces malheureux, au lieu d'être charitable à leur égard. Ce sont précisément ces malades qui méritent de notre part la plus grande compassion et l'intérêt le plus vif. Je me demande chaque fois (et je le fais aussi pour les scrupuleux) : Cet homme a-t-il jamais été dans son état normal? Y a-t-il eu un temps où il pensait raisonnablement et travaillait activement? Et si je reçois une réponse affirmative, ce serait déraisonnable de ma part de penser qu'il ne manque rien à cet homme, qu'il se plaît à faire des folies, qu'il est heureux de se martyriser lui-même et de martyriser les autres. Il faut que je me dise, au contraire : Ce malheureux doit avoir subi une modification interne, dans son corps ou dans son esprit, c'est-à-dire il doit être bien malade. Donc, cherchons à guérir ce qui s'est modifié, à rétablir l'état de santé d'autrefois; après cela l'hypocondrie cessera d'elle-même. Les hypocondriaques — c'est souvent le cas — sont justement les gens les plus capables, ceux qui se sont astreints beaucoup aux études. La maladie les prend à l'improviste, de même que, dans la maison la plus solidement construite, il peut inopinément s'écrouler quelque chose.

Je suis d'avis que dans l'hypocondrie, comme dans toutes les maladies de l'esprit, la racine du mal se trouve toujours dans le corps, dans le corps malade. Ce n'est qu'avec cette idée que l'on arrivera à guérir sûrement. Il faudra, par conséquent, chez ces malades, chercher à redresser ce qui est relâché, à fortifier ce qui est affaibli, à mettre mieux en mouvement ce qui est inactif; en un mot, il faut faire rentrer le cours du sang dans la bonne voie, et l'hypocondrie sera guérie.

J'ai connu un homme favorisé de magnifiques talents. De bien longues années il vécut très heureux dans sa position et travaillait pour deux, avec facilité et entrain. Tout d'un coup il devint hypocondriaque et en vint au point qu'il ne s'inquiétait plus le moins du monde de ses occupations, qu'il s'effrayait et s'effarouchait de tout, qu'il fuyait chaque société. Au lieu de lui témoigner de l'intérêt et de la pitié, dont il avait besoin, plus que tout autre, on ne lui disait à tout moment que des propos dédaigneux : « C'est que vous êtes hypocondriaque, on ne peut rien pour vous. » Cela suffit pour renverser, pour écraser un homme!

Chose curieuse! cet homme (je le tiens de lui-même) avait déjà visité deux établissements hydrothérapiques, qui n'ont fait qu'aggraver son état. Les traitements y étaient trop rudes, trop violents, faits pour démolir cet organisme à moitié ruiné, plutôt que pour le réédifier.

C'est à cette occasion que j'ai pu constater, une fois de plus et très clairement, combien l'eau, appliquée sous les formes les plus douces, est à même de produire les effets les plus excellents et les plus durables. Il va sans dire qu'une maladie de ce genre ne peut être enlevée en quelques jours.

Quiconque observe les règles ordinaires de l'hygiène, relativement à la nourriture, aux vêtements, à l'aération, à la récréation, à la propreté, celui-là n'a pas à craindre cette fatale maladie. Si, par hasard, elle apparaît à l'horizon, on n'aura guère de peine à la congédier immédiatement.

Les applications d'eau les plus appropriées consistent dans les lotions totales et partielles, dans les demi-bains et bains de siège, dans les demi-maillots, enfin dans les bains froids entiers.

Il me tient à cœur de relever ici deux points qui me pèsent. C'est un grand malheur de notre temps qu'on recherche tant les spiritueux, que les jeunes gens mêmes s'habituent si facilement aux vins forts.

Toutes ces boissons font l'effet de l'huile sur le feu : le sang et les humeurs de notre génération affaiblie ne les supportent pas. Restons sobres et simples, et bien des infirmités, que le progrès et l'esprit moderne ont amenées sur la scène des maladies, disparaîtront de nouveau derrière les coulisses. — Une autre calamité, que je voudrais encore signaler, consiste dans la manie de vouloir se nourrir presque exclusivement de viandes, et de dédaigner les aliments faits de lait et de farine, qui pourtant fournissent les sucs les plus substantiels, les humeurs les moins âcres, le meilleur sang. Cela ne peut avoir de bons résultats, c'est contre nature. C'est aux carnassiers seuls que le créateur a disposé l'estomac et le ratelier uniquement pour la chair. Mais pour l'homme, en faveur de qui tout le reste a été créé, il n'a pas tant limité le domaine alimentaire. Ils sont insensés, ceux qui — pour leur propre perte — agissent de la sorte !

3. Mélancolie.

Un monsieur s'attira, par excès de fatigues et de soucis, la maladie suivante : bourdonnement d'oreilles, lourdeur continue de tête, affaiblissement de la faculté intellectuelle et de la mémoire, de sorte qu'il fut incapable de remplir ses devoirs d'état. Il se trouvait, en outre, dans un état habituel de sombre tristesse et éprouvait parfois une indicible anxiété. Le sommeil était ordinairement mauvais, les forces physiques s'en allaient de plus en plus et le poids du corps diminuait sensiblement.

Le malade excessivement mélancolique vint ici faire une cure : affusion supérieure, affusion dorsale, promenades dans l'eau, 2 maillots par semaine, manteau espagnol et, pour l'usage interne, des gouttes d'absinthe, soit seules, soit mélangées avec de l'arnica et de la centaurée. Ces gouttes ont une action toute particulière, dont il se loue beaucoup. Le traitement dura 8 semaines et le remit complètement. Son état mélancolique disparut et ne revint plus, et le poids de son corps augmenta de 11 kilos.

« Voilà des années déjà que je suis toujours de mauvaise humeur, triste et morose, que je souffre de céphalalgie, de crispations à la figure, de beaucoup de rhumatismes et de sueurs abondantes sur tout le corps. Plusieurs médecins voulurent, mais en vain, me guérir. »

Au bout de quinze jours, tout cet état maladif était supprimé; et, pour fortifier et consolider le corps dans l'avenir, il suffit d'un demi-bain et d'une lotion entière par semaine. Les applications des quinze premiers jours ont été : 1) tous les 3 jours, une chemise trempée dans l'eau salée, afin d'éliminer les éléments morbides; 2) de même tous les 3 jours, un demi-bain, à l'effet de fortifier l'abdomen; 3) tous les 3 jours, une lotion entière, pour remettre le corps en activité.

« Je viens vous consulter au sujet d'une personne malade d'esprit. Une femme de trente-huit ans n'a plus envie de rien faire et ne peut plus rien faire. Elle est mélancolique et ne s'occupe plus de son mari ni de tout son ménage. Elle évite, autant que possible, tout le monde et ne sort point de chez elle. Elle est déjà passablement amaigrie, et les remèdes qu'elle a pris sont demeurés sans effet. »

Traitement. 1) Chaque soir, quand la malade est couchée et réchauffée, lui laver tout le corps avec de l'eau et un peu de vinaigre; 2) chaque jour, lui administrer 2 pédiluves chauds, animés avec des cendres et du sel, durant 14 minutes; 3) prendre 2 fois par jour 20 gouttes d'absinthe étendues dans l'eau.

Au bout de 3 semaines l'état pathologique était meilleur, et je prescrivis pour l'avenir : 1) 2 demi-maillots par semaine; 2) 2 lotions entières par semaine. Quinze jours plus tard, il ne fallut plus employer qu'une lotion entière par semaine et une promenade dans l'eau 3-5 fois chaque semaine.

XX. MALADIES DES REINS.

Un paysan expose ainsi l'état de sa maladie : « Je suis aussi misérable que je parais être gros et fort. Je ne puis plus travailler, je suis constamment gonflé et la gêne de la respiration est souvent si forte que je crois devoir étouffer. Au lieu de dormir durant la nuit, je ne cesse de me tourner et de me retourner dans mon lit. L'urine est ordinairement très épaisse et mêlée de sang, et souvent j'éprouve une violente cuisson dans la vessie. J'ai consulté plusieurs médecins : l'un disait que je souffre des reins et que j'ai des calculs biliaires ; un autre prétendait que mes reins sont affectés et qu'ils seront pris d'une suppuration ; un troisième supposait que mon estomac ne digère pas bien et que par suite je suis toujours engorgé, puisque ma bouche est continuellement très pâteuse. »

A cet homme presque désespéré je donnai la recette suivante : 1) Chaque semaine, 2 bains chauds à décoction de paille d'avoine à 30-32° R. avec 3 alternatives (10 minutes dans le bain chaud et 1 minute dans le bain froid). 2) Chaque semaine 2 demi-maillots, trempés dans une décoction de paille d'avoine, pendant une heure et demie. 3) Chaque jour 2 tasses d'infusion de prêle et de grains de genièvre, cuite pendant dix minutes.

Au bout de 6 semaines notre homme était remis. Son corps avait de nouveau la forme régulière, le gros ventre était parti, ainsi que le teint saure. Le visage était frais et les forces rétablies.

Un pauvre ouvrier écrit : « Je fus atteint d'une maladie de reins en novembre 1887, mais je continuai, malgré cela, de travailler jusqu'en janvier 1888. En attendant, j'étais tellement épuisé que je dus garder le lit pendant 11 semaines. Le médecin, qui me traitait, déclara que mon infirmité provenait de refroidissements et de sueurs rentrées, et qu'elle pouvait traîner en longueur. Dans l'urine se trouvait toujours un sédiment rouge-brun ; on la fit examiner à la pharmacie, et le résultat de l'analyse fut que ce sédiment n'était autre chose que du sang. Ces pertes continuelles de sang me débilitèrent tellement, qu'un médecin craignait pour moi l'hydropisie. C'est pourquoi il examinait jour par jour les pieds et le cœur ; mais il ne se dessina nulle part un symptôme d'hydropisie. Comme plus tard je sentais du mieux, je retournai au travail ; mais, 20 semaines après, la maladie revint et me fit renoncer de nouveau à mes occupations. Puisque j'avais consulté les médecins et absorbé toutes sortes de médicaments, sans en éprouver un effet sensible et durable, j'écoutai maintenant les conseils de quelques amis et me rendis à Wœrishofen. J'employai la cure d'eau, qui me fit immensément de bien. »

Ce malade a été guéri par le traitement suivant, dans l'espace de 3 semaines :

1) Un jour affusion supérieure et affusion des genoux dans la matinée ; demi-bain de 30 secondes après-midi. — 2) Le lendemain lotion de nuit, en sortant du lit, à une heure matinale ; plus tard promenade dans l'eau ; après-midi affusion supérieure et affusion des genoux. — 3) Affusion supérieure et, plus tard, affusion des genoux dans la matinée ; affusion dorsale et marche dans l'eau après-midi. Tout cela alternativement pendant 3 semaines. — 4) Enfin, chaque jour une tasse d'infusion de 10 baies de genièvre pilées avec un peu de prêle, à prendre en 2 portions, matin et soir.

Un monsieur vint me raconter : « J'ai près de quarante ans. J'éprouve constamment de grandes douleurs dans la région lombaire, c'est parfois presque insupportable ; des renvois plus ou moins forts, beaucoup de nausées, un violent mal de tête, beaucoup de vertiges, beaucoup d'aigreurs dans l'estomac. L'urine est très rare. Je ne suis jamais sans douleurs dans les pieds et les jambes et ne puis me tenir debout que fort peu de temps. Je transpire abondamment et je sens une grande lassitude ; mon teint est toujours très pâle et flétri. Les médecins — j'en ai consulté plusieurs — déclarent que je souffre d'une maladie de reins et d'obstructions dans l'abdomen. »

Le brave homme avait, en effet, perdu tout courage. Les médicaments n'ayant pas eu de résultat, il vint demander la santé à l'eau.

Traitement. 1) Chaque jour 2 affusions supérieures et affusions de genoux; 2) chaque jour une affusion dorsale et 2 ou 3 promenades dans l'eau, parfois aussi une promenade d'une ou de 2 heures dans l'herbe mouillée. — Nous étions en été, par conséquent les applications pouvaient être répétées. Il partit une quantité extraordinaire d'urine, les nausées cessèrent dès le second jour, le teint s'améliora, la vie et le courage revinrent. En quinze jours le rétablissement fut complet. Si n'avait été la belle saison, la cure aurait duré 4 semaines.

Nous devrions parler encore de la gravelle et des calculs rénaux, qui consistent dans des concrétions urinaires formées dans les reins. Ces dépôts s'appellent gravelle ou graviers lorsqu'ils n'acquièrent pas de grandes dimensions, et calculs rénaux ou urinaires lorsqu'ils ont un certain volume. Nous y reviendrons dans le chapitre suivant, où il sera question de la pierre ou du calcul vésical.

XXI. MALADIES DE LA VESSIE.

Parmi les états morbides de l'appareil vésical nous citerons le *catarrhe de la vessie*, la *névralgie de la vessie*, la *rétention d'urine*, l'*incontinence d'urine*, la *gravelle* et la *pierre*.

1. Catarrhe de la vessie.

Un monsieur écrit : « J'ai trente ans, je souffre depuis trois ans d'un catarrhe vésical, que je me suis attiré par une grande application à mes occupations et surtout par l'habitude de résister trop longtemps au besoin d'uriner. Au début je remplissais encore, pendant 2 mois, les devoirs de ma charge, au milieu de grandes souffrances, jusqu'à ce qu'un jour je vins à m'affaisser subitement à table. Je suis resté alité pendant 4 mois et suis devenu si misérable que mon corps ressemblait à un squelette — je pesais encore 82 livres. Le médecin me prescrivit alors l'eau de Wildungen (principauté de Waldeck), dont je bus à peu près 100 bouteilles, et des bains de siège chauds. A mon mal s'ajouta un très fort catarrhe de l'estomac et des intestins. Après 4 mois, à l'arrivée du printemps, j'allais mieux. Pendant l'été mon mal était supportable, quoique, par intervalles, je ressentisse encore de fortes douleurs et que l'urine fût très souvent, presque tous les jours trouble. L'hiver m'apporta de nouveau une masse de souffrances; ce n'est que le printemps suivant et surtout l'été qui me remirent quelque peu. Mais durant l'hiver 1887 mes douleurs de vessie augmentèrent tous les jours; l'urine devint de plus en plus rare et trouble, et je dus garder le lit pendant 3 semaines. Mes forces physiques diminuèrent toujours davantage, si bien que l'on crut à un dépérissement. Mes extrémités inférieures étaient habituellement froides, et je ne pouvais me réchauffer malgré ma chambre bien chaude, mes cinq caleçons et mes 3 paires de bas; je m'en allais à la dérive. Le médecin répétait que je devais me tenir chaud, et contre l'affection vésicale il prescrivit tantôt l'eau de Wildungen, tantôt l'eau de Kronenquelle (Silésie), dont j'ai vidé à peu près 150 bouteilles. Obéissant à des conseils venus de différents côtés, je me suis enfin décidé, dès que le temps le permettrait, à aller à Wœrishofen. »

Le patient avait l'air bien maigre et misérable, mais ne toussait pas. Je lui fis espérer le rétablissement. Dès le troisième jour son teint s'améliora, les douleurs diminuèrent de jour en jour, l'urine fut plus abondante et plus limpide, et au bout de 4 semaines il déclara : « A présent je suis redevenu l'homme gai, éveillé et bien portant d'autrefois — c'est l'effet de l'eau. »

Le résultat fut extraordinairement favorable. Un médecin, qui s'occupe spécialement des maladies de la vessie, déclara notre homme parfaitement rétabli et fut tout stupéfait de ce succès thérapeuthique.

Le traitement avait consisté en ceci : Au commencement, quelques bains de siège faits d'une décoction de prêle; puis, 3 semaines durant, avant- et après-midi, une affusion supérieure et une marche dans l'eau; plus tard, des bains de siège alternant avec les affusions supérieures, tous les jours. En dehors de cela, du thé de prêle et de baies de genièvre dans les commencements.

2. Névralgie de la vessie.

Un instituteur écrit : « Ma maladie est appelée par les médecins « état d'irritation nerveuse de la vessie et du bas-ventre ». Depuis environ quinze ans je souffre des voies urinaires, tantôt plus, tantôt moins. Au commencement de ce printemps les douleurs sont revenues avec une intensité extraordinaire : j'étais obligé, bien souvent, 15-20 fois pendant la nuit, de lâcher l'eau, qui me pressait vivement; l'urine abondante, que je rendais, renfermait une grande quantité de cristaux salins, plus tard aussi de la viscosité. A côté de cela je souffrais de constipation continuelle, de flatuosité; souvent, surtout la nuit, j'étais pris de violents tremblements, principalement au bas-ventre, accompagnés d'une sensation de froid; parfois aussi je ressentais des convulsions nerveuses dans les jambes. Un manque complet d'appétit et l'insomnie m'ont extrêmement affaibli.

Les applications furent : 1) chaque nuit une lotion entière; 2) un jour le demi-maillot, l'autre jour la chemise trempée dans l'eau chaude mêlée de sel; 3) tous les jours une tasse d'infusion de prêle, dans laquelle on a fait bouillir 20 baies de genièvre pilées.

Ce traitement continua 3 semaines, pendant lesquelles le sommeil et l'appétit revinrent et les symptômes de la maladie disparurent l'un après l'autre. Il ne resta plus que de la lassitude et de la douleur dans les jambes, pour lesquelles j'ordonnai à l'avenir :

1) Une affusion supérieure chaque matin; 2) après-midi, une affusion des genoux; 3) parfois un demi-bain.

Les derniers vestiges de l'infirmité furent bientôt effacés

3. Rétention d'urine.

Je fus appelé, un jour, en toute hâte auprès d'un charpentier septuagénaire, pour le préparer à la mort, parce qu'il souffrait d'une horrible rétention d'urine. J'accourus, mais il me fut impossible de remplir mon ministère; car il ne pouvait rester tranquille et courait d'un coin de la chambre dans l'autre, en poussant des cris de douleur. Sa femme, gémissant et pleurant avec lui, ne savait que faire. Le médecin demeurait à deux lieues, de sorte qu'à son arrivée il ne trouverait plus le malade parmi les vivants. J'ordonnai de faire vite de l'eau bouillante, de préparer en même temps une chaise percée et de mettre dans le vase une poignée de prêle, sur laquelle fut versée l'eau en ébullition. Aussitôt le malade se mit sur la chaise et laissa la vapeur chaude de prêle se répandre sur les parties endolories. Je lui dis de rester dans cette position pendant 20-30 minutes, puis de se mettre au lit. Je partis en promettant de revenir après une heure, pour apporter les derniers sacrements. Je revins alors et trouvai le patient couché tranquillement dans son lit et couvert d'une abondante sueur. Il me raconta avec bonheur que déjà il avait évacué 4 litres d'eau et qu'il ne ressentait plus la moindre douleur. Inutile, par conséquent, de s'occuper de la préparation à la mort. Le lendemain il prit encore un bain de vapeur de 20 minutes, comme la veille ; le troisième jour il se reposa, et le quatrième il retourna à son métier. — Le sujet s'était refroidi et avait ainsi gagné son mal. Il est incroyable combien une petite herbe, employée à propos, peut soulager et secourir dans les heures de douleurs et d'angoisses.

Un cultivateur fut affecté de la même infirmité. Il souffrait d'un affreux besoin d'uriner et d'horribles douleurs. Le médecin procéda au cathétérisme ; mais, pour comble de malheur, le cathéter se brisa, de sorte qu'au mal existant s'ajouta un nouveau supplice, l'un plus épouvantable que l'autre. Quel martyre jusqu'à ce qu'enfin le morceau de la sonde resté dans le corps en fût extrait ! Il se déclara une telle inflammation qu'il n'y eut plus moyen de songer au cathéter. Le médecin chercha à pénétrer dans la vessie avec un instrument. Mais voilà qu'un double essai échoua, après quoi il déclara qu'il n'y avait plus moyen de sauver le malade et qu'il était temps de lui administrer les sacrements. Le curé de la paroisse arriva. Heureusement il avait entendu parler de la manière dont j'avais guéri le charpentier nommé ci-dessus. Aussitôt le même remède fut employé, et l'effet ne se fit pas attendre : la vessie se vida, l'inflammation disparut, et le malade se rétablit complètement. Il prit tous les jours 2 de ces bains de vapeur.

Outre cette application extérieure, il est bon de prendre aussi du thé de prêle, chaque jour une tasse, partagée en 2-3 portions.

Un pauvre journalier eut pendant plusieurs semaines de grands embarras de vessie. Le mal augmenta de jour en jour. Il employa les vapeurs de prêle, qui, cette fois, ne voulurent pas produire d'effet. C'est que les vapeurs seules n'étaient pas assez fortes, il fallut corroborer leur action par d'autres moyens. On fit donc une décoction de prêle, on y trempa un linge plié en 4, on le tordit un peu et on l'appliqua très chaud sur la partie malade. Chaque jour un bain de vapeur de prêle et une pareille fomentation de 2 heures, cela fut plus que suffisant : en peu de jours le mal avait disparu. — Dans ce cas aussi, comme dans le précédent, il avait été provoqué par un refroidissement, qui, cette fois, n'était pas la seule cause; il y avait en outre des causes secondaires. L'urine rendue fit reconnaître qu'il s'était dégagé beaucoup d'éléments malades.

Dans un cas semblable j'ai employé, en place de la prêle, de l'eau chaude mélangée avec du vinaigre. Les linges trempés dans ce liquide et appliqués produisirent le même résultat.

Une mère de famille était alitée depuis 19 semaines et avait toujours recours à la médecine. Les hommes de l'art prenaient son mal pour un cancer de la vessie. Les douleurs étaient souvent si grandes que les voisins entendaient crier la pauvre femme, et personne n'avait plus d'espoir pour elle. J'ai conseillé à la malheureuse de faire une décoction de prêle, d'y plonger un linge, de le tordre un peu, d'y envelopper la prêle qu'elle avait fait bouillir, et d'appliquer ce cataplasme sur l'abdomen, sur la partie souffrante. Dès la première application la malade se sentit soulagée. Elle fit ainsi durant 5 jours, 3 ou 4 fois journellement, laissant le cataplasme chaque fois 2 bonnes heures. En même temps elle prenait du thé de prêle, 3 fois par jour. Le cinquième jour un calcul salin fut évacué au milieu d'indicibles souffrances. A première vue on pouvait constater que des morceaux s'étaient détachés de cette pierre. Le mal était guéri, le fameux cancer enlevé.

Un homme de soixante-quatre ans, au reste fort et bien portant, se trouva dans l'impossibilité de lâcher l'eau. Il fit appeler le médecin. Celui-ci employa le cathéter et déclara qu'il n'y avait plus de remède à ce mal. En effet, il fallut le chercher toutes les 24 heures pour cette désagréable opération. Au bout de 4 jours une fièvre ardente se dessina dans tout le corps de notre homme et — chose fatale — il lui fut défendu de rien boire. Il y avait donc 2 tourments qui torturaient le pauvre corps, et le médecin n'avait plus guère d'espoir. Je fus consulté, et je conseillai de faire coucher le malade sur un linge plusieurs fois plié et trempé dans l'eau chaude, cela durant trois quarts d'heure, puis de tremper à nouveau le même linge et de l'appliquer pendant une heure sur le bas-ventre (compresse inférieure et supérieure). Déjà après la première application il s'échappa un litre et demi d'eau. Cette opération fut pratiquée 2 fois par jour, plus tard une fois seulement. Pour l'usage interne le patient prit journellement, en 3 portions, une tasse d'infusion de prêle, de baies de genièvre ou de racines d'hièble (infusées dans l'eau pendant 5 minutes). Le romarin macéré dans le vin, même les seules baies de genièvre, infusées dans l'eau et prises en forme de thé, auraient également rendu de bons services. Le premier mal avec ses douleurs prit fin, la fièvre aussi disparut entièrement, et le brave homme se trouve depuis cette cure mieux portant qu'auparavant.

Un cultivateur d'environ quarante-deux ans raconte : « Je suis souffrant depuis quatre ans, et cela augmente de mois en mois ; j'ai de la difficulté à lâcher l'eau. Il m'est impossible de résister plus d'une demi-heure au besoin d'uriner ; quand cela dure plus longtemps, le mal gagne en intensité, au point que j'ai des crampes violentes, et ce n'est qu'à la cessation de celles-ci que je puis rendre un peu d'eau. J'ai déjà consulté beaucoup de médecins, rien n'y a fait. Sur la recommandation d'un médecin de Munich j'ai bu 80 bouteilles d'eau minérale, ce qui m'a soulagé un petit peu ; mais le mal n'est point du tout enlevé. Il faut que je me lève toutes les demi-heures de la nuit, pour rendre un peu d'urine ; si je ne le fais pas, le mal empire. Pour le reste, je suis très bien portant ; on me répète sans cesse que j'ai bonne mine ; je bois rarement de la bière, parce qu'elle ne fait qu'aggraver mon mal, et d'ailleurs je n'en buvais jamais beaucoup. Qu'y a-t-il à faire ? »

Traitement. 1) Dans la semaine 2 bains chauds, faits d'une décoction de paille d'avoine, à 30-32°, avec triple alternative : 10 minutes dans l'eau chaude, puis une demi-minute dans l'eau froide ; ensuite de nouveau 10 minutes dans le bain chaud, et une demi-minute dans le bain froid, etc... 2) Les autres jours de la semaine, c'est-à-dire chaque jour libre, un demi-maillot depuis les aisselles jusqu'aux genoux, trempé également dans l'eau de paille d'avoine et maintenu pendant une heure, si possible. — Continuer ainsi pendant 12-14 jours. 3) Tous les jours 3 petites tasses d'infusion de prêle et de baies de genièvre, cuisson de 10 minutes.

Un domestique eut une rétention d'urine très pénible : il ne pouvait lâcher que fort peu d'eau à la fois, et cela au milieu de violentes douleurs.

Le médecin déclara ne pouvoir donner issue à l'urine qu'au moyen du cathéter, ce qu'il fit tous les deux jours, pendant un certain temps. En attendant, le mal augmentait toujours, les douleurs redoublaient.

Le domestique prit alors 2 fois par jour 25-30 gouttes d'essence de genièvre et de gratte-cul dans un verre d'eau. Dès la première demi-journée il remarqua du mieux, dans 10 jours le mal fut passablement enlevé. Il continua encore dans la suite à prendre les gouttes marquées ci-dessus, en alternant toutefois avec des gouttes d'absinthe, et fut délivré ainsi de son infirmité en peu de temps.

Pour tous les états maladifs de l'appareil urinaire en général, affections de vessie et calculs, je recommande beaucoup la tisane de feuilles de cassis (groseiller à fruit noir). Elle a déjà rendu d'excellents services, même dans des cas excessivement graves.

4. Incontinence d'urine.

Cette maladie se présente fréquemment dans les jeunes années des deux sexes. Des adultes en grand nombre ont également à s'en plaindre jusqu'à l'âge de vingt ans et au delà. Les journaux annoncent et recommandent toutes sortes de remèdes contre cette infirmité; mais ordinairement ce n'est que de la charlatanerie. Il est à regretter que l'on emploie de pareils remèdes, souvent très nuisibles, qu'on inflige une punition corporelle aux malheureux enfants atteints de ce mal et que l'on se moque d'eux, ce qui, à coup sûr, au lieu de les guérir, ne fait qu'empirer le mal. J'ai entendu parler d'un établissement où les enfants en question subissaient un châtiment avant d'aller se coucher. Les pauvres créatures, d'effroi et de honte, ne pouvaient s'endormir tout de suite et tombaient ensuite dans un sommeil d'autant plus profond, de sorte que le mal gardait le dessus. La cause de cette infirmité est dans la faiblesse de la nature; si l'on vient à fortifier celle-ci, la maladie disparaîtra forcément.

J'ai conseillé à 6 enfants, âgés de huit jusqu'à treize ans, de marcher journellement dans une cuve remplie d'eau jusqu'à la hauteur des mollets, pendant 2-3 minutes, puis de se donner beaucoup de mouvement, dans la chambre ou au dehors, pour faire revenir promptement la chaleur naturelle. Au bout de 5 jours l'accident n'arrivait plus qu'à 2 enfants, qui, eux aussi, se trouvaient guéris peu de jours plus tard

Un second procédé d'application consistait en ce que, après avoir marché dans l'eau, ils durent tenir aussi les bras, pendant 2 minutes, dans l'eau froide, ce qui, évidemment, n'avait pas seulement d'effet sur le mal dont nous parlons, mais contribuait à donner un air de santé à ces enfants, qui auparavant avaient le teint malade.

Le remède indiqué peut également suffire pour les adultes. Mais si, par suite de faiblesse, les humeurs et le sang sont dans un mauvais état, je conseille de boire chaque jour une tasse de thé de mille-feuille, une moitié le matin, l'autre moitié le soir.

Remarquez que l'eau la plus froide est la plus efficace. J'ai fait l'essai de bains chauds sur les enfants affectés du mal susnommé et j'ai obtenu le résultat contraire.

5. Gravelle et pierre.

Il arrive bien souvent que des calculs, c'est-à-dire des concrétions urinaires se forment dans les reins et dans la vessie, c'est la gravelle et la pierre. Quiconque a vu un malade atteint de cette affection ou l'a éprouvée lui-même, connaît l'intensité épouvantable de pareilles douleurs. La guérison au moyen de l'eau est sûre et s'effectue de la plus facile et de la meilleure manière.

Nous rangeons en première ligne les bains à paille d'avoine. L'on fait bouillir de la paille d'avoine (ou, à son défaut, de la prêle) pendant une demi-heure, et l'on verse la décoction dans un bain chaud à 30° R. environ. Le malade reste une heure dans le bain, afin que celui-ci ne le rende pas trop flasque; il se lave, immédiatement après, avec de l'eau fraîche. On peut prendre 3 de ces bains par semaine.

En outre, 2-3 demi-maillots par semaine ou, à leur place, des compresses humides sur les endroits douloureux (linges pliés en 4 ou 6 et entourés, comme d'ordinaire, pour empêcher le contact de l'air) rendent d'excellents services. Ces 2 applications sont naturellement à prendre au lit. Elles résolvent les calculs dans la vessie et dans les reins et les éliminent. Mais c'est précisément dans ces maladies qu'il ne faut pas oublier le thé.[1] Nommons tout d'abord l'avoine : on l'infuse pendant une demi-heure, et de cette tisane on boit tous les jours 2 tasses. La tisane de paille d'avoine, préparée de la même façon, a une action plus énergique que celle d'avoine. La tisane de prêle n'a guère de rivale. Je cite encore les gratte-cul, dont la décoction sert également de thé et a une vertu bien salutaire, pourvu qu'on en use pendant un certain temps, et l'expérience m'a appris qu'il préserve surtout du retour de l'affection calculeuse. Les applications indiquées ci-dessus doivent être pratiquées dans le nombre donné et pendant 2-3 semaines; après ce temps, on n'en pratiquera que la moitié, pendant 3-4 autres semaines. L'infirmité disparaîtra certainement sous la bénédiction du médecin des médecins.

Un homme, qui avait procédé suivant mes indications, me raconta que chez lui plusieurs milliers de ces petits calculs avaient été évacués dans l'espace de quelques semaines.

Un autre était tellement atteint de la gravelle et de la pierre que l'âcreté des concrétions urinaires

[1] J'indique 4 sortes de thés, dont une au moins sera à la disposition de chacun de mes lecteurs.

descendit même dans les pieds, où se forma une quantité innombrable de pustules. Par intervalles, tout le corps éprouvait un fourmillement, un prurit, une cuisson très désagréable. Il prit 30 bains dans l'espace d'un an, le manteau espagnol plusieurs fois par semaine, ainsi que du thé des 4 sortes indiquées plus haut, ce qui le délivra complètement de son affection douloureuse.

Un monsieur, dans la force de l'âge, devint malade. Il eut de violentes douleurs dans les reins et ne parvint plus à évacuer l'urine. Les médecins dirent que la vessie renfermait un calcul qui ne pourrait être enlevé que par une opération. Le malade ne voulut en aucune façon entendre parler d'opération.

Le patient reçut la visite d'une personne de sa connaissance, qui vint s'informer de son état. Il lui exposa son mal et reçut le conseil de prendre, à midi, le soir et le matin, un bain de siège fait d'une décoction de prêle, et de boire avant chaque bain une tasse de thé de cette même prêle. Au bout de 36 heures il partit un calcul presque de la grosseur d'une noix. Subitement toute douleur disparut, et le malade était guéri.

Monsieur K. de D. écrit : « J'étais très malade depuis 6 semaines et souffrais beaucoup des hémorroïdes. J'avais 3 médecins, qui diagnostiquaient la pierre et la gravelle; aucun ne put me secourir. Comme j'étais incapable de tout service, je dus soigner pour un remplaçant. Alors j'appris indirectement que mon médecin avait insinué que ma maladie était incurable. Un autre médecin me conseilla d'aller à Heidelberg. Je préférai mourir chez moi, plutôt que dans une ville étrangère. Je n'en fis donc rien, tandis que le mal empirait de plus en plus, et je vous dis, monsieur le curé, en place de l'urine, j'ai évacué au moins 2 litres de sang. J'étais résigné à mon sort et attendais la fin ; je faisais dire des messes en l'honneur de la Sainte-Vierge et, si dans la nuit les horribles douleurs ne me laissaient pas dormir, je m'écriais : Ah ! quand donc serai-je délivré de mes souffrances? Enfin, quand j'eus absorbé pour 141 francs 63 centimes de médecine et d'eau minérale, le bon Dieu m'écouta. J'entendis parler de votre livre, je le fis venir, je commençai la cure et, au bout de huit jours, je ne sentais plus de douleurs : mon urine (qui avait été trouble comme la bière gâtée) était claire comme l'eau de source, et aujourd'hui, après 4 semaines, je suis, en dépit de mes soixante ans, gai et bien portant comme un jeune homme de dix-huit ans. Oui, si je n'avais pas honte, j'irais danser au carnaval. Malgré le médecin, qui ne croyait plus à ma guérison, je suis parfaitement guéri. Si votre livre ne m'était pas tombé entre les mains, je serais certainement enterré à l'heure qu'il est. »

Pour terminer, laissez-moi dire un mot à l'adresse de la jeune génération, qui aime tant à rejeter ce qui est vieux, parce que c'est vieux et que c'est fondé sur des préjugés, sur l'ignorance ou sur la superstition — c'est du moins son avis — et qui recherche sans cesse et avec avidité ce qui est nouveau.

Le Créateur, dans sa bonté et sa sagesse, a pourvu à tous les maux, dont le nombre et l'intensité sont considérables ; parmi eux compte l'infirmité en question, dont les douleurs sont vives, continues ou exacerbantes, parfois atroces, et ceux qui en souffrent sont nombreux. Il fait croître sur la surface de la terre les plantes les plus variées, qui adoucissent les souffrances, corrigent et guérissent les maladies. Les hommes ont, il est vrai, effacé des pharmacopées, c'est-à-dire des livres qui traitent de la composition et de la préparation des remèdes, ces plantes médicinales comme non-scientifiques et surannées; c'est là du progès, et quel progès ! Mais le Créateur infiniment sage fait apparaître annuellement chacune de ces plantes, avec leurs noms, dans le grand livre de la Nature. Il n'en a rayé aucune, ni buisson, ni feuille du buisson; elles sont là pour l'homme, pour sa joie, pour sa prospérité. Qui a raison ? C'est chose curieuse, chaque bête, notamment chaque bête sauvage répond, sans doute poussée par l'instinct, aux vues du souverain Maître. Guidée par la loi de la nature, elle sait trouver pour chaque douleur et pour chaque blessure l'herbe curative voulue ! Nos pères et plus d'un parmi ceux qui vont descendre dans la tombe et dont les idées sont passées de mode, faisaient de même.

J'applaudis au progrès dans le domaine de bien des sciences, et j'en suis heureux. Mais tout ce qui porte cette enseigne des temps modernes, tout cela n'est point progrès en réalité.

Mon petit livre est, en première ligne, écrit pour les pauvres et les malades de la campagne, et je leur dis : Remerciez votre Créateur de tous ces dons, qui sont souvent les meilleurs, et ne portez pas envie aux autres, aux riches ! Tenez-vous en tranquillement à vos bonnes herbes médicamenteuses. Que vous les employiez à l'intérieur ou à l'extérieur, vous avez l'assurance (même dussiez-vous dans l'un ou l'autre cas n'en pas faire l'emploi correct) qu'elles ne pourront pas vous porter préjudice. Laissez aux riches leurs produits minéraux et vénéneux, que le nom brillant et l'usage universel ne rendent pas meilleurs ! Je serais peiné de savoir que vous aussi, vous foulez aux pieds les dons de Dieu, les petites plantes médicinales, que le Seigneur fait germer et croître devant votre maison, dans le champ, sur le pré. Oh ! alors je ne pourrais et je ne voudrais plus, malgré tout l'intérêt que je vous porte d'ailleurs, venir à votre secours !

FIN

TABLE ALPHABÉTIQUE

DES MATIÈRES.

TABLE GÉNÉRALE DES MATIÈRES.

PREMIÈRE PARTIE.

APPLICATIONS D'EAU.

DEUXIÈME PARTIE

PHARMACIE.

Pages.

TROISIÈME PARTIE.

MALADIES.

VI. MALADIES DU SANG.

VII. MALADIES DU CERVEAU.

VIII. MALADIES DES NERFS CÉRÉBRAUX-SPINAI

IX. MALADIES DU SYSTÈME NERVEUX GANGLIONNAIRE.

Spotted something that isn't quite right?

Let us know and we'll fix it for future reprints. And as a thank you for your diligence, we'll send you a free Sothis book of your choice.

publisher@sothis.press

This page intentionally left blank

Except of course for that line above. And this one.
And whilst we have your attention, perhaps you'd
like to follow us on Instagram @sothis.press. Go on.

Made in United States
Orlando, FL
04 November 2026

90204534R00333